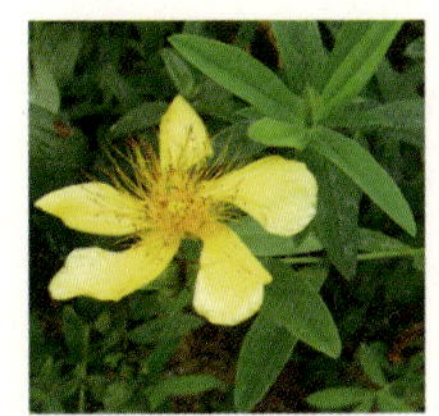

풀꽃과 함께 하는 건강약초 126선

풀꽃과 함께 하는 건강약초 126선

지은이 | 박덕선
펴낸이 | 배기순
펴낸곳 | 하남출판사

초판1쇄 발행 | 2013년 6월 30일

등록번호 | 제10-0221호

서울시 종로구 관훈동 198-16 남도B/D 302호
전화 (02)720-3211(代) | 팩스 (02)720-0312
홈페이지 http://www.hnp.co.kr
e-mail: hanamp@chollian.net, hanam@hnp.co.kr

ⓒ 박덕선, 2013

ISBN 978-89-7534-223-3(13510)

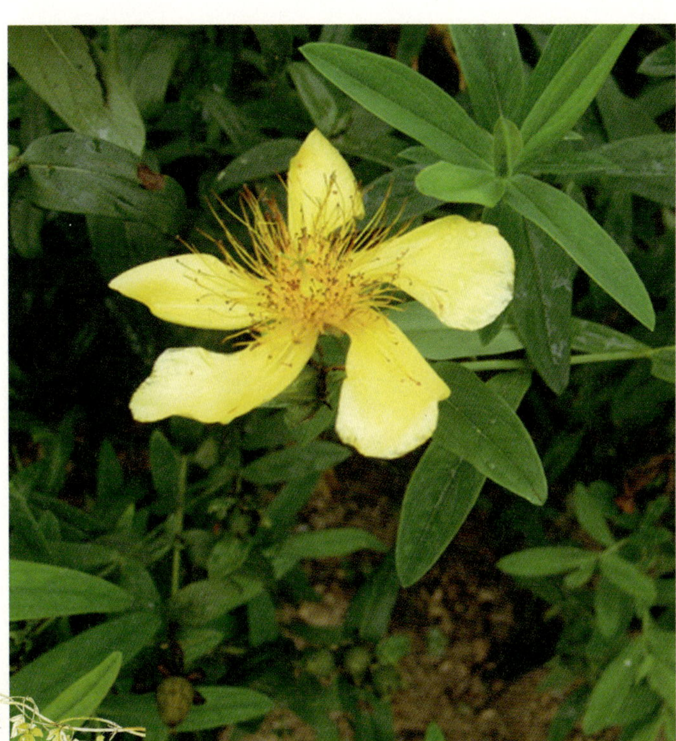

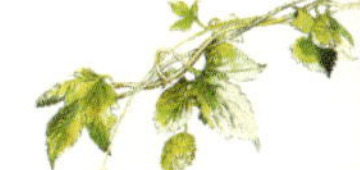

식 물 도 감 에 서   말 해   주 지   않 는   재 밌 고 ,   정 겹 고 ,   유 익 한   풀 꽃 이 야 기

박덕선 지음

풀꽃과 함께 하는 건강약초 126선

하남출판사

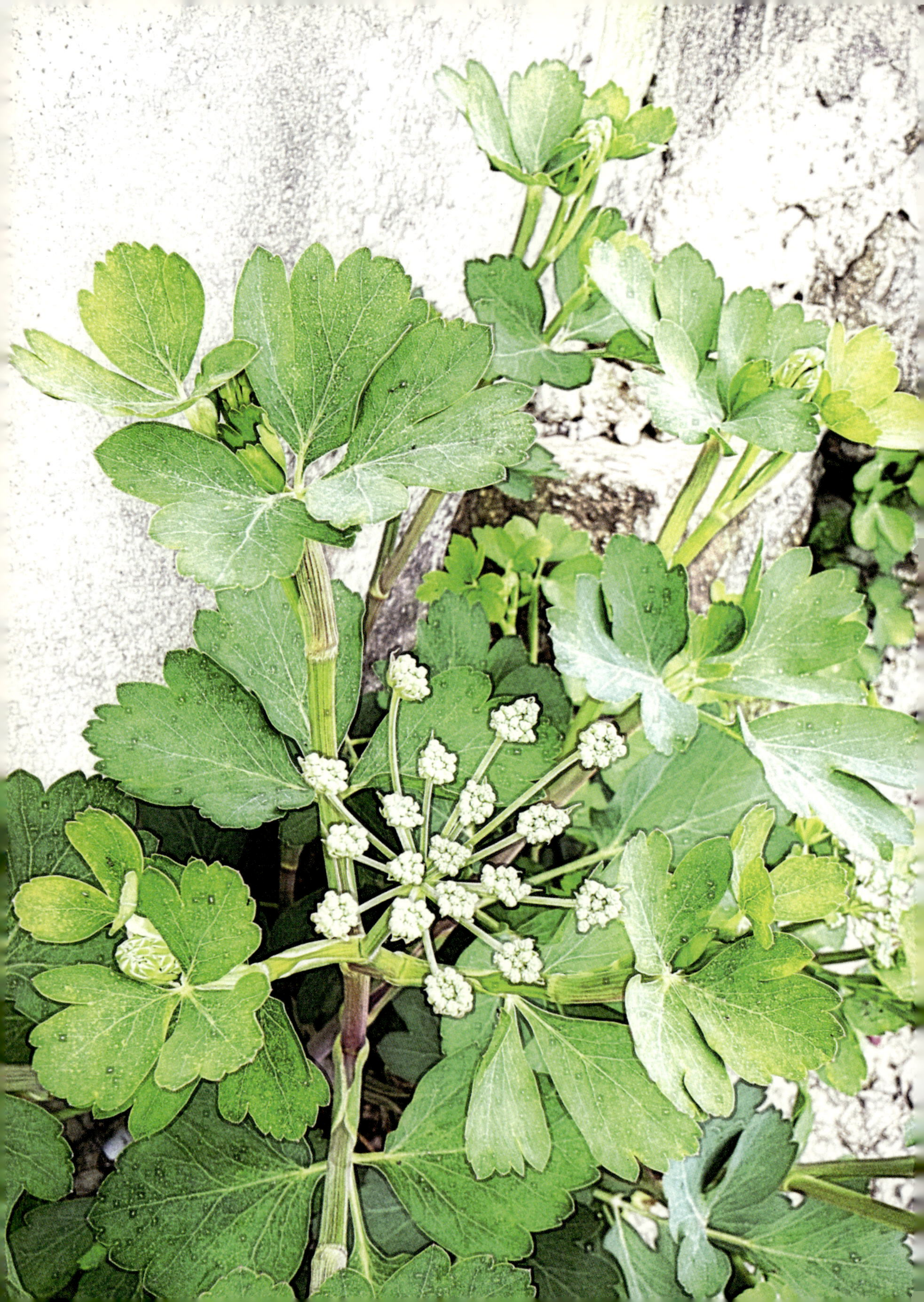

박덕선의 풀꽃 사랑을 읽고 :

  사람은 아는 것만큼 보고, 배운 만큼 안다고 한다. 그런 점에서 귀한 책 한 권을 얻었다. 숲 해설가로 풀꽃 사랑 이야기를 엮어 가던 박덕선 작가가 세상에 내 놓은 책이다. 〈풀꽃과 함께 하는 건강약초 126선〉. 책 속에는 우리가 흔히 들녘이나 산기슭, 길섶에서 접할 수 있는 들꽃 사진과 그 꽃에 대한 작가의 이야기가 실려 있다. 아기자기한 풀꽃의 사진과 곁들인 작가의 풀꽃 사랑 이야기가 잔잔한 감동으로 다가온다.

  풀꽃은 자연과 함께 하는 사람이라면 흔하게 접할 수 있는 꽃들이다. 우리가 무심히 밟고 지나다니는 길섶이든, 논밭가든, 산기슭이든, 집 주변 어디서나 볼 수 있는 꽃이 바로 풀꽃이다. 그 꽃들이 대부분 귀한 약재라는 것을 아는 사람이 얼마나 될까. 쓸모 없는 풀이라고 제초제를 쳐서 죽이지 못해 안달하는 것이 현재의 농촌현실이다. 제초제나 농약 덕에 귀한 산야초라는 것을 알면서도 집 주변이나 들녘에 있는 것을 좋아라, 뜯어 먹을 수도 약재로 쓸 수도 없는 것 또한 농촌의 아픈 현실이다.

  책 한 권을 읽고 마당을 바라봤다. 무리를 지어 하얗게 핀 까치수영이 다소곳이 나를 바라보고, 잔디밭 여기저기 꿀풀이 보랏빛 꽃송이를 흔든다. 둔덕에 핀 산나리 역시 가만히 손 흔든다. 닭의장풀은 녹차 밭에서 놀고, 어성초는 날 좀 거두어 제 몫을 하게 해 달라고 손짓한다. 하늘말나리, 비단풀, 비름, 질경이, 개망초, 산부추 등, 사방에 널린 것이 치워버려야 할 풀이 아니라 귀한 자연산 약초다.

  이 책은 어른과 아이가 여행길에 꼭 챙겨가야 할 책이다. 어디서나 흔하게 접할 수 있는 작은 풀꽃이 얼마나 예쁜지, 얼마나 귀한 약초인지, 주변에 있는 풀꽃을 따서 사진과 대비해가며 전설이나 꽃말을 알아가는 것도 귀한 교육방법이 될 것이다. 풀꽃에 대해 알게 된 아이는 자연스럽게 사랑을 아는 아이로 성장할 것이라 믿는다. 어른과 어린이 누구든 쉽게 읽고 알아보기 쉽게 풀어 쓴 풀꽃 이야기. 〈풀꽃과 함께 하는 건강약초 126선〉 귀한 책이다.

소설가 박래녀(한국작가회)

풀꽃에게서 깨닫는 삶의 이치 ：

산업화, 도시화된 세상에서 우리는 하루 종일 흙 한번 밟지 않고 사는 날이 많습니다. 화분의 화초에서 기껏 자연을 느끼는 게 고작이지요. 자신들이 시들어 가는 줄도 모르고 영원무궁토록 씩씩할 줄 압니다. 문명이라는 환상에 중독되어 있는 거지요.

도시에서 밀려난 자연의 성난 소리를 우리는 여러 현상을 통해 알지만 과학문명의 힘을 신앙처럼 믿으며 태평했습니다. 그러다 그 부메랑 현상에 위협받고 온갖 문명병에 시달리면서 환경문제에 대한 관심이 높아지고 있습니다.

세상 곳곳에서 자신의 영역을 잃지 않고 사는 작은 생명들의 한해살이를 바라보면 인간의 삶이 얼마나 오만한가를 알 수 있습니다. 빌딩 숲 척박한 화단이나 아스팔트, 보도블록 틈새를 비집고 파랗게 살아남아 이른 봄부터 사계절을 끊임없이 피고 지는 풀꽃들이 그들입니다. 조금만 관심을 갖고 아래를 살펴보면 그 파란 풀들이 억척스레 꽃을 피우고 열매 맺으며 씩씩하게 살아가고 있음을 알 수 있습니다. 마치 꿋꿋하고 끈기 있게 사셨던 우리의 선조들을 떠오르게 합니다.

수많은 국난과 식민지의 억압 속에서도 굽히지 않고 생명과 정신을 보존하고 살아온 그 모습처럼 빼앗긴 영역 틈새에서 싹을 틔우는 풀꽃에게서 많은 것을 배웁니다. 푸르고 무성하던 들판이 아스팔트로 변하고 건물 숲이 들어섰지만 끝끝내 종족을 유지하고 장하게 살아남았지요. 그 끈기를 통해서 우리 환경 문화의 소산이 되고 얼이 될 수 있는 지혜를 얻었으면 하는 바람으로 이름 없던 풀꽃들에 대한 연구가 진행되고 있습니다.

조상들이 보릿고개를 넘길 때 생명을 보존해 주고 위안이 되었던 것들이 바로 온 천지에 널려 있는 이 들풀들이었습니다. 일본의 착취와 수탈에 굶주리며 겨울을 견디다가 봄이 되면 쑥·냉이·씀바귀·꽃다지·광대나물 등등 풀들이 솟아오르면 온 산과 들을 다니며 캐다가 나물밥이나 나물죽을 쑤어 먹으면서 보리가 익을 때를 기다리게 해준 귀한 식물자원이었습니다.

　기름진 고기와 빵을 마음대로 먹기 시작한 지 30년 남짓 지나는 동안 우리는 많은 것을 잊어 버렸지요. 그 전까지 들판에서 나는 곡식과 산과 들의 풀과 나무를 이용한 먹을거리들이 우리의 건강을 지켜왔음을 이제야 기억하고 산야초를 연구하게 된 것은 참 다행스런 일입니다.

　어린 날 배가 고파서 캐먹었던 풀들이 병을 낫게 하는 약초가 되었듯이 이들을 잘 보존하고 키워내면 온갖 문명병으로부터 우리를 보호해 줄 수 있는 중요한 자원이 될 것입니다. 나아가 동의보감으로부터 이어온 한의학의 맥을 잘 계승하여 체계화시키면 세계적 경쟁력을 가질 수도 있을 겁니다. 그동안 우리가 발길에 밟고 차며 무심히 지나치던 이 풀꽃들이 긴 역사 속에서 우리와 함께 피고 지며 살아 왔음에 대해 관심을 갖는 마음이 중요합니다. 풀꽃들이 살아가는 지혜를 보며 우리의 미래를 배울 수 있을 겁니다.

　이 들풀들은 누군가 보호하고 가꾸지 않아도 어디에 피어났건 최선을 다해 꽃피우고 열매 맺으며 살아가는, 우리와 똑같은 생명이라는 거죠. 풀 한 포기 나무 한 그루도 지구를 함께 나눠 쓰는 같은 생명으로 존중하며 그들로부터 배워야할 것들이 많음을 알 수 있습니다.

　자라나는 아이들에게 생명의 소중함과 아울러 자연과 사람의 관계를 알게 하고 잘 활용하여 자연과 인간이 함께 상생할 수 있는 공동체를 만들어 갈 수 있도록 도와야 합니다. 더불어 조상대대로 이어오던 자연에서 찾는 건강한 삶의 이치를 산야초들이 품고 있는 신비의 약효들을 활용하며 살아갈 수 있도록 알리고 함께 공생하고자 하는 마음으로 이 책을 만들었습니다.

　이 책을 만드는데 지원과 격려를 아끼지 않으신 여러분들께 감사드립니다. 멋진 예술 사진을 보내주셔서 책의 품격을 높여주신 마산대학교 한약재개발과 정연옥 교수님과 동기 조삼종 선생님, 멀리 러시아에서도 정리를 잊지 않고 소장사진을 보내오신 유우자 선생님, 우리 경남환경교육문화센터(EECC) 생태 해설가 서장미·강미영 선생님, 김해의 생태 해설가 안명숙 선생님, 그리고 EECC 백호경 사무국장님 모두 두손 모아 감사드립니다.

숲 해설가 박덕선

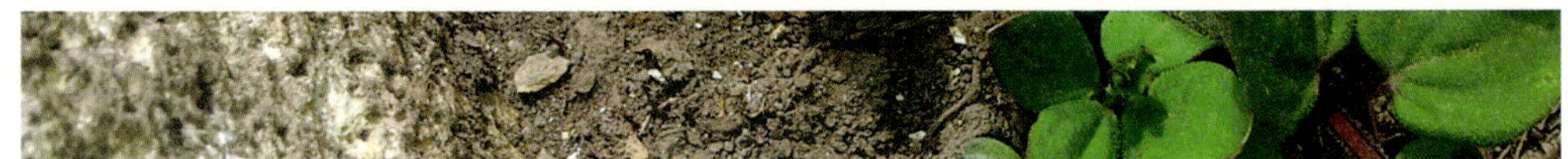

PART 1
봄에 만나는 건강약초

PART 2
여름에 만나는 건강약초

PART 3
가을에 만나는 *건강약초*

PART 4
겨울에 만나는 *건강약초*

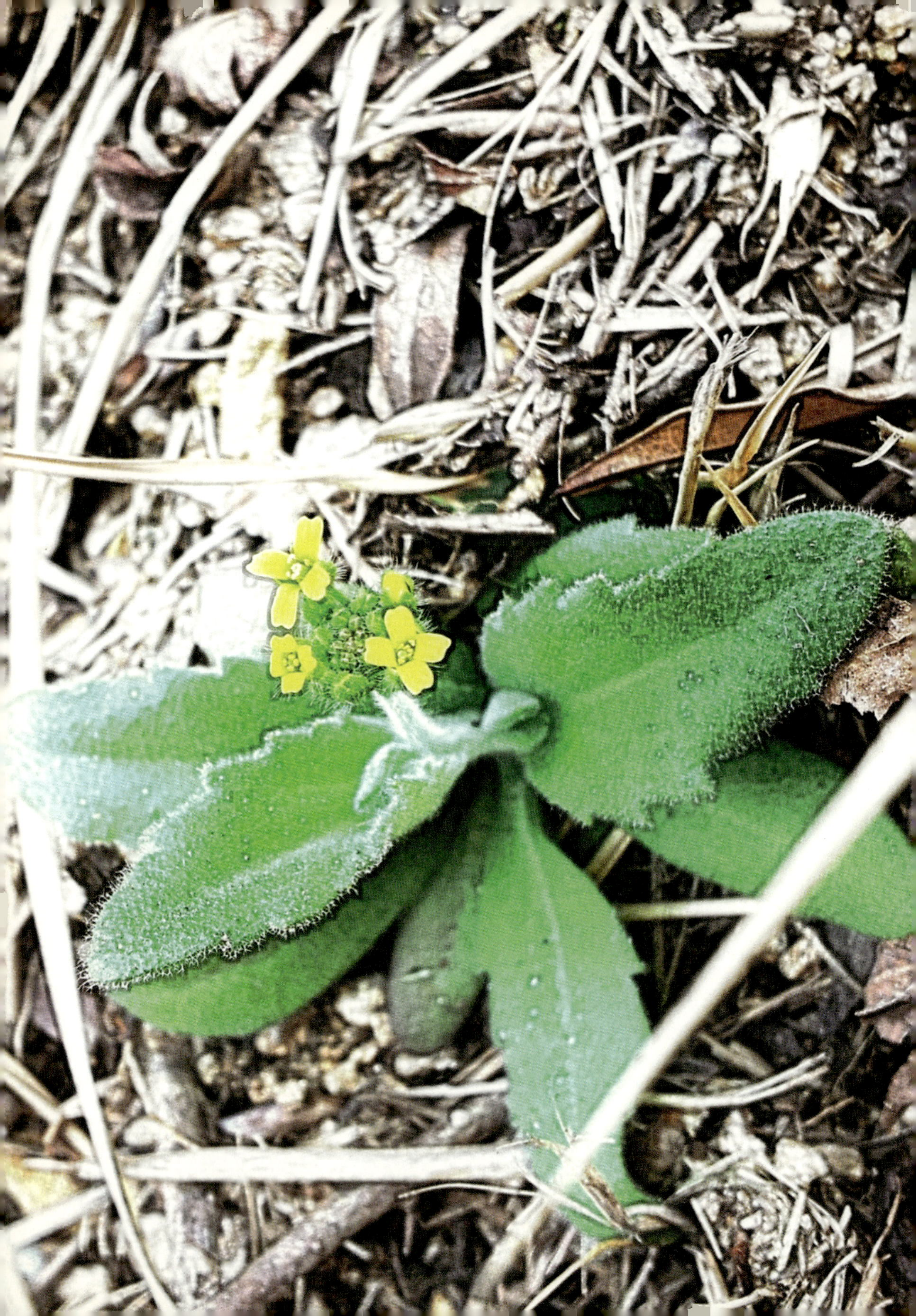

봄에 만나는
건강약초

진달래나 개나리보다 훨씬 일찍 꽃을 피워 올리는 꽃다지.
주름치마 팔랑대던 이웃집 동생 순임이 같은 아련한 이름입니다.
조그맣고 앙증맞은 이 꽃을 보고 있으면 흰 스타킹에 노란 주름치마를 입고 싶어집니다.
점점이 모여서 작고 노란 꽃이 긴 꽃대를 타고 올라와
주저리주저리 열려 피는 모습을 지켜보노라면 생명의 경이를 느낍니다.

처녀치마

백합과.
Heloniopsis orientalis
꽃 : 3~4월 열매 : 8월
키 : 10~30cm

🍃 **효능** : 지방세포 분해작용이 있기 때문에 체중을 감소시키고 비만을 억제하는 효능이 신선목이나 빼빼목 보다 낫다고 알려져 있다. 또한 고혈압과 신장병 치료에도 쓰인다. 하지만 뿌리에 설사를 유발하는 약간의 독성이 있기 때문에 약용으로는 잘 쓰지 않으며, 독성을 제거한 후 그늘에 건조시켜 사용한다.

🍃 **어떻게 쓰이는지** :
시중에서는 꽃은 관상용으로 재배하며, 어린 잎은 데쳐서 묵나물로 이용한다.

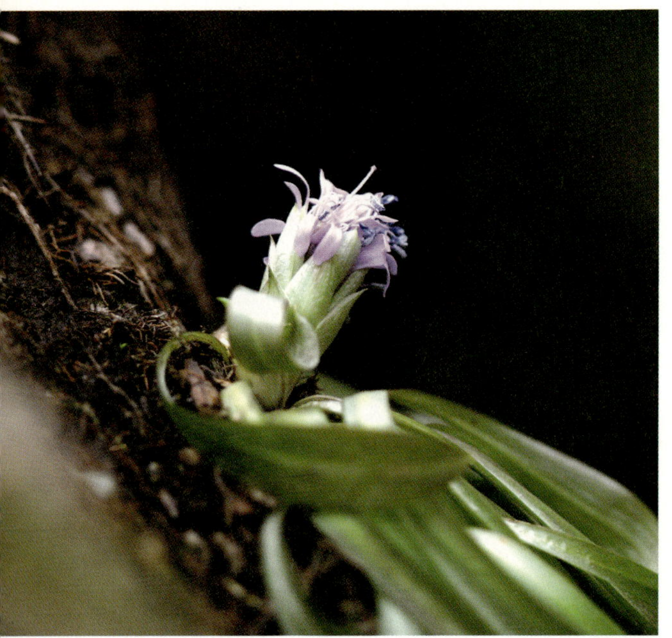

처녀치마

대한이 놀러 왔다가 얼어 죽었다는 소한 추위가 맵쌀하게 지나갔습니다. 한 번도 꺼내지 않았던 코트를 입고 털목도리를 두르고 해맞이를 갔는데요. 칼바람에 무릎이 시렸습니다.

산등성이를 둥지 삼아 오르는 새 해는 태고의 빛이 그랬겠지요. 처음 만들어진 듯 새 빛을 띱니다. 수탉이 홰를 치듯 밀어내는 장엄한 해돋이 앞에 서니 나이 들고 지쳐가는 삶이 한없이 남루해져 겸손한 마음으로 고개가 숙여집니다.

돌아오는 길 동구 밖 미나리꽝엔 얼음이 꽁꽁 얼고 아이들 썰매 지치면 좋겠다며 발 썰매를 지쳐 봅니다. 세상이 다 얼어버린 듯 한 산 숲엔 그래도 딱새들이 날아다닙니다. 개암나무 꽃 밥을 쪼고 있는 새들만 살아 있는 숲입니다. 파랗게 솟았던 월년초 이파리들도 살얼음을 달고 갈빛으로 지쳐 늘어졌습니다.

달맞이꽃잎이 바닥에 새겨놓은 장미꽃처럼 다닥다닥 예쁩니다. 개망초·개불알풀·꽃마리 푸른빛을 멈추고 박제된 듯 웅크렸습니다. 산지 숲 그늘에서 얇은 잎 켜켜이 개어 놓은 방석처럼 겨울을 나고 있는 처녀치마 몇 포기를 만났습니다. 가장자리를 갈무리하고 흙을 일궈 놓은 모습이 누군가 관상용으로 심어 둔 것 같습니다. 잎을 만지면 짓이겨져 버릴 것 같은 얇은 풀잎을 이불처럼 덮고 봄을 기다리는 처녀치마의 꽃핀 모습을 상상하며 가슴에 화들짝 봄물이 듭니다.

백합과 다년초인 처녀치마는 한국특산식물로 전국의 산지의 비옥한 부엽토 습지에서 주로 자라는 다년생 풀입니다. 겨울나고 봄이 되면 방석 같이 퍼진 풀잎 중앙에 긴 꽃대를 올리고 홍자색 꽃을 피우는데, 꽃 모양이 길쭉길쭉 막대 모양을 하고 아래를 향해 돌려 핍니다. 그 모습이 아주 독특하여 관상용으로 좋은데 쉽게 볼 수 있는 꽃은 아닙니다. 산속 깊은 곳에서 피며 오염에도 약해 민가에서 기르기 힘들기 때문입니다.

굵은 꽃대에 긴 꽃송이가 가지런히 돌려 피는 모습이 마치 처녀가 치마를 입은 모습과 흡사하다 하여 '처녀치마' 라는 이름이 붙었는데요. '성성이치마', '치마자락풀' 이라고도 부르는데 꽃이 핀 모양이나 풀잎이 가지런히 돌려난 모양을 보면 왜 이런 이름이 붙었는지 알 수 있을 것입니다.

이른 봄 복수초·노루귀·앵초·얼레지·수선화가 필 때쯤 예쁜 소녀가 홍자색 짧은 치마를 입은 듯 한 모습으로 피어나는 이 꽃을 보노라면 봄노래가 흘러나올 듯 흥겨워질 겁니다.

가을이 되면 꽃과 모양이 비슷한 열매가 길게 달려 익는데 종자번식과 포기번식을 같이 하는데도 번식률이 낮습니다. 흔하게 볼 수 없는 꽃이라서 그런지 나물로 먹었던 흔적이나 약으로 썼던 기록이 없습니다. 그러나 홍자색 꽃을 따서 꽃차를 만들어 먹을 수는 있을 텐데요. 우리 지역 부근에서는 경남 수목원에 가서나 볼 수 있는 귀한 꽃이라 여의치 않을 것 같습니다. 지리산 부근쯤에서는 볼 수 있겠지만 인근에는 찾아보기 힘든데 수목원에 서 너 포기 파리하게 겨울을 나는 모습을 보며 누군가의 손을 타서 없어지지는 않을까 걱정하며 돌아왔습니다. 풀꽃 한 포기 상상으로 피워 보는 순간 봄의 감상으로 이내 가슴이 훈훈하게 더워 옵니다.

개불알풀

현삼과.
Veronica didyma var. lilacina
꽃 : 3~5월 열매 : 5~7월
키 : 5~15cm

🌿 **효능** : 무성한 풀잎을 채취하여 즙을 내어 마시면 중풍이나 요통·방광염에 특효를 낸다고 한다.

🌿 **어떻게 쓰이는지** :

큰개불알풀은 관상용으로 심기도 하는데, 청보랏빛 꽃송이가 무리지어 피어나면 아주 아름다운 풍경을 자아낸다.

이른 봄 전초를 잘 말려두었다가 달여서 먹거나 차를 만들어 먹으면 좋다. 꽃이 피기 직전 아주 부드러운 순은 따다가 나물로 무쳐 먹거나 말려서 약초로 쓰기도 한다. 이른 봄에 솟아서 얼었다 녹기를 거듭하며 자란 생명력이 강한 풀은 나물로 먹기에는 좀 질기지만 비타민 보충 차원에서 별미로 먹으면 상큼한 맛과 향을 즐길 수 있다.

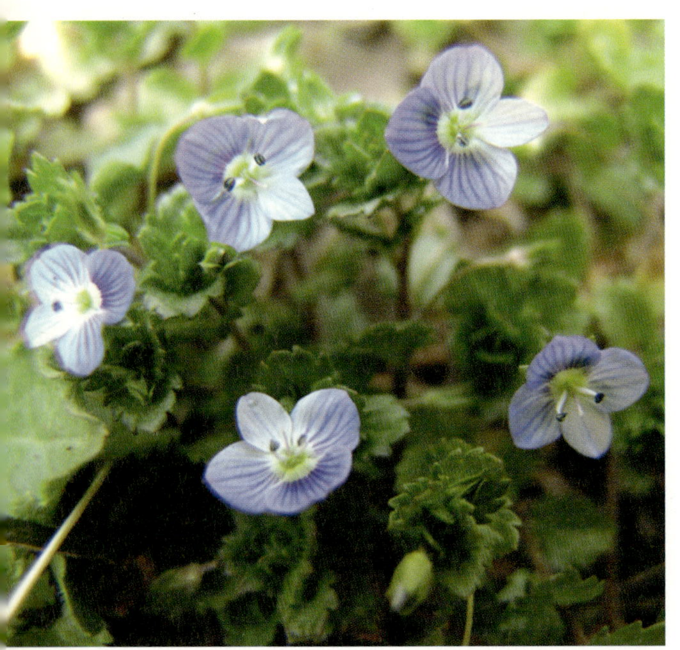

큰개불알풀

깊은 겨울 지나 얼음이 풀릴 즈음이면 푸릇푸릇 동네 어귀 낮은 언덕 양지에 얼음발을 뚫고 청보라빛 개불알풀 꽃이 피어나면 드디어 봄이 오는구나 싶어 마음이 들뜹니다.

'개불알풀', 무슨 이름이 이렇게 경망스러운지 모르겠다고 같이 꽃 탐사 나갔던 어느 선생님께 말했다가 핀잔을 들었지요. 낮은 곳에서 나서 굴러다니며 자라지만 씩씩하고 당당한 우리 옛사람들의 이름 '개똥이'처럼 다정하고 정겨운데 왜 꼭 그럴듯하고 근사하다고 생각하는 이름을 못 지어서 안달이냐는 말이었지요. 아닌 게 아니라 저처럼 생각한 사람이 많았던지 '봄까치풀'이라는 이름이 하나 더 있습니다.

꽃말이 '기쁜 소식' 인데 아마 꽃말을 따서 새봄의 기쁜 소식을 알린다 하여 '봄까치풀' 이라 짓지 않았나 싶습니다. 또 청보라빛 꽃잎이 푸른 잎새 사이에 피어서 까딱까딱 흔들리는 모습이 앙증스럽기가 까치 같기도 해서 참 멋진 이름이구나 하는 생각을 했었습니다. 그래서 '봄까치풀' 이 더 예쁘다는 주장을 하다가 마음을 고쳐먹기로 했습니다.

'개불알풀' 이란 이름은 꽃이 지고 난 뒤 맺는 열매 모양이 꼭 개불알 같다 하여

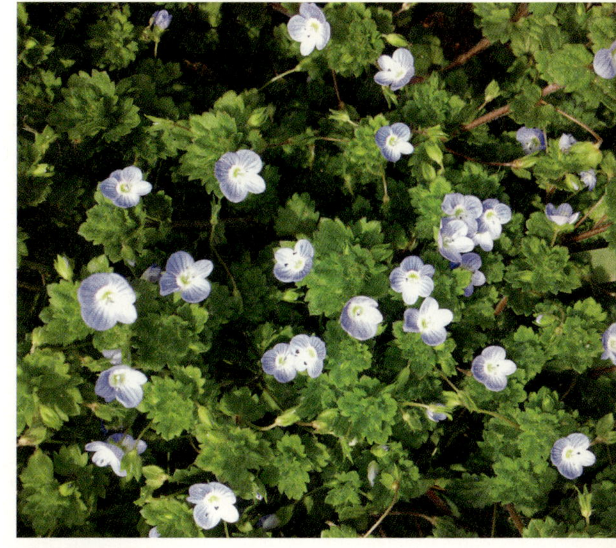

큰개불알풀 꽃무리

붙었다는데요. 꽃 모양이 꼭 개불알 같다 하여 '개불알꽃' 이라는 이름이 붙은 난초과의 꽃이 있어 혼돈하여 쓰기 쉬운데 '풀' 과 '꽃' 을 잘 구분해야 합니다. 잎 모양 또한 꽃잎처럼 돌려나서 꽃이 없어도 잎이 장미꽃처럼 예쁜 모양을 가졌는데요. 꽃이 크게 피는 것은 '큰개불알풀', 꽃이 아주 작아 잎 사이에 숨어 잘 보이지 않으면서 줄기가 서있는 것은 '선개불알' 이라 부릅니다. 그 외에 꽃과 잎이 좀 작은 것은 '좀개불알풀' 로 불린답니다.

입춘이 지나고 나면 여기저기 양지마다 봄꽃이 피어납니다. 이 가운데 으뜸이 바로 개불알풀이 아닐까 싶은데 꽃빛깔이나 모양이 그만큼 아름답다는 말이지요. 이른 봄을 알리는 꽃중의 하나라서 붙었을까요? '기쁜 소식' 이라는 꽃말을 갖고 있습니다. 한 해의 첫봄을 시작하며 나날이 기쁜소식 가득하기 바라는 기도를 담아 어여쁜 꽃 감상하기 바랍니다.

바람꽃

미나리아재비과.
Anemone narcissiflora
꽃 : 2~7월 열매 : 7~8월
키 : 25~30cm

● **효능** : 한방에서는 악창·종양·동통 등에 쓰기도 했으며, 발포제(發泡劑)로 쓰기도 하였다.

● **어떻게 쓰이는지** :
어린 싹은 식용하기도 하는데, 미나리아재비과 식물들의 특성인 매끈한 잎에 독성이 있으므로 살짝 데쳐서 독 기운을 우려내고 먹는다. 강한 향이 있어 입맛을 돋우고 좋은 영양분을 갖고 있어 건강식을 보조한다.

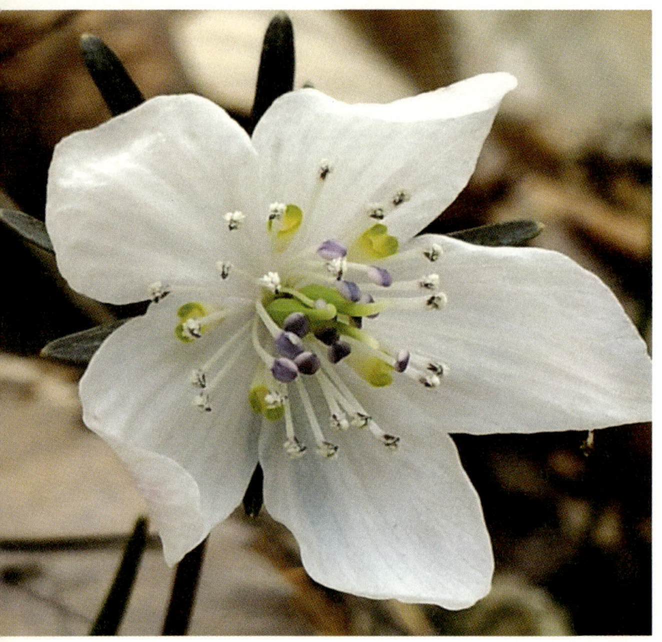

바람꽃

거리를 누비는 사람들의 외투가 아직 두꺼워도 기어이 봄은 옵니다. 3월에도 추위가 그치지 않으리라는 일기예보가 있고, 이제 봄·가을이 사라지고 겨울에서 바로 여름으로 넘어 간다는 걱정들이 일지만 한 평생 익숙했던 봄의 서정이 사람들의 마음속에 자리 잡고 있는 한 영원한 봄입니다. 졸업식장에 피던 웃음과 꽃다발이 꽃샘추위를 밀어내고 입학식의 설렘이 거리를 활기차게 합니다. 여기저기서 새 소식이 들려오며 정치도, 경제도, 들판도 봄을 맞고 있습니다. 이대로 계속 무성한 여름이 오고 알찬 가을이 와서 풍요로운 겨울로 이어지길 빌어 봅니다. 물기 실은 바람이 세상을 돌며 메말랐던 겨울의 가슴에 촉촉한 생명의 기운을 나누는 봄. 봄바람이 차가워도 이미 더워진 마음은 식힐 수가 없습니다.

하우스에서 웃자란 쑥은 이제 나물 가게에 나앉기 쑥스럽습니다. 곳곳에서 새순이 오르고 있을 산야에 봄바람을 타고 남쪽에서부터 푸른 물이 들기 시작합니다. 봄바람을 타고 언 땅에서 피어날 꽃들의 안부가 궁금해 마음이 들썩입니다. 3월이 오기 시작하면 깊은 산 이른 봄에만 양지가 되는 활엽수림 아래 온갖 새순이 일찌감치 꽃대를 올립니다.

복수초 · 얼레지 · 노루귀 · 바람꽃…….
특히 바람꽃은 봄이 시작되는 제주도 같은 남부에서는 2월부터 피어나기도 하는데요. 남쪽에서 봄바람이 불면서 꽃 소식을 몰고 온다고 지어진 이름일까요? 그래서 바람꽃은 이른 봄에 가장 앞서 피는

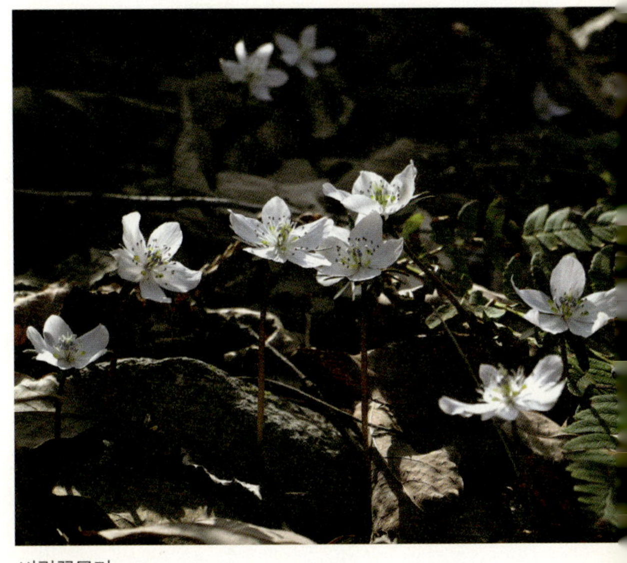
바람꽃무리

꽃입니다. 미나리아재비과의 여러해살이풀인 바람꽃이 피어나면 사람들의 마음속에도 완연한 봄바람이 든답니다. 작고 하얀 꽃송이가 연꽃과 같다하여 '은연화(銀蓮花)'라고 이르기도 하는데요. 이 바람꽃은 꽃의 크기나 풀의 모양에 따라서 여러 종류가 있는데 흔히 볼 수 있는 꿩의바람꽃 · 회리바람꽃 · 세바람꽃, 중부 이북에서 많이 피는 홀아비바람꽃 · 변산바람꽃 등 다양합니다. 주로 얼레지나 현호색 노루귀가 피는 습지에 같이 피어나는 것을 볼 수 있습니다. 깊은 산에서 피기 때문에 맘먹고 산에 오르지 않으면 보이지 않는 꽃이기도 하지요. 남부에서 시작해 만주에 이르기까지 봄기운이 이동해가는 속도에 따라 북으로 북으로 꽃이 피어 올라간답니다.

지구 온난화의 영향으로 꽃피는 시기가 따로 없어진다고 하지만 바람꽃이 피어나면 봄이 완연히 왔음을 알리는 것만은 아직도 사실입니다. 벌써 광려산에 변산바람꽃이 한창이라고 지인이 사진을 보내왔습니다. 바람이 붑니다. 사람들의 마음에 부는 바람의 온도가 따뜻합니다. 곧 앞다투어 꽃이 피어나고 세상은 온통 꽃 천지가 되겠지요?

봄바람 따라 봄소식을 알리려 피어나는 바람꽃이 기다린 건 바로 봄. 봄이었던 거지요.
'기다림'이란 꽃말은 봄소식을 전하라는 바람꽃의 사명을 말해주는 것 같습니다.

● **효능** : 민간에서는 전초(全草)를 강장 · 대하증 등에 쓰기도 하였다. 말린 전초를 삶은 물로 뒷물을 하기도 하고 달여서 수시로 마시면 좋다.

● **어떻게 쓰이는지** :

봄에 나는 싱싱한 새순으로 나물로 무쳐 먹으면 풀 전체에서 독특한 향기가 나 입맛을 돋운다. 꿀풀과의 꽃이라 꿀샘을 가지고 있어서 밀원(蜜源)식물로도 인기가 높다. 꽃을 따서 꽁지를 빨아보면 꿀맛이 난다.

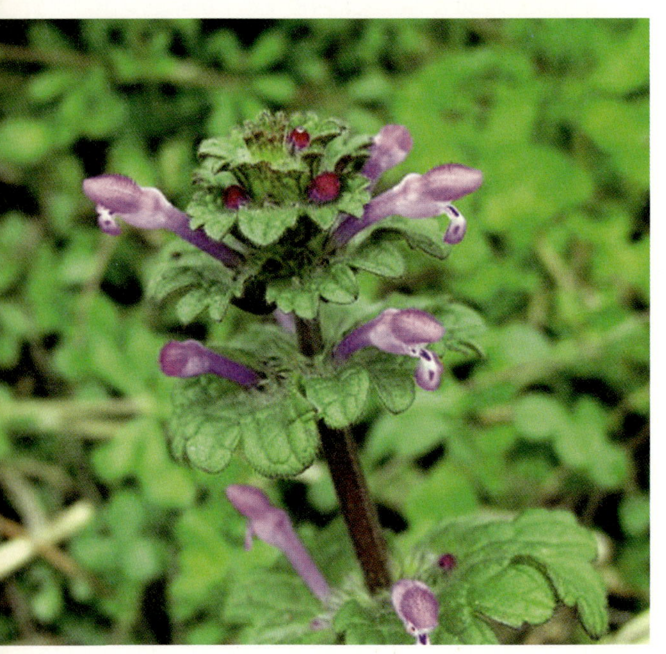

광대나물

설 한파로 뾰족이 내밀던 꽃망울들이 움츠려 양지쪽마저 얼어버린 살풍경이 새삼 봄에 대한 그리움을 더 하게 합니다. 어제 오늘 포근히 풀린 날씨에 파릇파릇 물오르던 양지 언덕의 봄나물들도 생기가 오르겠지요. 대보름을 준비하는 상현달이 도톰하니 살이 차오르고 곧 보름이 되면 갖가지 나물에 꼭 빠지지 않던 파란 봄나물 맛의 향수에 입맛이 다셔집니다.

대보름께 되면 뜯어먹을 수 있는 봄나물로는 겨울추위를 이겨낸 냉이가 으뜸이긴 하지만 월년초(越年草)가 아니면서도 양지마다 새순을 돋우는 광대나물의 푸릇한 향기는 그에 못지않은 향과 맛을 지니고 있답니다. 꽃다지 · 별꽃 · 개불알풀 등의 이른 순도 함께 어우러지는 봄나물이죠. 잎차례를 보면 마치 서양 광대들이 입고 있는 광대복의 칼라처럼 동그랗게 돌려서 잎이 핀다고 '광대나물'이라는 이름이 붙었고요. 할머니들은 광대나물을 잎 생긴 모양이나 꽃피어나는 모습이 꼭 코딱지 같다고 해서 '코딱지나물'이라는 이름을 붙여 부르기도 했답니다.

이 광대나물은 주로 빈 밭이나 양지쪽 언덕에 잘 자라며 잔털이 많은 마주나는 잎과 네모진 줄기를 갖고 있고 잎겨드랑이마다 홍자색의 꽃이 수십 송이씩 달려 핀 답니다. 남쪽 섬 지역에서는 겨울에도 볼 수 있으며 마산 같은 바닷가에도 지금쯤이면 흔하게 볼 수 있습니다. 빈 밭에

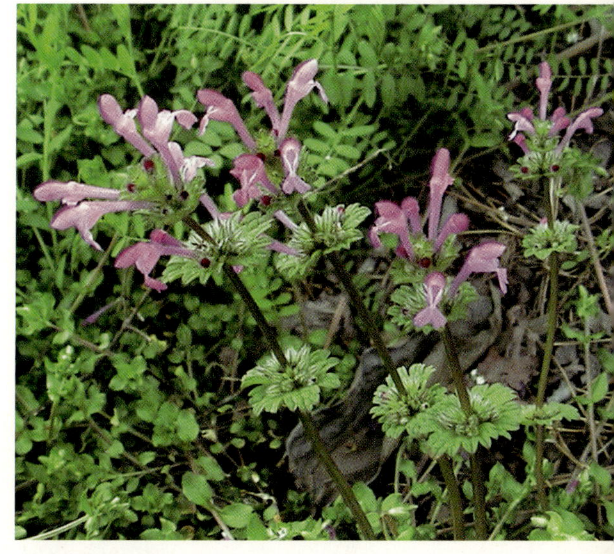

광대나물 꽃무리

서 자운영처럼 무리 지어 피어 있는 모습은 아름답기가 장관입니다.

많이 누그러진 날씨에 봄을 기다리는 마음이 설레는데 얼마 안 있어 농촌 들녘에 나물 캐는 아낙들을 볼 수 있을 것 같네요. 옛날에는 아이들이 맡았던 일인데 요즘 아이들은 학원 가느라 그런 체험도 한번 제대로 갖지 못하게 됐으니 안타깝습니다. 컴퓨터 앞에 매달려 있는 아이들 데리고 지금 양지쪽 언덕으로 한 번 가보세요. 광대나물 새파란 순이 보기 좋게 자라 있을 겁니다. 아이와 함께 나물도 캐며 새봄 이야기 나누는 시간 갖고, 봄나물 맛있게 무쳐서 향기 가득한 밥상으로 아이들과 자연과 생명의 기운 나눠보시면 어떨런지요?

광대나물의 꽃말이 '봄이 그립다'랍니다. 어쩌면 광대나물은 봄의 마음을 가진 여러분들이 그립지 않을까 생각합니다.

개미자리

석죽과.
Sagina japonica
꽃 : 4~8월 열매 : 9~10월
키 : 5~20cm

🌿 **효능** : 푸른 줄기는 종기의 독을 빨아내는데 찧어 붙이면 효과가 좋다고 한다. 뿐만 아니라 해독과 항염효과가 뛰어나 소변불리, 인후염, 림프선종을 치료한다. 인후염 같은 염증에는 풀을 말려 치료제로 쓴다.

🌿 **어떻게 쓰이는지** :
깨끗한 곳에 자라는 어린 순을 나물로도 먹는데, 주로 도시 주변의 오염 심한 지역에서 자라기 때문에 잘 먹지 않는다.

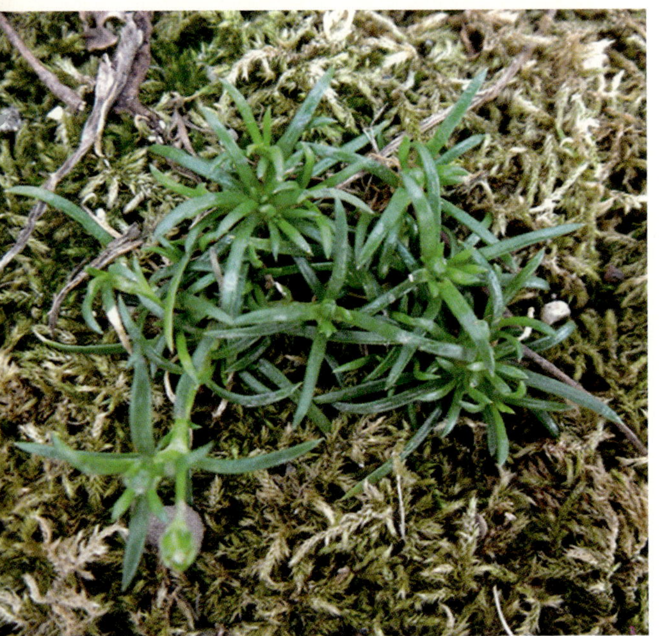

개미자리

도심에도 얼음이 얼었습니다. 일년 내내 살아도 얼음 언 모습 못보고 살 것 같았는데 아침 이른 출근길에 미끄럼을 탔습니다. 밤길 걷다가 놀라기도 하겠지만 '겨울이라고 얼음이 어는구나.' 하는 생각이 들어 계절을 느끼는 기분이 상쾌하기도 합니다. 얼음을 보려고 무학산 계곡으로 오르기도 했던 계절 누리기를 바빠서 못했는데 빙판을 보면서 생기를 느낍니다. 계절을 느끼지 못하고 산다는 건 인간 본연의 감각을 잃어버리는 불행입니다. 그래서 계절이 지나는 걸 제대로 느끼지 못했을 땐 정말 불행감을 못 이겨 혼자서라도 야산으로 나가 언덕에 한참 앉았다 오곤 했었는데 이마저 여의치 못한 바쁜 삶이 참 싫습니다.

양지쪽에 가만히 앉아 마른 갈꽃을 스치는 칼바람 소리에서 가슴을 꿰뚫는 자성의 깨달음을 얻기도 하고, 겨울이 있어 봄의 아름다움이 더 화려하다는 이치를 즐기기도 합니다. 어디쯤 멀리서 오고 있을 봄기운을 가장 먼저 느껴 보기 위해 잔디 숲 아래의 온기를 짚어 보기도 하다보면 드디어 어머니 같은 자연의 품에 푹 안겼다는 포만감을 안고 돌아오곤 했습니다. 음지에는 얼음이 얼었지만 양지쪽 아침 햇살 아래에는 개미자리 몇 포기가 보도블록 틈새에서 더욱 푸릅니다. 무심코 걸을 수 없는 아침 풍경입니다.

색깔도 지치지 않고 오롯하게 푸른 개미자리의 생명력에 또 한번 신이 납니다.

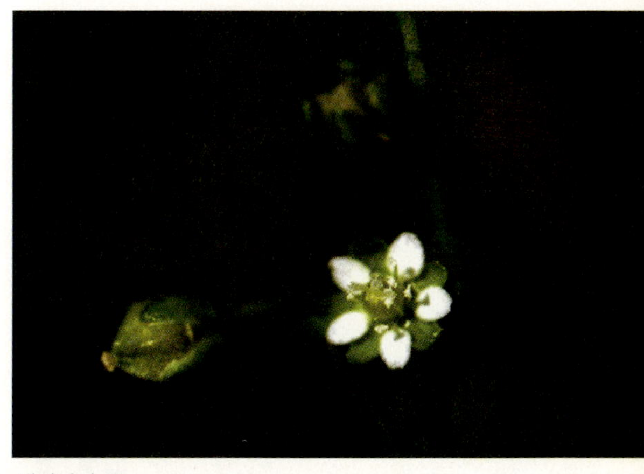

개미자리 꽃

쪼그리고 앉아 만져보고 뒤져보니 지난 가을 맺은 씨앗이 아직도 또록하니 손에 잡혀 옵니다. 봄가을 내내 개미 무리 품고 키우던 넉넉한 어미 마음이 느껴집니다. '개미는 어디 갔나?' 몇 마리쯤 품고 있진 않나 하여 한참을 찾아봅니다. 개미가 나서기엔 너무 추운 날씨지만 그 푸른 잎사귀 때문에 자꾸 기대가 됩니다.

석죽과의 두해살이풀로 길바닥이나 낮은 곳에서 작은 키로 자라며 개미들이 깃들어 산다고 '개미자리' 라는 이름이 붙었다는, '잡초' 라 불리는 우리 꽃입니다. 뭇 사람들의 발길에 수없이 짓밟히며 아무리 딱딱하고 철통같은 세상도 부드럽고 질긴 줄기들 함께 엉겨 폭신하게 지켜내며 개미들 집이 되어 주었습니다. 우리가 지나는 길목 보도블록 틈새에서 사계절을 함께 사는 개미자리의 생을 지켜보다 보면 더 큰 우주가 보입니다. 하찮고 하찮아서 늘 발밑에 살지만 어머니 광목치마 같은 흰 꽃을 피울 때면 항거하듯 모여서 존재를 드러내려는 몸짓 강합니다. 그러나 이내 그 꽃마저 짓밟히기 일쑤지만 말입니다.

작고 작지만 그 생애를 살펴보면 씨앗 내리고 싹 틔워서 꽃 피우고 또 씨앗 맺고 번식해서 줄기차게 살아가는 지구 위의 한 식구임을 알게 됩니다. 개미자리 이 한포기가 더 작은 개미들을 키우며 세상의 가장 작은 것들이 살아내는 생의 이야기에서 희망을 봅니다. 그 아름다움을 발견할 줄 아는 넉넉한 마음이 이 겨울을 더 따뜻하게 하지 않을까 싶습니다.

🌿 **효능** : 한방과 민간에서는 고혈압·감기·두창 등에 약재로 처방해 쓰기도 한다. 어릴 때 뛰놀다 무릎이 깨졌을 때 금창초 잎을 붙이면 감쪽같이 피가 멈췄던 기억이 난다. 배가 아파 설사가 날 때도 유용하다.

🌿 **어떻게 쓰이는지** :
어린 잎을 나물로 먹기도 한다.

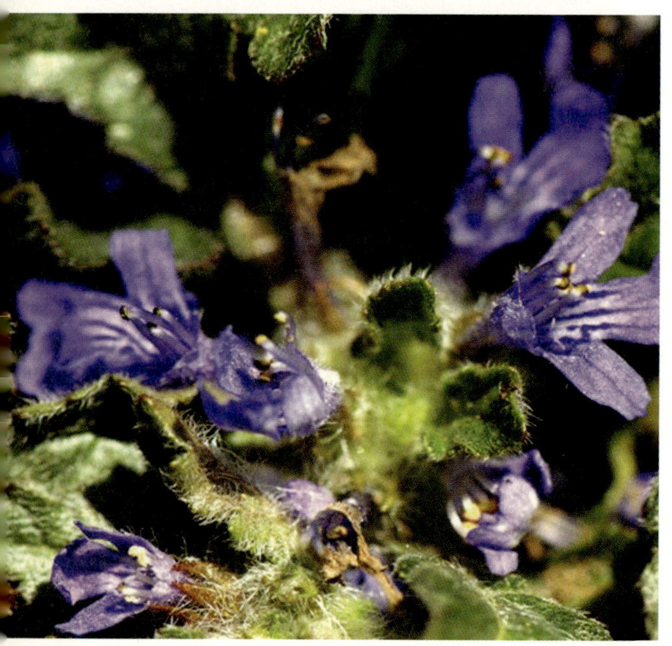

금창초

꽃샘바람 앙살스런 몸짓이 창틀을 흔들어 댑니다. 산청 위쪽으로는 입춘을 시기하는 눈보라가 몰아쳐 찻길이 막혀 버렸다네요. 머잖아 그 속을 뚫고 잎새를 피워낼 수많은 푸른 생명들의 발돋움을 생각하면 가슴이 설렙니다.

봄은 다른 만물뿐만 아니라 우리 인간에게도 물오르는 계절이죠. 마음은 벌써 꽃소식을 더듬어 산기슭 양지께로 달려갑니다.

제비꽃이 피기 전 노루귀·복수초·설앵초·바람꽃 등등 눈발을 뚫고 오를 꽃들의 감동스런 잔치에 참여할 여유를 한 번 가져 본다면 훨씬 더 멋진 봄을 맞을 수 있을 겁니다.

'그곳에 지금쯤 꽃이 피었겠지?' 지난해 2월 대보름 연화도를 찾아갔을 때 길섶 돌길 사이에 짙은 보랏빛 꽃송이들이 땅에 그린 꽃 그림처럼 다닥다닥 붙어서 피어 있던 금창초의 추억이 그립습니다. 올해는 꽃샘추위가 심해서 어떨지 궁금한데요. 따뜻한 해풍을 맞으며 양지쪽에 가득 피어 있는 꽃무리를 보며 털썩 엎디어 땅과 입맞춤하듯 꽃향기를 맡았습니다.

금창초는 '금란초'라고도 부르는 꿀풀과에 드는 꽃입니다. 우리나라 남부의 따뜻한 지역에선 다년초로 겨울에도 잎을 지우지 않고 있다가 2월쯤부터 막 꽃을 피우기 시작해 4~6월에는 사방에 흐드러집니다. 제주도나 울릉도 같은 섬 지역에서

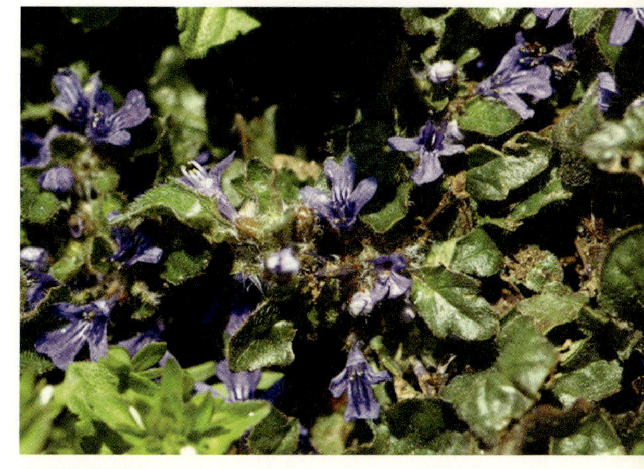

금창초 꽃무리

더 많이 볼 수 있는데요. 중부로 가면 한해살이풀로 달라진답니다. 최고로 높이 자란다 해도 10cm를 넘지 않는 키 작은 풀로 잎이 바닥으로 붙어 뻗어가기 때문에 몸을 낮게 낮추어야 제대로 볼 수 있답니다. 양지쪽 잔디밭이나 무덤가 같은 데서도 더러 볼 수 있는데 자잘한 꽃송이는 꿀을 단 꽁지를 갖고 있어 벌들이 많이 모인답니다. 꽃잎과 풀잎은 온통 털로 덮여 있어 자세히 보면 털복숭이랍니다.

몸을 낮추지 않으면 봄을 제대로 맞지 못한다던 어느 시인의 말처럼 금창초를 보면 봄은 아주 낮은 곳으로부터 오는구나 하는 생각이 듭니다. 그러고 보면 제비꽃 · 봄맞이 · 벼룩나물 등등의 봄꽃들이 아주 작고 낮게 피어서 가만히 엎드리지 않으면 지나쳐버리지요. 가슴을 열어 여유를 갖고 봄을 맞을 마음을 갖지 못한 바쁜 현대인들에게 봄은 그저 지나쳐 가는 하루, 한 달에 그치고 말지도 모른다는 생각을 합니다. 올해는 유난히도 대보름 달집 태우는 행사가 많이 열렸는데 가슴에 달을 품고 기원하듯 봄을 품을 수 있는 여유와 풍요를 누리시길 바랍니다.

금창초의 진보랏빛 꽃송이가 봄을 몰고 오는 '초동(樵童)' 같아 보이지 않습니까? '초동'이라는 꽃말 누가 지었을까요? 아지랑이 손짓따라 달랑대며 봄을 부르는 초동의 귀여운 모습이 떠오릅니다. 지금 들판으로 나가 보세요. 초동이 봄바람을 거느리고 달려오고 있답니다.

괭이밥

괭이밥과.
Oxalis corniculata
꽃 : 4~9월 열매 : 7~10월
키 : 10~30cm

🌿 **효능** : 한방에서는 '초장초(酢漿草)'라 하여 청열이습 · 양혈산어 · 소종해독의 효능이 있으며, 설사 · 이질 · 황달 · 토혈 · 인후종통 · 탈항 · 치질 · 옴을 치료하는데 쓰는 영약이다. 줄기와 잎에 다량의 숙신산염이 함유되어 있고, 시트르산 · 타르타르산 · 말산 또한 함유되어 있어 신맛을 낸다. 옴이나 아토피 같은 피부질환에는 삶은 물이나 생즙을 사용한다.

🌿 **어떻게 쓰이는지** :
오염이 없는 깨끗한 곳에서 자라는 싱싱한 전초는 뜯어서 야채 샐러드로 이용하면 새콤한 맛이 일품이다.

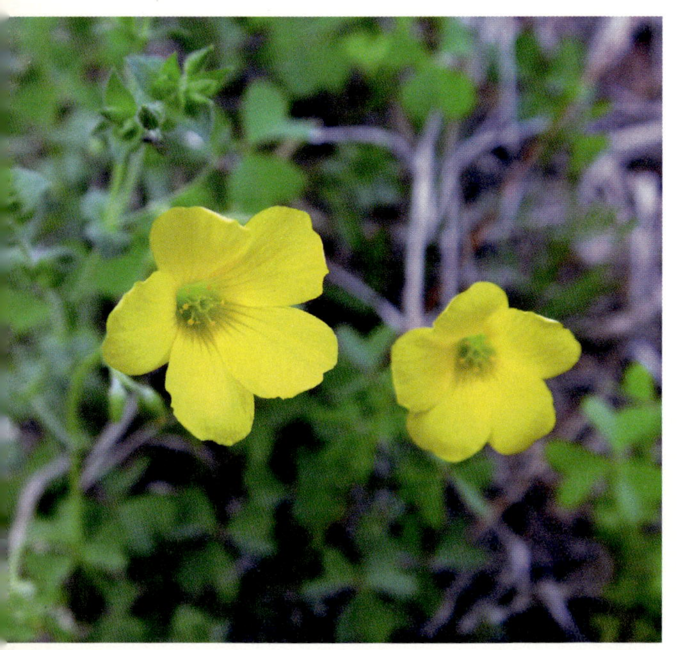

괭이밥 꽃

온 세상이 '발걸음 걸음마다 놓인 저 꽃'들의 세상입니다. 산꼭대기에서 피어 내려오는 진달래의 분홍빛 웃음은 등성이 떨기나무들 모닥모닥 연두빛 새순을 어루만지며 산 아래께 벚나무 숲을 향해 퍼져오고 세상은 온통 꽃들의 잔치로 부산합니다. 메마른 도시의 아스팔트 틈새하나에도 엉기는 푸른빛, 눈길 두는 곳마다 꽃피지 않는 것들이 없습니다. 발걸음 마다 새순들이 밟히고 작고 작은 꽃들의 눈에 어려웁니다.

시장어귀, 마을버스 정류소, 가로수 아래께를 걷다말고 쪼그리고 앉아 꽃들의 안부를 살핍니다. 지나가던 사람들도 덩달아 거기 뭐가 있나하여 내려다봅니다.

카메라를 꺼내 사진을 담으며 발길에 닳
아 뭉그러진 개미자리 꽃송이를 곧추세
우고 냉이꽃 꽃대를 돌 틈 옆으로 비켜
놓습니다. 앞만 보는 성급한 사람들의 발
길에 무사하라고 주문 외듯 얘기를 나눕
니다.

아직 꽃피기 이른 철인데도 양지쪽에서
꽃을 피운 연하디 연한 괭이밥 잎은 이미
흔적도 없이 줄기만 남았습니다. 잎도 없
이 샛노란 웃음을 날리는 꽃송이 앞에서
섧고 서러웠던 겨울의 마음을 '힐링' 받습

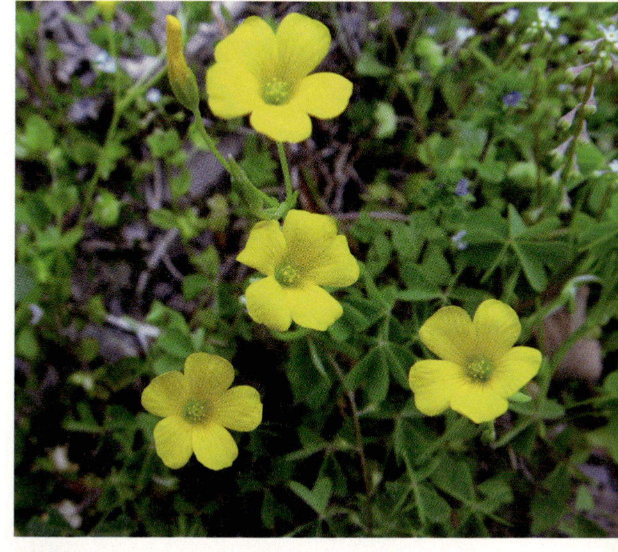

괭이밥

니다. 바야흐로 힐링의 시대라는데 나는 무엇으로부터 상처 받았으며 어디 가서 치유
받아야 할지조차 알 수 없는 마음의 겨울을 심하게 앓고 난 이후라 괭이밥 작은 풀꽃 한
송이에서 '이것이 바로 힐링이구나.' 하는 깨달음을 얻습니다. 진정한 힐링은 반물질 친
생태적으로 살아가면서도 행복을 느낄 수 있는 상태에 이르는 것이라던 지인의 충고가
떠오릅니다. 문득 시들었던 삶의 의지가 솟습니다.

괭이밥 작은 꽃 한송이의 위로가 이 봄을 환하게 합니다. 보도블록 틈새나 아스팔트 균
열 사이에서도 먼지만 뭉쳐있어도 피어나는 들꽃 '괭이밥과' 의 괭이밥. 그 맛이 시어서
생잎을 뜯어먹으면 새콤한 맛이 난다하여 '시금초' 라 불리는 강인한 생명력을 가진 들
꽃입니다. 아파서 시름하던 고양이가 이 풀을 뜯어먹고 낫는 것을 보고 '괭이밥' 이라는
이름이 붙었다는 데요. 도시 농촌 할 것 없이 사방에서 막자라는 작고 작은 풀입니다.

우리 아이들 4명중 한명이 아토피를 앓고 있다는 이 문명병의 시대에 사방천지에서 힘
차게 잘 자라는 이 괭이밥은 참 위대한 식물자원이 아닐까 생각됩니다. 작고 작은 이 들
풀 한 송이에서 고단한 생의 위안과 건강한 삶을 선물 받는 행복한 봄날입니다.

꽃다지

십자화과.
Draba nemorosa var. nemorosa
꽃 : 2~5월   열매 : 5~7월
키 : 10~20cm

● **효능** : 민간에서는 몸의 부기를 빼는데 사용하기도 하고 이 뇨제로 쓰기도 했다. 전초를 말려서 달여 먹으면 부기를 제거하는 효능이 있다고 하니 신장질환이나 다이어트에도 좋은 효과를 낼 것으로 보인다.

● **어떻게 쓰이는지** :
쑥처럼 작아서 여간 캐도 양이 붙지 않지만 한 군데 모여 자라는 특성이 있어 봄나물로 많이 이용하는 풀이다.

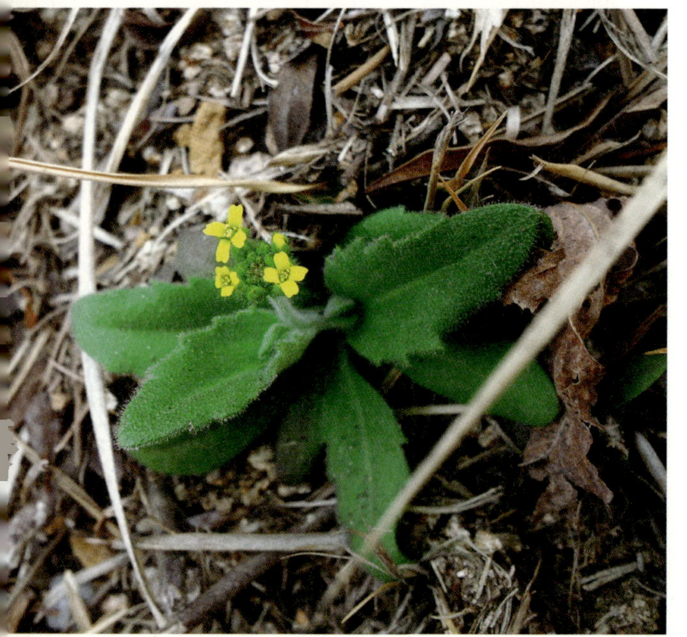

꽃다지

올해는 추위가 빨리 오는 바람에 겨울이 너무 깊어 봄이 기다려지는데 아이들은 봄방학을 합니다. 방학이라고 해도 얼음 지치고 연 날릴 언덕 하나 갖지 못한 아이들에겐 무슨 큰 의미가 있을까 싶은데요. 학원 다닐 곳만 더 많아지고 학교의 연장이라 하루살이가 더 바쁘다고 투덜대는 아이들이 안쓰럽습니다.

지금쯤이면 동네 앞뜰 미나리꽝에 얼음이 한창 얼어 스케이트타기 가장 좋은 때인데요. 옛날 우리들의 방학은 할아버지의 활약이 두드러지는 때입니다. 꼭 연 만들기 숙제가 있었

거든요. 동네 뒷산에 올라가 대나무 가지를 잘라다가 할아버지 졸라서 닥종이 연을 만들면 어찌 그리 씽씽 잘 날던지요. 우리가 아무리 따라 만들어도 할아버지가 만든 연 만큼 잘 날지는 않았습니다. 스케이트 날을 세워도 할아버지가 만든 게 최고였고, 팽이를 깎아도 할아버지 낫으로 돌려 깎은 솜씨가 최고였습니다. 동무들이 할아버지 솜씨로 만든 연이나 팽이, 스케이트가 부러워서 하루 종일 따라 다니면 나는 잃어버렸다 하고

다시 하나 만들어 달라고 보채 더 얻어 내
서 하루 종일 산과 들을 누비며 다녔던 겨
울의 기억이 참 행복합니다.

손발은 늘 동상으로 담배잎 찜질을 해야
했으며 밤이면 기침과 열에 들떠 앓았습니
다. 그럴 때마다 할아버지는 인동넝쿨 삶
은 물에 토종꿀 한 숟갈 타서 먹여 줍니다.
그 달고 맛있던 꿀물이 먹고 싶으면 가슴
을 두드리며 억지 기침을 해대곤 했었는데

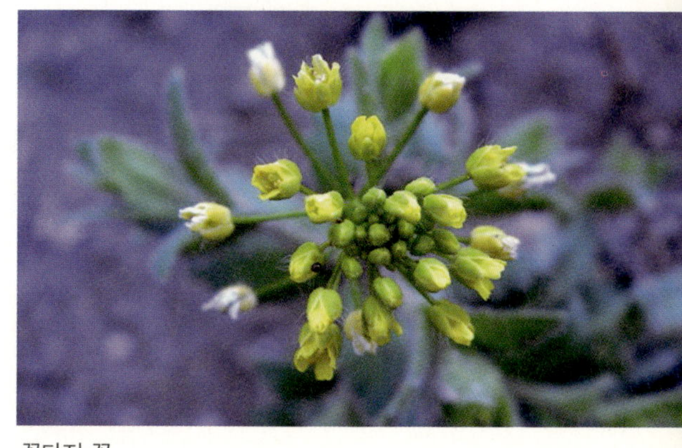

꽃다지 꽃

요. 할아버지의 약장에는 온갖 진귀한 뿌리와 진액이 병병이 담겨 있고 짙고 깊은 약 향
이 솔솔 났습니다. 한 겨울에도 산에만 올라가시면 망태 가득 약초를 캐 와서 말리고
갈무리해 약장을 가득 채우시곤 했습니다. 때로는 깊은 겨울에도 푸른 잎 나물거리들을
캐 오시곤 했는데요. 양지쪽에 난 지칭개나 벼룩이자리·광대나물·꽃다지 같은 나물들
입니다. 특히 꽃다지는 솜털 송송한 작은 잎이 추위에 떠는 아이 손 같아서 할아버지 캐
다 놓은 걸 방 안에서 이 빠진 대접에다 기르기도 했습니다. 한낮 창으로 드는 햇볕을
받아먹으며 그놈은 신기하게도 노란 꽃을 피워내곤 했는데요. 그럴 즈음이면 설이 지나
가고 봄이 오는 때가 됩니다.

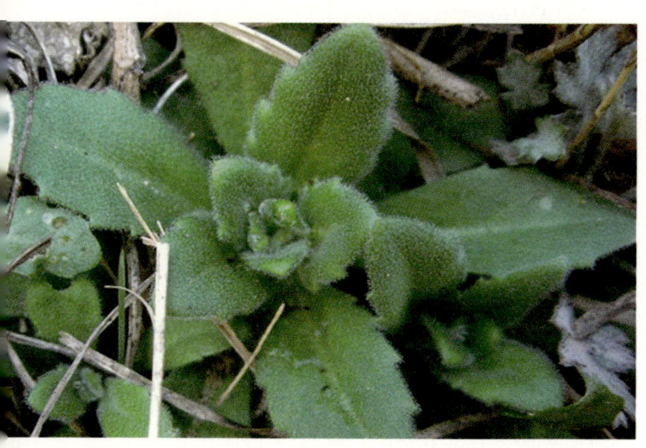

꽃다지 어린 잎

진달래나 개나리보다 훨씬 일찍 꽃을 피
워 올리는 설중화(雪中花)인데요. '꽃다지,
꽃다지…' 참 예쁜 이름입니다. 주름치마
팔랑대던 이웃집 동생 순임이 같은 아련
한 이름입니다. 십자화과의 2년생 초본으
로 3월에 노란 꽃이 핀다는 이력을 가진
조그맣고 앙증맞은 이 꽃을 보고 있으면
흰 살양말(스타킹)에 노란 주름치마를 입
고 싶어집니다. 점점이 모여서 작고 노란

꽃이 긴 꽃대를 타고 올라와 주저리주저리 열려 피는 모습을 지켜보노라면 생명의 경이
를 느낍니다.

봄맞이꽃

앵초과.
Androsace umbellata
꽃 : 2~5월 열매 : 5~6월
키 : 5~10cm

● **효능** : 연한 소금물 수증기에 꽃을 살짝 쪄서 그늘에 말린 후 차로 마시면 머리가 맑아지고 몸을 따뜻하게 한다.

● **어떻게 쓰이는지** :
꽃잔디처럼 관상용으로 화단에 심기도 하고, 전초(全草)는 봄나물로 먹는다. 어린 잎은 나물로 먹으며 쑥국처럼 끓여 먹어도 되고 된장국을 끓일 때에 함께 넣어 먹어도 좋다.

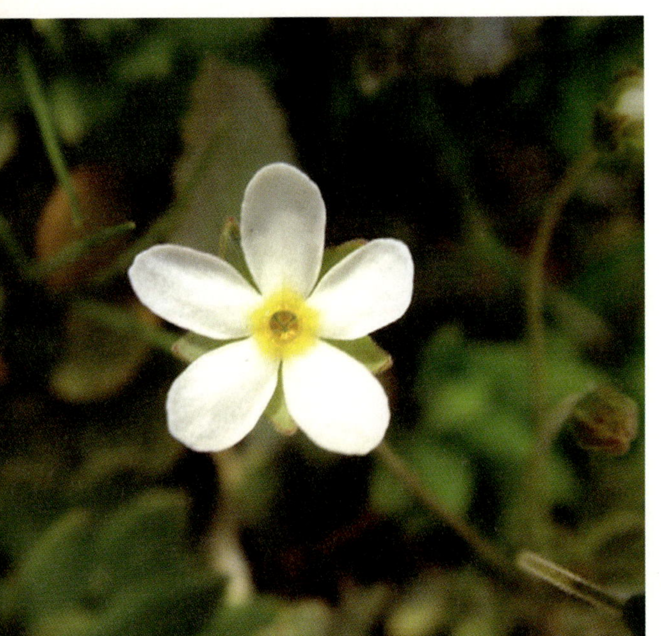
봄맞이꽃

연일 완연하게 풀린 날씨가 기분을 나른하게 합니다. 졸업식을 끝낸 아이들이 거리를 메우고 꽃다발이 오가는 풍경에 마음이 따뜻해집니다. 아이들의 웃음처럼 봄이 다가서고 온 천지가 가려운 듯 아지랑이 피어오르겠지요.

문득 허리 잘린 꽃다발을 안은 아이들에게 우리 꽃 소담스럽게 핀 작은 화분 하나씩 들려 축하해주면 어떨까? 하는 생각을 해봅니다.

야생화 재배를 연구하는 사람들이 도시 환경에서도 죽지 않고 적응할 수 있도록 품종 개량에 애쓴 덕분에 산속 깊이 가지 않으면 보기 힘든 앵초·복수초·매발톱·할미꽃·금낭화 등 아름다운 꽃들을 주변에서도 볼 수 있게 됐습니다. 꽃집에 가면 그리 비싸지 않은 값에 살 수 있는데 졸업식 같은 축하 행사에 씩씩하게 잘 자라라고 들꽃 화분 하나씩 들려주면 좋지 않을까, 하는 즐거운 상상을 하다 보니 안개꽃 닮은 앙증스런 봄맞이꽃 어느만큼 자랐을까 궁금해집니다.

봄맞이꽃은 봄이 오는 낮은 양지쪽 언덕이나 밭두렁 기슭에 녹갈색 자잘한 잎에 우산대 마냥 꽃대가 길쭉한 앵초과 꽃입니다.

봄소식을 가장 먼저 알리면서 피는 꽃이라고 '봄맞이꽃' 이라 불렀다는데요. 나무에서는 물푸레나무과의 '영춘화' 가 피어나지요. 봄맞이꽃이 긴 꽃대 위에 사뿐히 펼친 새하얀 꽃송이는 나물 캐던 봄처녀의 마음을 한없이 설레게 했었지요.

풀잎이 작고 둥글게 생겼다고 '동전초' 라

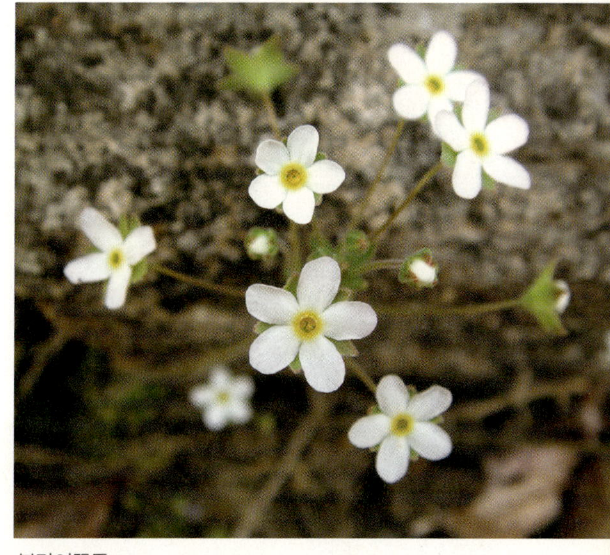

봄맞이꽃들

고 부르기도 하고, 땅바닥에 매화 같은 흰색 작은 꽃잎이 뿌려진 듯 보여서 '점지매' 라고도 불렀답니다. 월년초(越年草)이기 때문에 겨울에도 잔디밭 속이나 빈 밭을 살펴보면 강인하게 겨울을 견디는 잎을 찾아낼 수 있답니다.

공원 잔디밭이나 관공서 화단에 가득 피어 있던 봄맞이꽃이 피어 발걸음을 붙들곤 합니다. 너무 작고 낮게 피어나서 이 역시 몸을 낮추지 않으면 잘 보이지 않는 꽃인데 무리지어 피어 있는 꽃송이 앞에 잠시 머물며 봄날의 평화를 누려보면 행복할 겁니다.

누군가 일부러 길렀는지 저 혼자 번식하여 난 건지 구분이 가지 않은 정도로 흐트러져 피어 있는 꽃무리 앞에 '여기 봄맞이꽃이 피었어요' 라고 작은 팻말하나 붙여주고 싶었습니다. 꽃말과 이름이 같은 이 봄맞이꽃이 피어 있는 모습을 발견하면 '아, 이제 정말 봄이 왔구나' 생각하시고 영춘(迎春)의 기분에 흠뻑 젖어 보시기 바랍니다.

양지꽃

장미과.
Potentilla fragarioides var. major
꽃 : 3∼6월 열매 : 5∼7월
키 : 30∼50cm

🌿 **효능** : 한방과 민간에서는 보익·통경제로 쓰였다.

🌿 **어떻게 쓰이는지** :

주로 어린 순을 나물로 먹는다. 뿌리에 약간의 덩이뿌리가 있는데 잔뿌리를 떼고 닭다리 같은 굵은 뿌리는 잘라서 먹으며 '계퇴근(鷄腿根)'이라 하기도 한다. 산골에서는 밥솥에 넣고 쪄서 보양식으로 먹기도 했으며, 보릿고개 시절에는 좋은 구황(救荒)식물이었다.

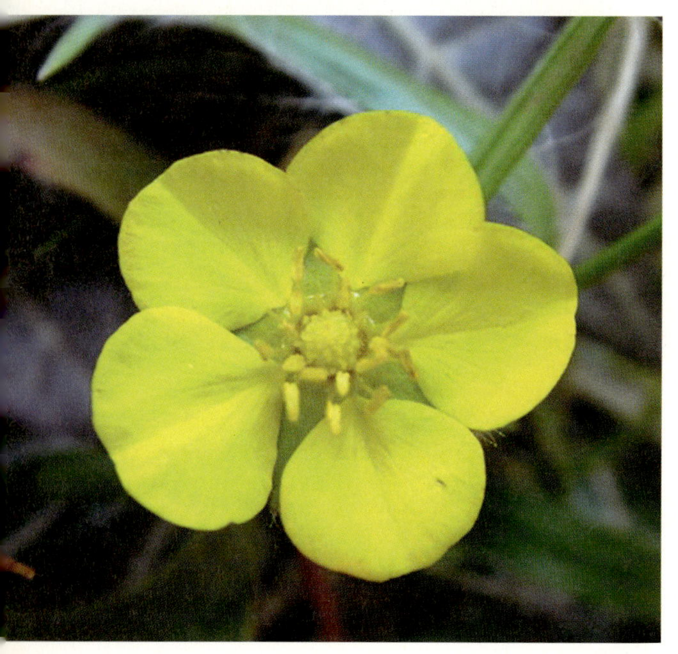

양지꽃

연일 계속되는 비로 온 세상이 푹 젖어 있습니다. 아직은 시리고 차가운 빗물이지만 새 봄을 부르는 기운으로 산과 들은 활기로 가득 차 부산스럽습니다.

지난주는 긴 설 연휴를 보내며 유행어가 되어버린 문화적 정체성에 대해 많은 생각을 해 봤습니다. 가족끼리 뭉쳐서 조상 산소를 둘러보고 널뛰기·자치기·썰매 지치기를 하는 TV 장면도 더 없이 정겨웠습니다. 우리도 오랜만에 형제자매들 모여서 증·고조대의 산소까지 한번 찾아보자는 의견을 맞추고 사위·외손들 함께 모여 성묘를 갔습니다. 눈 덮인 산길을 아이들과 함성을 지르며 올라가 세배를 하고 아이들에게 뿌리에 대한 이야기를 했습니다. 엄마의 조상에 대한 거리감이 큰 아이들은 엄마의 할머니, 할머니의 할머니라는 설명을 못 알아듣고 고개를 갸웃거립니다. 아버지는 어린 외손자들에게 신이 나서 어디서 시집오셨고 어떻게 사셨으며 어떤 성품이었노라는 설명을 진지하게 해 주십니다.

32

부계(父系)질서에 익숙한 아이들에게 모
계는 어려울 수밖에요. 산소 곁에 쪼그리
고 앉아 할머니 춥겠다고 봉분을 안아보
는 어린 조카의 맑은 눈망울이 사랑스럽
기 그지없습니다.

볕 바른 양지쪽에 있는 할아버지 산소는
벌써 눈이 다 녹아 햇살을 가득 받고 있
었습니다. 아이들 옹기종기 엎드린 자리
아래 샛노란 양지꽃 몇 송이가 벌써 피어
있었습니다. 세밑 포근한 날에 피었다가
설 추위에 꽃잎이 얼었는지 투명해진 색

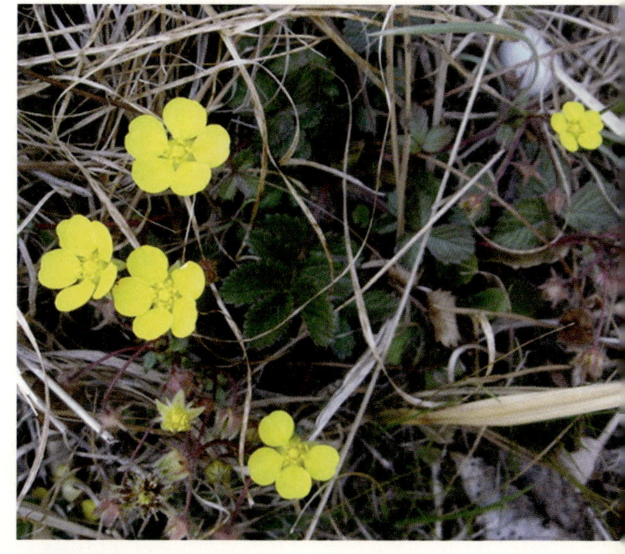

양지꽃 전초

깔로 파리하게 떨고 있는 꽃송이 주위로 아이들이 꽃처럼 모여듭니다. "양지꽃이야. 이
른 봄 양지쪽에 가장 먼저 피어난단다. 이런 추위에서도 꽃을 피워내는 힘 대단하지 않
니?" 나는 흥분해서 설명을 합니다. 모처럼 아이들 웃음으로 가득 찬 할아버지 산소 앞
에서 아버지는 천사처럼 행복해 하십니다. 장미과의 여러해살이풀인 이 양지꽃은 뿌리
와 잎이 겨울을 나며 땅바닥으로 줄기를 뻗어나가 언덕 잔디밭이나 바위 틈새에서도 잘
자라는 강인한 풀입니다.

이른 봄이면 볕바른 양지마다 가득 피어난다고 '양지꽃'이라는 이름이 붙었다 합니다.
할머니들은 '쇠시랑개비'라 이르기도하며 나물로 즐겨 먹었답니다. 이른 봄 3월에서부
터 초여름까지 샛노란 색깔로 낮은 언덕·밭둑 같은데 무리지어 피어나며 그 종류가 수
십 가지가 됩니다. 뱀딸기나 가락지나물·딱지꽃도 같은 모양으로 피어나서 구분하기가
어렵습니다. 꽃이 피는 시기나 꽃술 모양, 잎을 보며 세심하게 구분해야 알 수 있습니다.
이 비 그치고 나면 곳곳에서 꽃 소식이 들려 올거라 기대되는데요. 나무 꽃이 화려하게
꽃잎을 피운다면 풀꽃들은 낮은 곳에서 앙증스럽게 피어납니다. 땅기운을 먼저 받은 풀
꽃들이 봄소식을 알리기 시작할텐데요. 봄맞이·꽃다지·제비꽃…… 모두 그 자체가
봄입니다. 양지꽃 하면, '아~ 봄이구나!' 느낌 그대로의 꽃말 '봄'이 왔답니다.

별꽃

석죽과.
Stellaria media
꽃 : 3~6월 열매 : 5~7월
키 : 10~20cm

● 효능 : 창종(瘡腫)이나 피임에 약으로 썼으며, 정혈(精血)작용을 한다는 기록이 있다. 풀잎을 뜯어다 생즙을 내어 먹어 위장병을 치료했다는 민간요법이 전해진다.

● 어떻게 쓰이는지 :
사시사철 피어나는 별꽃 순을 나물로 이용하였다.

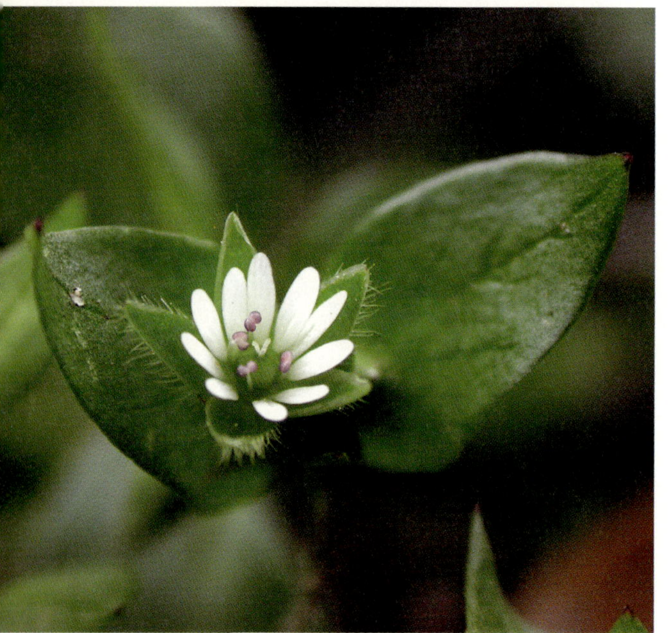

별꽃

완연히 풀린 봄 같은 날씨가 외투를 벗게 합니다. 언덕배기 동네 길을 오르다보니 콧등이랑 이마에 땀이 다 납니다. 휑한 은행나무 가로수가 다정스러워지고 곧 터져 나올 새순이 떠올라 미소가 절로 머금어집니다. 아래를 내려다보니 보도블록 사이 개미자리도 꽃을 피워 점점이 하얗고, 가로수 뿌리 받침대 사이로 오종종이 푸른 싹들이 무리 지어 올라옵니다.

가만히 살펴보니 냉이 · 별꽃 · 괭이밥 · 방가지똥 · 벼룩나물 들이 쇠 받침을 요리조리 뚫으며 한창으로 올라오고 있었습니다. 별꽃은 한낮의 햇볕을 욕심껏 품으며 새하얀 꽃송이들을 활짝 피워내고 있어 얼마나 반갑고 예쁜지요. 삼거리 노점에 가면 할머니들 소쿠리 나물들도 가짓수가 늘어갑니다. 제법 뿌리가 볼통거리는 달래도 보이고 냉이는 벌써 꽃대가 올라 뿌리에 고갱이가 생기기까지 했습니다.

34

얼른 집에 들어와 쉬고 싶던 마음을 접고
집 근처 추산공원 양지쪽을 거닐면서 봄
기운을 한껏 누렸습니다. 별꽃이 한창이
고 민들레나 방가지똥도 막 꽃송이를 맺
고 있었습니다.

별꽃 몇 잎을 따서 씹어보며 맛을 음미
합니다. 패랭이와 같은 석죽과에 드는데
대접은 잡초 가운데서도 가장 하찮은 잡
초로 취급해서 먹을 수 있음에도 불구하
고 나물로도 뜯어먹지 않는 풀잎이 싱그
럽고 예쁘기만 합니다.

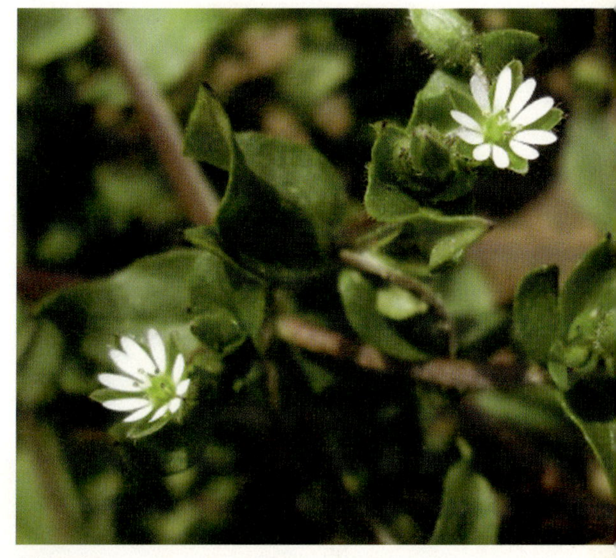

별꽃 전초

너무 흔해서 천해져버린 이 꽃에게 그나마 아름다운 이름 붙여 놓은 것이 위로가 됩니
다. 한 겨울에도 꽃을 피우고 버텼을 몇 송이는 벌써 씨를 익히고 있는 그 생명력이 눈
물겹습니다. 끝도 없이 옆으로 옆으로 뻗어, 온 세상을 덮을 것 같은 그 힘이 하늘에 닿
듯 별 같은 꽃이 피었습니다.

이 별꽃이 농촌 들판 기름진 곳으로 가면 하트 모양의 잎이 너풀너풀 푸르게 줄기를 뻗
어가고 그 위로 가득 피어 있는 꽃무리를 보면 밤하늘 은하수가 내린 듯 아름답답니다.
그 모습을 보고자 하는 사람에게는 별이요, 은하수로 피어나지요.

지금 무심코 걸어 다니는 발길 아래를 한 번 자세히 살펴보시기 바랍니다. 그러면 도심
지 흙먼지라도 낀 곳마다 별들이 내려와 꽃으로 피어 있답니다. ‘숲 속의 은하수’ 라는
꽃말을 갖고 여러분 봄을 맞는 따사로운 마음에 별이 되어 피어나고 있답니다.

복수초

미나리아재비과.
Adonis amurensis
꽃 : 3~6월 열매 : 6~7월
키 : 5~15cm

● **효능** : 짧고 굵은 흑갈색 뿌리에 잔뿌리가 많이 달리는데, 이 뿌리는 한방과 민간에서 창종·진통·강심·이뇨 등에 귀하게 쓰는 약재이다. 그러나 독성이 있으므로 함부로 쓰면 안 되고 법제를 거치고 다른 약재와 함께 사용해야 한다.

● **어떻게 쓰이는지** :
꽃이 아름다워서 우리나라와 일본에서 여러 품종을 관상용으로 재배한다.

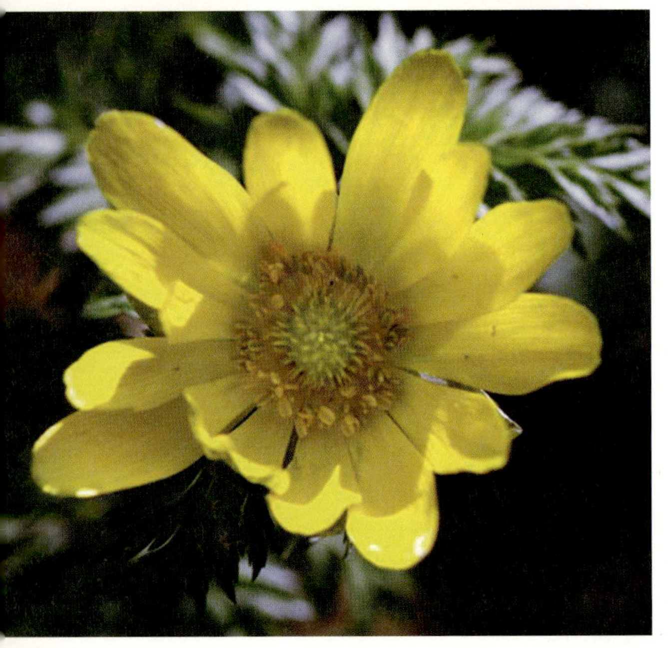
복수초

지난주 연일 내린 장대비에 가문 땅이 촉촉해져 생기 오른 새싹들 곧 보리라 생각하니 휘파람이 나옵니다. 아닌 게 아니라 무학산 산책길엔 쑥 캐는 할머니들의 정겨운 모습이 산자락의 한 풍경을 만들고 있었습니다.

벌써 꽃 소식도 들려오고요. 양지쪽에는 매화가 만개했고, 창원 어디서는 목련꽃 송이 활짝 벌었다는 신문 기사도 납니다.

어제는 동네 초등학교 야생화 동산에 복수초랑 할미꽃이 꽃대를 내밀었다는 소식이 왔습니다. 복수초가 진갈색 흙을 뚫고 색 고운 비단천 같은 꽃잎 샛노랗게 피워 올리는 경이로운 모습을 볼 때마다 헉, 숨이 멎곤 했습니다. 그 꽃잎이 내는 눈부신 빛깔은 신행길에 입었던 노랑저고리처럼 가슴을 뛰게 한답니다.

'복수초', 눈을 뚫고 그 험한 찬바람 앞에 생살 같은 꽃송이부터 내미는 강인한 생명력을 가졌다 하여 붙은 이름이라 합니다. 또 눈밭을 뚫고 꽃대가 올라 잎이 피어나면 그 주변만 눈이 녹는다 하여 '눈색이꽃', '얼음새꽃'이라는 이름도 가지고 있습니다.

2월에서부터 4월에 걸쳐 피는 미나리아재비과의 복수초는 예전에는 만나기 어려운 꽃이었으나 요즘은 관상용으로 재배하는 기술이 발달해 도심에서도 간간이 볼 수 있습니다.

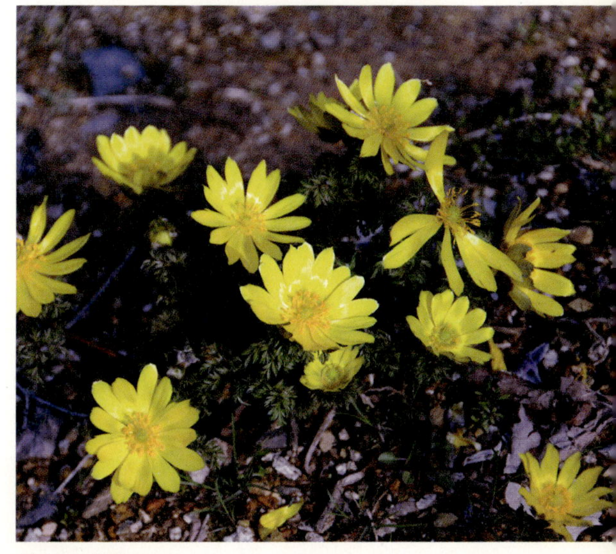

복수초 꽃무리

우리 남부지방에서는 의령 한우산에 군락이 있고, 산청 황매산 같은 해발이 높은 곳이면 어느 곳이나 무리지어 피어나는 걸 볼 수 있습니다. 주로 깊은 골짜기 숲 속에서 낙엽더미를 뚫고 피어나며 잎이 한창인 6월이 되면 작은 밤송이 같이 둥근 모양으로 열매가 익는답니다.

다른 나무들은 앙상한 가지에 물 올리느라 바쁜 이른 봄 추운 날에 쌓인 눈을 뚫고 올라와 만물에게 봄기운을 전한다 하여 꽃말이 '봄의 미소'랍니다.

직접 꽃을 바라보고 있노라면 세상 어디에서 이렇게 아름답고 환한 미소를 볼 수 있으랴 싶을 만큼 감탄이 나오는 눈부신 꽃이랍니다. 도시 근처 수목원에도 지금쯤 꽃대가 올라오리라 싶은데요, 봄맞이 나들이 가시면 꽃잎 지기 전에 꼭 만나보고 한 해 내내 복수초 같은 봄의 미소 간직하며 지내시길 바랍니다.

노루귀

미나리아재비과.
Hepatica asiatica
꽃 : 3~5월 열매 : 6~7월
키 : 8~20cm

🍃 **효능** : 한방과 민간에서는 뿌리를 채취해서 창종·충독 치료와 진통 해소 등에 다른 약재와 함께 처방해 쓴다. 5월이 지나고 풀잎이 무성해지면 따서 말려 두었다가 약재로 사용한다. 특히 숲에서 벌레에 물리거나 생채기가 났을 때 잎을 찧어 붙이면 해독과 진통작용을 하므로 좋은 응급처지가 된다.

🍃 **어떻게 쓰이는지** :
꽃이 아름다워서 관상용으로 쓰며, 어린 순은 나물로 먹는다.

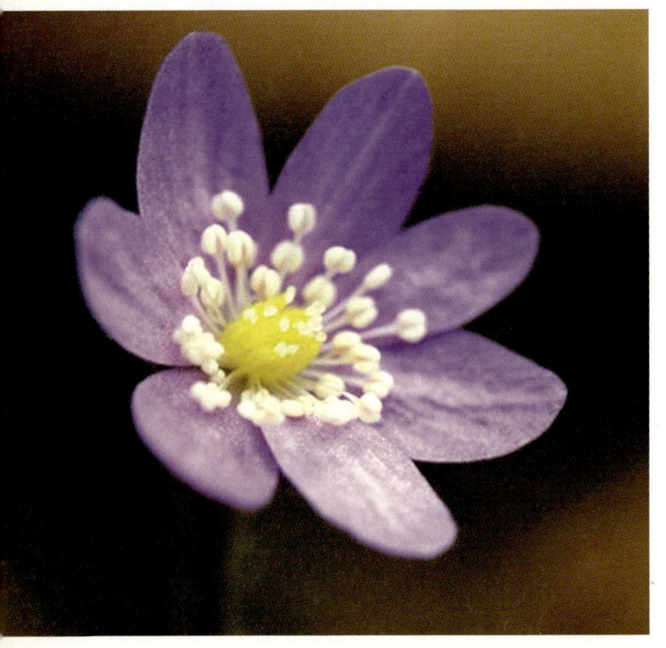

노루귀

삼월로 넘어간 달력 그림엔 온 동네에 산수유 꽃이 한창인데 이게 웬 날벼락인가요. 며칠 전에는 그야말로 북풍한설이 몰아쳐서 물오르던 새싹도 얇은 옷으로 외출했던 사람들도 독감을 앓지는 않을지 걱정됩니다.

올해는 유난히도 봄이 더디게 옵니다. 꽃샘추위의 심통에 여기저기 들려오던 꽃 소식이 모두 얼어붙어 연약한 꽃잎들의 비명이 들려오는 듯합니다. 더 찬란한 봄을 맞이하기 위한 통과의례이거니 하기에는 너무 심합니다.

지금쯤 고성 연화산 밤나무 숲이랑, 광려산 참나무 숲 같은 데서는 뾰족이 꽃대 내밀었을 노루귀 예쁜 꽃들이 눈발 맞고 쓰러지지는 않았는지 걱정스럽습니다. 이른 봄 눈과 얼음을 뚫고 피어 난다해서 '설할초(雪割草)', '파설초(破雪草)'라는 이름도 붙어 있는 꽃이라 어쩌면 우리보다 더 강인한 자세로 살얼음을 이겨내고 있지 않을까 생각해 봅니다.

미나리아재비과의 이 노루귀는 얼음밭을 뚫고 가녀린 꽃대가 먼저 나오고 이어 꽃이 핍니다. 이 때 꽃줄기나 꽃받침에 귀여운 노루의 귀에 난 털처럼 흰색 털이 보송보송 나 있고, 풀잎도 심장 모양으로 끝이 뾰족하여 많은 털을 달고 있는 모습이 꼭 노루의 귀를 연상하게 한다 하여 '노루귀'라는 이름이 붙게 되었답니다.

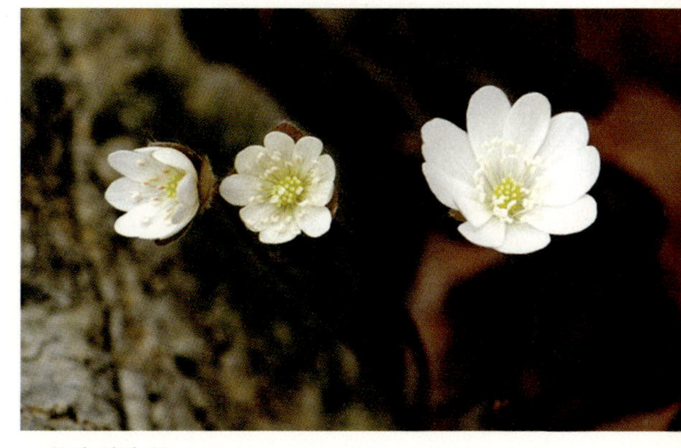
노루귀 하얀 꽃

연약한 꽃대가 휘청이면서도 크고 둥근 꽃을 피워내는 모습을 바라보면 장하고 예뻐서 볼을 비비고 싶어진답니다. 자줏빛의 둥근 꽃이 아침 햇살을 받아 솜털이 빛을 내는 모습은 마치 귀여운 아이의 방긋 웃는 모습 같아 감탄을 금할 수 없답니다.

3월에 꽃이 피는 이 노루귀는 남부나 제주도에서는 흰색과 붉은 자주색 꽃이 많이 피고, 경기 이북 산지에서는 대개 흰 꽃이 핀답니다. 주로 활엽수림 속에서 새 잎이 나기 전에 봄 햇살을 받고 우수수 피어나서 활엽수 잎이 그늘을 가리기 전에 열매를 맺는답니다. 주로 참나무나 밤나무 숲 같은 데서 자주 볼 수 있답니다. 8월이 되면 열매가 여무는데 10cm밖에 자라지 않는 작은 풀이 어찌 그리 많은 열매를 달고 있는지 그 모습도 참 장해 보입니다. 까딱까딱 귀여운 꽃잎 날리며 '눈 속의 어린 사슴' 앙증맞게 피면 온 땅에도 봄이 솟습니다.

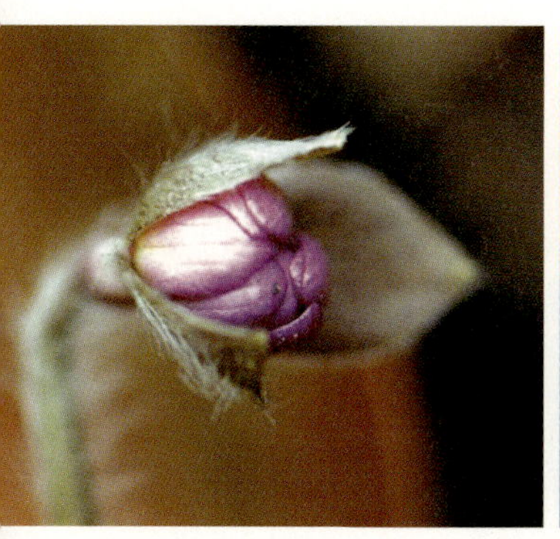
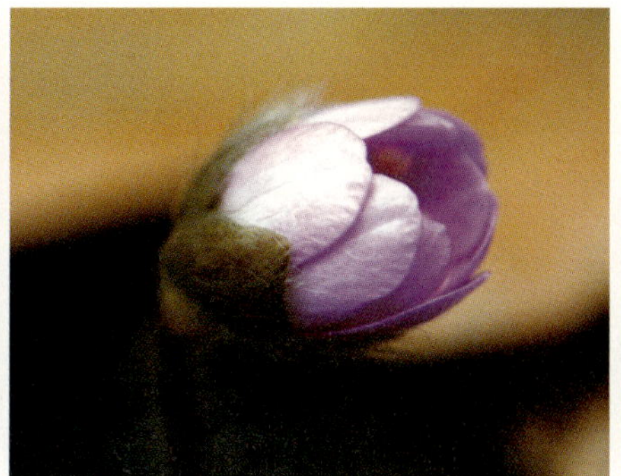
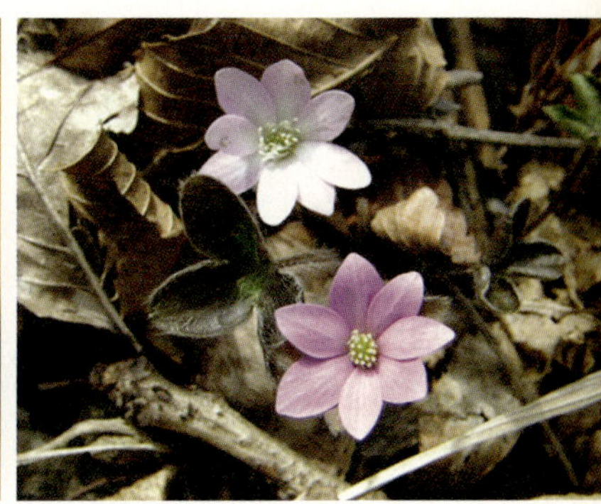

앵초

앵초과.
Primula sieboldi
꽃 : 4~5월 열매 : 6~7월
키 : 15~40cm

🌿 **효능** : 한방과 민간에서는 풀이나 열매를 거담제로 다른 약재와 함께 처방하여 쓴다.

🌿 **어떻게 쓰이는지** :
어린 순과 잎은 나물로 이용한다. 유럽에서는 향신료이자 약초로 매우 다양하게 사용되었다. 영국에서는 앵초의 꽃을 실로 꿰어서 공을 만들어 놀이 기구로 사용하였고, 결혼에 대한 점을 보는 기구로도 이용하였다.

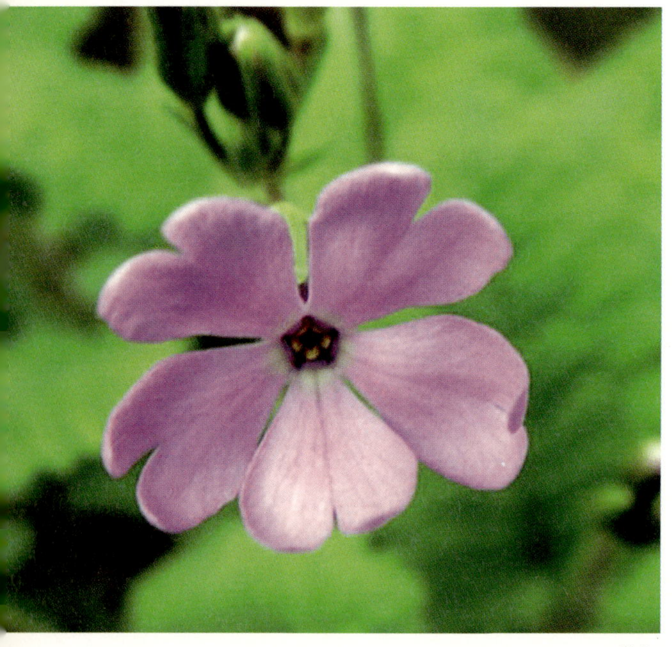

앵초

영동 지역에는 또 폭설 소식이 들려오고 이곳 경남에는 비가 흠뻑 내립니다. 예전처럼 '저 비 오고 나면 새순이 돋겠구나. 들판이 눈에 띄게 연둣빛으로 변하겠어.' 하며 봄비를 바라보는 마음이 없어졌습니다. 일기예보가 이미 오늘밤부터 시작해 주말 강추위가 예상된다고 알려줬기 때문이기도 하지만 예전처럼 겨울의 삼한사온 현상이나 봄비는 한 번 내릴 때마다 날씨가 따뜻해진다는 정설들이 여지없이 파괴되고 있기 때문이기도 하지요.

지난주 눈이 내리기 전날 진동 가는 길, 태봉병원 건너편 길가 텃밭에 빨갛게 피어오르던 홍매화를 보며 봄기운에 감탄했었는데 이튿날 폭설에 가까운 눈이 내린 걸 보고, 붉디붉은 설중매가 돼 있을 홍매를 생각하며 아름다움보다는 슬픈 마음이 들었습니다. 예전 같았으면 카메라를 들고 달려갔을 겁니다. 그런데 그 모습이 이제 계절의 순환과정에서 맞는 눈이 아니라는 생각 때문에 그러고 싶은 마음이 없어졌습니다.

40

계절의 정서를 잃는다는 건 참 슬픈 일입
니다. 봄비를 맞으면서도 꽃눈이 터질 개
나리를 상상할 수 없고 추위를 대비해 겨
울 외투를 다시 꺼내는 경계심을 늦출 수
없으니 말입니다. 아마 올해는 눈 위에 피
어난 꽃 사진들이 홍수처럼 쏟아질지도
모르겠습니다. 수선화 · 복수초 · 매화들
이 사방에서 피어났다 눈 벼락을 맞고 선
모습을 곳곳에서 볼 수 있었을 테니까요.

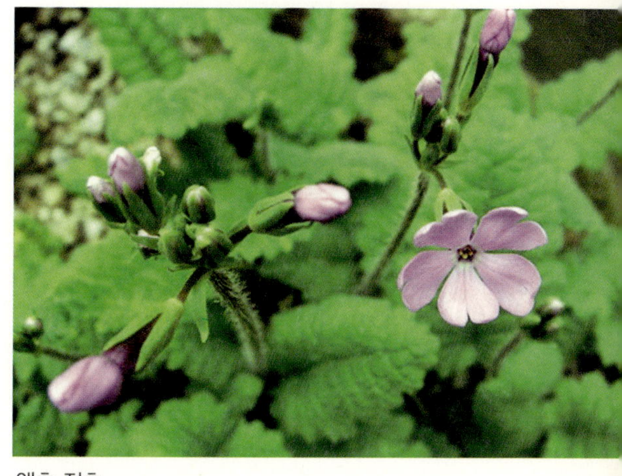

앵초 전초

지금쯤 깊은 산 숲이나 바위틈에 보면 앵초가 몇 송이쯤 피었을지도 모르는데요. 이 앵
초꽃 역시 이른 봄 눈 속에서도 피는 '설앵초'가 있습니다. 우리 지역에는 밀양 재약산
쪽에서 많이 핀다는 이 앵초는 긴 꽃대에서 둥글게 피어난 다섯 개 꽃잎이 꼭 풍차 모양
같다고 하여 '풍륜초(風輪草)'라 이르기도 했는데요.

앵초과의 여러해살이풀로 키가 작고 오돌토돌한 잎 면에 털이 나 있고 잎 가장자리에는
톱니가 있으며, 그 가운데서 몇 개의 긴 꽃대가 올라와 홍자색의 꽃을 피우는데 그 모습
이 매우 아름답습니다. 주로 3~5월 사이에 꽃이 피는데요. 만주나 북부 지역 추운 데서
는 '눈빛앵초'와 '주걱앵초'가 자라며, 제주도 한라산에는 '눈앵초'와 '애기눈앵초',
'한라앵초'가 자라는데 특히 한라앵초는 한국 특산 식물입니다. 또 북부 고산지대에서
피는 '좀눈앵초'는 7~8월이 돼서야 꽃을 피우기도 합니다.

산속에 붉디붉은 앵초가 피어 있는 모습을 보면 꼭 어린 소녀가 나물 캐는 듯한 모습을
연상하게 하는데요. 그 아름다움 때문에 관상용으로 인기가 많아 야생화 연구가들이 적
응시켜 재배하기도 하지만 주로 원예 농가에서는 서양앵초를 많이 키웁니다. 그렇기 때
문에 우리 주변에서 보는 앵초는 서양앵초가 많고 야생앵초는 해발 1000m 이상 산지에
서나 볼 수 있는 귀한 꽃입니다.

제비꽃

제비꽃과.
Viola mandshurica
꽃 : 3~5월 열매 : 6~7월
키 : 10~20cm

● **효능** : 민간과 한방에서는 중풍 · 설사 · 발한 · 부인병 · 간기능부진 · 발육부진 등에 다른 약재와 함께 쓴다. 전초의 에탄올 추출물이 있어 결핵균을 억제할 뿐만 아니라 꽃을 따서 잘 덖은 후 그늘에 말려 차로 마시면 항암과 해독에 효험이 있다고 한다.

● **어떻게 쓰이는지** :
어린 순은 '외나물' 이라고 하여 봄나물로 뜯어 먹는다. 꽃을 따서 꽃차를 만들어 먹기도 한다.

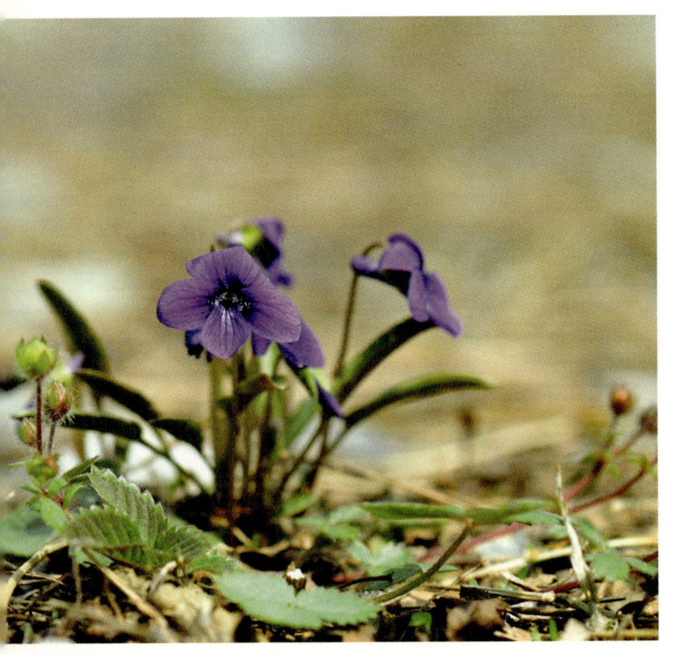

제비꽃

완연한 봄기운이 온 세상을 푸릇푸릇 물들입니다. 마산 무학산 학봉을 오르는 길목 오리나무 숲의 가지 끝에 푸른 싹이 돋아나 등산길에 힘이 납니다.

서원곡 오르는 가로수 벚나무도 꽃봉오리가 벌어지고 있고요. 벚나무 숲 아래는 꽃그늘을 드리기 전 가지 사이로 드는 햇살을 받고 남산제비꽃 꽃대들이 솟아오르고 있습니다.

얼마 안 있어 강남 갔던 제비가 돌아오는 삼짇날이지요. 지금쯤 남녘 하늘 어딘가를 돌아오고 있을 제비를 맞으러 제비꽃 언덕마다 피어납니다. 민들레와 함께 우리나라 봄꽃을 대표하는 이 제비꽃은 이름도 많고 종류도 수십 가지나 된답니다.

제비가 올 때 피어난다고 '제비꽃', 이 꽃이 필 때쯤 북쪽 오랑캐들이 쳐들어 왔다 하여 서러운 이름이라 이용악 시인이 노래했던 '오랑캐꽃', 낮게 피어 있는 바람에 앉아서 보지 않으면 보이지 않는다고 '앉은뱅이꽃', 기다란 꽃대를 뽑아서 꽃 씨름도 하고 꽃 모양이 씨름하는 자세 같다하여 '씨름꽃', '장수꽃', 병아리 깔 때 핀다 하여 '병아리 꽃' 등. 부르는 이름도 참 많은 우리 민족 정서가 깊이 배여 있는 친근한 꽃입니다. 가짓 수 또한 늘어놓기 어려울 만큼 수십 개나 되는데, 우리 지역에서는 진보랏빛 제비꽃을 필두로 해서 남산제비 · 노랑제비 · 흰제비 · 고깔제비 · 콩제비 · 졸방제비 · 호제비꽃 등 이 주로 핀답니다.

이들은 꽃 모양이나 잎이 다르며 자생지도 차이가 납니다. 무학산 기슭 같은 활엽수 숲 아래서는 잎도 꽃색도 다른 남산제비가 많이 피고, 양지쪽 언덕이나 민가 근처 길가에 서는 콩제비나 호제비꽃이 많이 핀답니다. 늦은 봄 숲 같은 데서는 고깔제비가 피고, 안 민고개 지나는 고개 마루 진달래 군락지 아래 같은 산기슭 양지에는 노랑제비가 많이 핀 답니다. 몇 년 전만 해도 진달래 군락과 함께 길가 산기슭에 가득 피어나던 노랑제비 군 락이 안민 고갯길의 진풍경이었는데 지난해부터는 흔적도 없이 사라져 버려 얼마나 아 쉽고 안타까운지 모릅니다. 군데군데 몇 포기가 남아 안쓰럽게 흔들리고 있었는데 사람 들이 분별없이 캐내 버렸는지 아니면 공해 때문에 사라져 버렸는지 알 수는 없지만 꽃무 리가 사라져 갈 때마다 슬픕니다.

꽃은 종류에 따라 3월에서 6월까지 피어나며 넓적한 꽃잎에 긴 꿀주머니를 달고 있어 모양이 아름답고 6~8월이 되면 씨앗이 여물어 봉숭아 꽃씨처럼 터져서 퍼진답니다. 우 리나라에 절로 피는 야생화이기도 하지만 그리스의 나라꽃이기도 하답니다. 해의 신 아 폴론이 이아라는 아름다운 소녀와 양치기 소년 아치스의 사랑을 질투해 이아를 꽃으로 만들어 버렸는데 이 꽃이 바로 제비꽃이라는 이야기가 숨어 있답니다.

소녀의 애절한 사랑이 꽃으로 피어서 일까요? '나를 생각해주오' 라는, 물망초(勿忘草) 같은 꽃말이 슬프고 애틋하게 다가옵니다.

얼레지

백합과.
Erythronium japonicum
꽃 : 3~5월   열매 : 6~7월
키 : 25cm 안팎

🌿 **효능** : 민간과 한방에서는 비늘줄기를 강장제나 뇌를 건강하게 하고 위를 보호하는 약재로 처방하여 쓴다. 봄에 비늘줄기를 채취하여 말려 두었다가 달여 먹으면 위장염·구토·하리·진토·지사·건위에 두루 효험을 보인다고 한다. 특히 화상에는 전초를 찧어서 바르면 화기가 가라앉고 치료가 된다.

🌿 **어떻게 쓰이는지** :
약간의 독성을 가지고 있어 설사를 유발할 수 있으므로, 어린 잎은 살짝 데쳐서 물에 몇 시간 우린 후에 나물로 먹는다. 뿌리는 갈아서 물에 가라앉힌 후 녹말을 내어 쓰기도 한다.

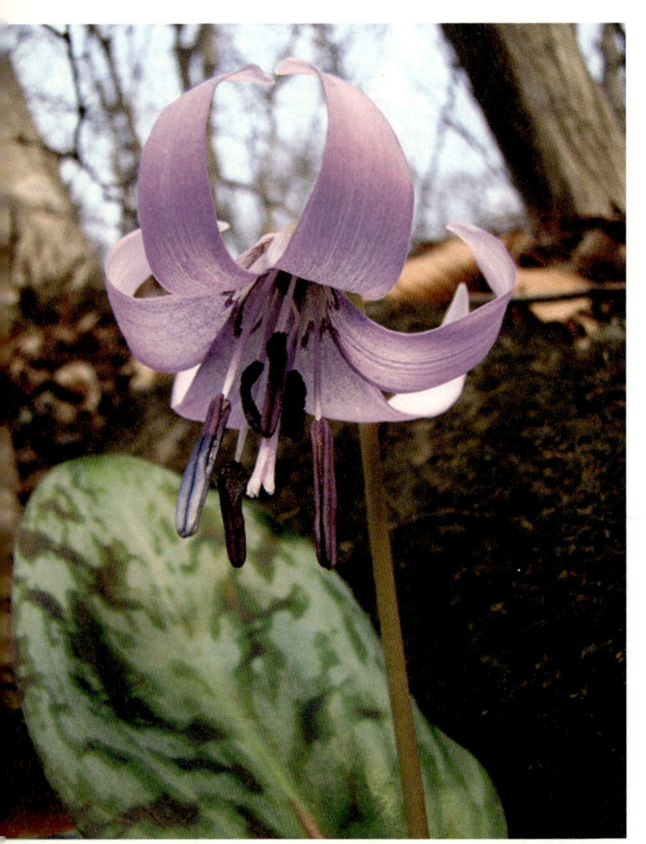

얼레지

겨우내 맨살을 드러내고 떨고 섰던 먼 산 활엽수림에 연둣빛 물이 들어갑니다. 지난 주말에는 환경교육센터에서 모집한 아이들과 동읍 자여마을에 있는 우곡사로 풀꽃 탐사를 나갔지요. 가서 절 뒷산인 정병산을 올라 길가에 만발한 꽃들과 함께 활짝 피었다가 돌아 왔습니다. 참나무 숲에 나뭇잎이 피어나기 전 빨리 서둘러 꽃을 피우고 번식을 해야 하는 꽃들의 봄 잔치가 한창이었습니다. 나뭇잎이 피어 그늘에 가리면 햇볕을 받을 수 없기 때문에 마음이 급해졌을 꽃들의 몸짓이 무척이나 바빴습니다. 노루귀는 벌써 꽃이 져서 씨방을 달고 있고, 숲개별꽃·남산제비는 무리 지어 희게 피었으며 바람꽃·큰꽃마리들은 서둘러 꽃

피울 채비를 하며 여기저기 낮게
흔들리는 가운데 중턱쯤에서 만
난 보랏빛 얼레지 꽃무리는 우리
들의 탄성을 자아내게 했습니다.
백합과로 분류되는 이 얼레지는
높은 산 활엽수림의 숲 속 비옥
한 부엽토에서 주로 자라는 야생
초랍니다. 경남에는 고성 연화산
밤밭 고개 밤나무 숲에 큰 군락
을 이루고 있어 유명하고, 옥천
사 주변, 한우산, 봉림산 등등에
서 3월 말에서 4월 중순에 걸쳐

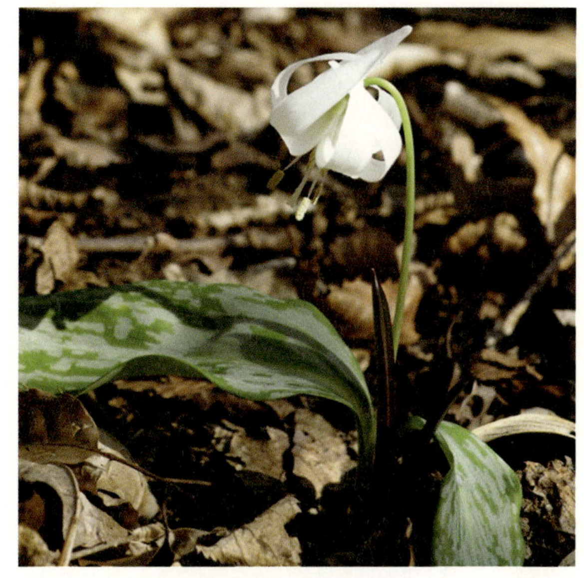

흰얼레지

가장 많이 피어납니다. 나리꽃 형상으로 꽃이 크고 화려해 무리 지어 있으면 아름답기
가 황홀할 지경입니다. 넓은 잎은 밤색 반점이 얼룩져 있고 털 없는 잎이 햇빛을 받으면
반짝인다고 하여 '비단나물' 이라 하기도 합니다.

잎에서 뿌리까지 어느 하나 버릴 것 없이 우리 민족의 배고픈 봄 먹을거리와 약초가 되
어 준 풀입니다. 게다가 빼어난 아름다움으로 겨우내 얼었던 마음을 녹여 위로해 주었
던, 우리에게 참 공이 많은 야생화입니다. 꽃 모양이 마치 어여쁜 여인이 보라색 꽃 치
마를 입고 날렵하게 춤추는 듯 한 모양입니다. 우리 고전춤 보다는 토 슈즈를 신고 발레
를 하는 여인이 춤이 끝난 후에 치마 끝을 들고 우아하게 인사하는 모습 같기도 한데요.
바람에 흔들리며 피어 있는 모습을 보면 봄의 왈츠라도 멋들어지게 한 곡 추어 낼 것 같
은 모습이 그지없이 아름답기만 합니다. 누구라도 이 꽃 피어 있는 모습을 보면 함께 봄
바람이 나고 싶은 충동을 느낄 정도로 맘이 설렐건데요. 그래서 꽃말이 '바람난 여인' 이
랍니다. 이 봄과 사랑에 빠진 여인의 상기된 모습을 떠올리면 저절로 미소가 지어질 것
입니다. 여러분도 얼레지와 멋진 사랑에 빠져보시기 바랍니다. 꽃이 지기 전에……

조개나물

꿀풀과.
Ajuga multiflora
꽃 : 5~6월 열매 : 6~7월
키 : 8~30cm

● **효능** : 꽃이 한창 피었을 때 뜯어 말려두었다가 한방과 민간에서 악창·연주창·고혈압·감기·두통 등에 다른 약재와 처방하여 쓰기도 하고 보리차처럼 끓여 마시면 이뇨에도 효과가 좋다.

● **어떻게 쓰이는지** :
꽃은 꿀과 향을 많이 품고 있어서 밀원(蜜源)식물로 으뜸이다. 주로 무리지어 많이 피며 향기 또한 뛰어나서 풀 전체를 방향제로도 쓴다. 어린 순은 나물을 해 먹는데 그 용도가 꿀풀과 흡사하다.

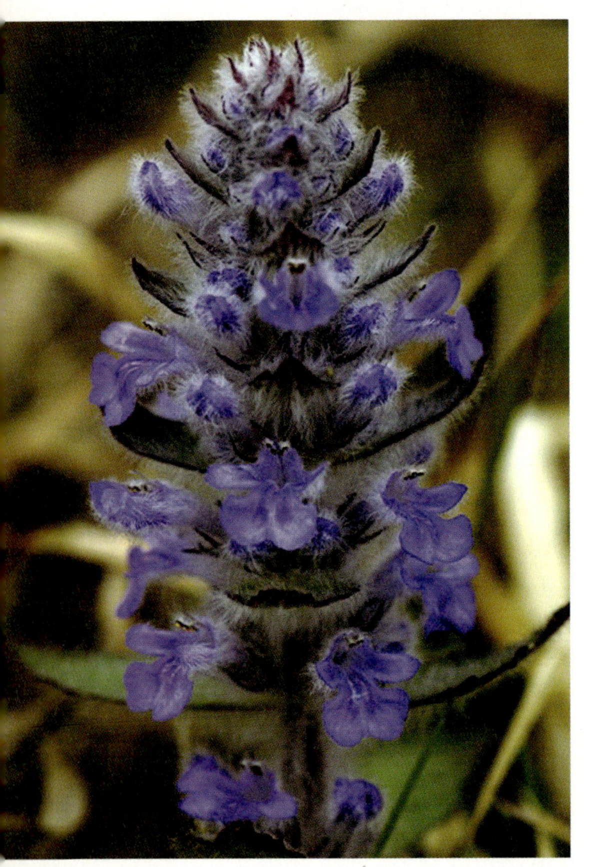

조개나물

벚꽃이 만개했습니다. 유난히 오래 기다린 벚꽃입니다. 창원 봉암로에서부터 폭죽처럼 터지기 시작해서 안민고개를 넘고 있는 꽃구름을 보러 사람들이 막 몰려갑니다.

식목일의 군항제는 봉오리 오므리고 잠잠한 벚나무들만 을씨년스러워서 나들이 나온 사람들의 목젖을 내리게 했습니다. 그 후 한 사흘 따뜻한 날이 계속되더니 폭죽 터지듯 세상을 환하게 밝히며 피어난 꽃무리 아래로 상기된 봄이 익었습니다. 무학산 서원곡을 가득 메우던 벚꽃 숲에도 꽃 대궐이 시작됩니다. 꽃 숲 아래로 진달래는 한창이고 남산제비꽃도 무리지어 피었고, 오리나무 꽃도 몽글몽글 피어나서 연둣빛 채색을 시작합니다.

이제야 봄에 맘 놓고 젖습니다. 마음이 많이 추웠던 탓일까요?

더디더디 오는 봄에 젖으며 피는 꽃 한 송이 한 송이가 반갑고 기껍습니다. 어린 날 자랄 때는 동구 밖에 한그루 섰던 벚나무에 진자빛 봉오리가 벌어질 때쯤이면 장롱 속에 고이 개켜 두었던 스타킹을 내어 신고 치마를 입는 날로 정했었지요. 쑥 소쿠리 들고 들판으로 나갈 때 치마결을 스치고 지나는 훈풍에 온 마음을 실었던 추억이 가슴을 설레게 합니다.

숲 그늘 비끼는 사이사이 스며드는 햇빛을 받고 피어나는 봄꽃들의 행진이 멈출 즈음이면 피어나는 조개나물 어린 순을 산중턱에서 만났습니다. 털북숭이 귀여운 새끼 토끼처럼 뾰족 귀를 세운 앙증스런 새순을 만지며 땅에다 볼을 대고 누워 봤습니다. 그 진한 갈빛 흙 향이 어찌 그리 싱그럽던지요. 흙을 한 줌 파서 공기 돌처럼 흘리며 놀다가 돌아오는 길은 막 무슨 일인가를 시작하고 싶은 에너지가 솟구침을 느낍니다. 내 마음 밭에도 무언가를 심어야 할 것 같은 생기가 돋아 솟아나는 게 조개나물 어린 순처럼 들떴습니다.

야산 양지쪽 어느 곳에서나 잘 자라는 조개나물은 꿀풀과의 여러해살이풀입니다. 이른 봄에 싹이 터서 5월께 가장 많이 피는데요. 조개나물이 무리지어 피어나면 봄이 가고 있다는 징조지요. 온몸에 뽀송뽀송한 잔털을 잔뜩 달고 납작납작한 조개 모양의 이파리 사이로 꿀풀 모양 빨간 꽃이 몽글몽글 피어나는 모습은 흡사 바지락조개가 입을 쑤욱 내미는 듯 한 모습을 하고 있습니다. 그 모습을 보고 '조개나물'이라는 이름이 붙는 건 당연할 듯 싶습니다. '조갑지나물', '조개풀'이라고도 하지요. 할미꽃이 피어 있는 곳이나 야산 평지 초원 양지쪽에 온갖 풀새들이 푸르러질 즈음 잘 살펴보면 조개나물들이 청자빛 꽃잎을 내어밀며 피어나는 걸 볼 수 있습니다.

들판이 가장 분주해질 때에 피어나는 이 꽃을 보면서 초여름 언덕위에서 피리 부는 초동을 떠올렸을까요? '초동'이라는 꽃말이 옛날 못자리 논에 풀을 베어 깔아 거름을 하던 시절 산야를 누비던 꼴머슴이었던 상식이 아재가 생각나게 합니다.

산자고

백합과.
Tulipa edulis
꽃 : 3~5월 열매 : 5~6월
키 : 25~30cm

● **효능** : 작은 마늘 모양의 뿌리는 약재로도 유명한데 민간과 한방에서 주로 악창(惡瘡)을 치료하는 데 썼으며, 땅속 비늘줄기는 강장 · 강심제로 주로 쓰이는데 겨울을 나느라 몸이 허약해진 사람에게 비늘줄기를 따서 말려 다른 약재와 같이 쓰기도 했다. 뿌리와 뿌리줄기는 최토 · 살충 · 거담의 효능이 있다. 줄기의 독을 물에 비벼 씻어 내고 살짝 데쳐 나물로 먹어도 약효가 좋다고 하며, 전초를 말려서 가루를 내어 복용하기도 한다.

● **어떻게 쓰이는지** :

어린 순은 살짝 데쳐서 미끈미끈한 독을 우려낸 후에 나물로 먹는다.

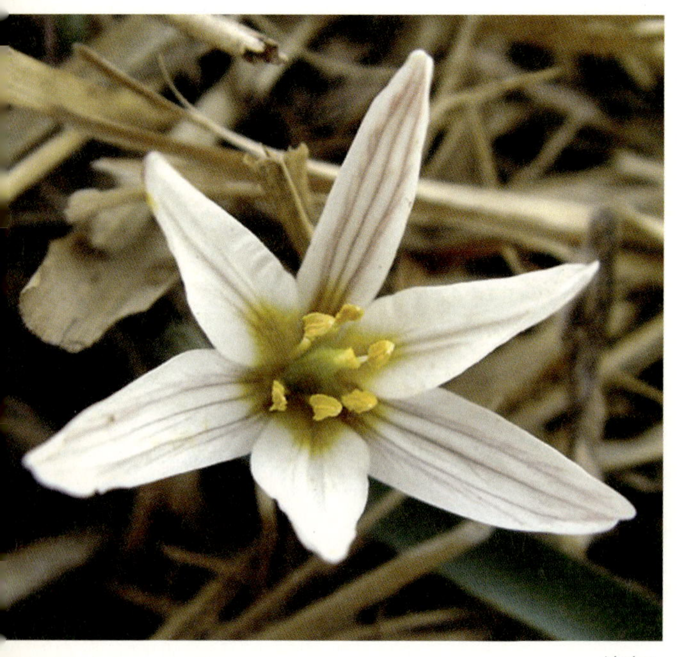

산자고

잦은 비가 눈으로 변하면서 꽃샘추위 강도가 심했던 한 주간이었지만 대보름달은 휘영청 밝았습니다. 올 여름 더위가 무지막지할 것이라는 기상 예측을 떠올리며 부럼을 깨물고 갖가지 나물로 건강한 한 해를 기원해 봅니다.

꽃샘추위가 아무리 야멸차도 양지쪽에 기어코 자리 잡고 파릇파릇 순을 키우던 푸른 봄나물 무침이랑 하얀 쌀밥에 아주까리 잎으로 쌈 싸먹으며 한 해의 건강과 무사를 빌던 부모님이 생각나 전화를 내어 봅니다.

양지쪽에 난 새 나물 좀 뜯었느냐는 물음에 벼룩아재비랑 광대나물 · 냉이로 파란 나물 해 놨다고 먹으러 오라시는 소리에 군침이 왈칵 돕니다. 자랄 때는 항상 내 차지였던 봄나물 뜯기였거든요. 빈소골 애경이네 언덕 밭에 가면 북실북실한 벼룩아재비가 많고, 산 밑 부추밭 언저리에 가면 광대나물이 많고, 재 너머 뽕나무밭에 가면 점나도나물·냉이가 많다는 걸 환히 알고 있던 나는 따라 붙는 동생들마저 떼어놓고 한 소쿠리 새 나물을 캐서 엄마 칭찬을 독차지하곤 했으니까요. 그 나물에서 나던 싱그럽고 파릇한 향기는 먹어보지 않고는 정말 느낄 수 없는 독특한 맛을 지니고 있답니다. 해마다 대보름이 되면 가장 먼저 나물 뜯어 봄 향기로 집안을 가득 채웠던 그 시절이 생각나 마음이 자꾸 달려갑니다.

우리 집 베란다에 수선화 새순이 가득 올랐습니다. 뾰족뾰족 솟아오르는 비늘줄기를 바라보면 온몸에 생기가 돕니다. 얼마 안 있어 산언덕 양지쪽에 수선화 새순처럼 솟아오를 산자고(山茨菰) 예쁜 새 잎을 상상해보며 지난해 우포늪(소벌) 언덕에 가득 피었던 꽃들이 떠오릅니다. 제비꽃이 유난히도 많이 피는 목포의 긴 둑에 우윳빛 산자고가 보랏빛 제비꽃과 얼마나 아름답게 어울려 피던지 언덕에 볼을 비비며 일어설 줄 몰랐던 기억 생생합니다.

백합과의 여러해살이풀인 이 산자고는 낮은 지대 초원이나 양지쪽 언덕, 산지 숲 나뭇잎들이 피기 전에 주로 피는데요. 이른 3월부터 난초 모양 긴 잎이 나며 꽃대를 길게 뻗어 우윳빛 꽃잎을 피우는 데 그 크기가 검지 마디 정도로 작아 앉아서 바라봐야 제대로 감상할 수 있습니다. 흰 꽃잎에 자주색 맥을 갖고 있어 그 색의 조화가 고상하며 꽃잎 여섯 갈래가 귀엽고 앙증스럽습니다. 옛 사람들은 잎 모양이나 꽃 피는 형태가 꼭 무릇과 같은데 그에 비해 크기가 작다하여 '까치무릇' 이라 하기도 했고, '물구·물굿나물' 등으로도 일렀다고 합니다.

이른 봄에 피는 꽃들은 주로 지열을 받으며 낮게낮게 엎디어 피어납니다. 강남 갔던 제비가 돌아올 때쯤 산자고가 제비꽃과 함께 피어 제비를 부르는 봄 처녀가 되나 봅니다. 어쩌면 옛 노래 속에 나오는 봄 처녀가 이렇게 작고 어여쁜 산자고가 아녔나 생각해 봅니다. 새 풀 옷을 입은 '봄처녀' 가 산자고의 꽃말임을 보면 틀림이 없어 보입니다.

● **효능** : 삼 년 이상 자란 뿌리는 잔뿌리를 제거하고 말린 것이 귀한 약재로 쓰이는데 위를 건강하게 하는 건위제로 주로 썼으며 강장제로도 인기가 좋다. 특히 염증을 치료하는데 효과가 좋은데 결막염과 편도선염에 효험이 있으며 뿌리줄기에는 알칼로이드 성분이 함유되어 있어 그 효능을 높인다. 눈병이 났을때는 달인 액으로 씻으면 치료효과가 있다고 한다. 또 뿌리를 끓인 즙으로 동상을 치유하기도 했다.

● **어떻게 쓰이는지 :**
노란색 염료로 사용했다는 기록이 있으며, 서화(書畵)의 충해를 막는 데 신기한 효과를 발휘하는 걸로도 알려져 있다.

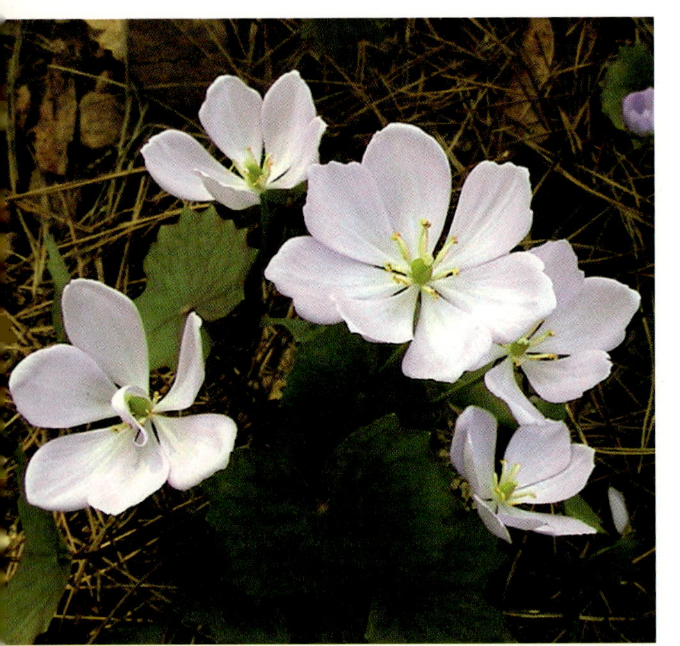

깽깽이풀

추워졌다 더워졌다 하는 올 봄의 변덕스러움 때문에 사람들의 마음조차 변덕스러워지는 것 같습니다. 보따리 싸 놓고 도망가려는 마음처럼 화창한 날씨 보고 길 나섰다가 감기 걸려 고생하는 이웃들 이야기를 들으며 베란다에 나 앉아 볕바라기를 해 봅니다.

벌 나비 날아들지 않아도 용케 꽃피워 놓고 꽃받침 가득 꿀 송이를 달고 있는 선인장이 혼자 늙어가는 노파처럼 쓸쓸해 보입니다. 수선화 몇 송이가 한창으로 피어 해바라기하는 모습이 가짜 봄볕을 즐기는 내 모습과 같다는 생각이 들어 웃음이 납니다. 두꺼운 외투에 털목도리까지 두른 할머니가 멀리 산기슭에서 쑥을 캐는 모습도 보이고 간간이 산허리를 돌아 오르는 등산객들도 보이며 창 안에서의 봄은 그럴 듯하게 따뜻합니다. 눈길로 무학산의 안부를 짚으며 홀아비 꽃대가 피던 자리, 노랑붓꽃이 피던 자리를 더듬어봅니다. 여느 해 같으면 몇 번씩 내달아 올랐을 오솔길들을 웅크리고 앉아 추운 봄을 원망하는 이면에는 기후 변화에 대한 두려움이 도사리고 있지 않나 싶습니다.

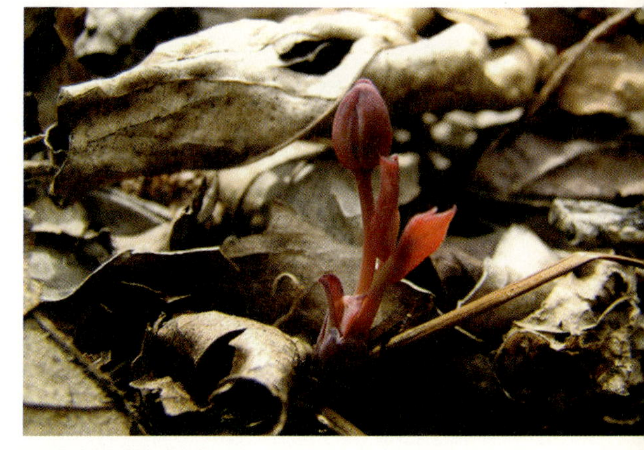

깽깽이풀 어린 순

지금쯤 주변 산 숲 깊은 곳에 많은 꽃들이 싹트고 있을 텐데요. 지난해 꽃 다 피어버리고 잎만 무성했던 깽깽이풀이 아마 지금쯤 꽃대가 오르고 있지 않나 싶은데요. 매자나무과의 여러해살이풀인 깽깽이풀. 꽃 모양이나 잎 모양이 앙증맞고 아름답기 그지없는 이 풀꽃 이름을 왜 '깽깽이풀'이라 붙였을까? 하는 의문 때문에 다리가 저린 줄도 모르고 바라보았던 기억이 있는데요. 어떻게 보면 얇게 활짝 핀 모양이 심벌즈 같기도 해서 붙였을까 하는 생각도 해봤습니다. 대여섯 개의 분홍빛 꽃잎과 단아한 모양의 풀잎 모양은 여지없이 연꽃과 닮아 있습니다. 뿌리 또한 노란빛깔로 길게 뻗어 자라는 게 연과 닮았다는데요. 그래서 '선황련(鮮黃蓮)'이라고도 했다고 합니다.

우리 지역에서는 보기 드문 꽃인데 야산에서는 피지 않고 산속 깊은 곳 볕 잘 드는 양지에서 모닥모닥 무리지어서 피어나는 특성이 있습니다. 수십 송이 꽃이 피어 있는 모습은 아름답기 그지없어 관상용으로도 사랑받지만 구하기 어려운 보호종입니다.

사월 초쯤 되면 경남 수목원 야생화원에서 볼 수 있을 겁니다. 산 숲 깊은 곳에서 촛대 모양 같은 연잎에 수십 송이 꽃이 단아하게 피어 있는 모습을 보면 누구든 그냥 지나칠 수 없을 텐데요. 매혹적이라기보다는 숭고한 마음을 갖게 했을까요? 꽃말이 '불심'이랍니다. 단순히 모양만 보고 지은 꽃말은 아닐 듯하여 그 핀 모습이 더욱 경이롭습니다.

할미꽃

미나리아재비과.
Pulsatilla koreana
꽃 : 4~5월 열매 : 5~6월
키 : 25~40cm

● 효능 : 할미꽃은 약용으로 사용할 때 꽃, 뿌리, 잎의 부위에 따라 약성이 다르다. 뿌리는 한방이나 민간에서 정혈·양혈·해독·진통·소염·건위·풍상 등에 좋은 약재로 쓴다. 그러나 미나리아재비과 식물은 독성을 가지고 있으므로 함부로 먹으면 안 되며 법제를 하거나 다른 약재와 함께 조제 처방해야 한다.

● 어떻게 쓰이는지 :
할미꽃의 뿌리는 여름철에 벌레가 생기는 것을 예방하기 위해 사용했다고 전해진다.

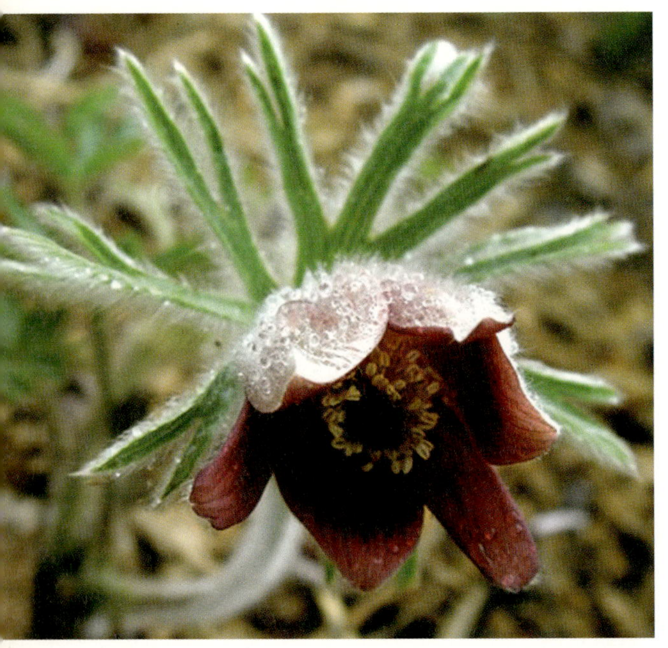

할미꽃

아직도 꽃샘추위의 뒤끝이 남아 바람결이 세차지만 그 기운만은 어쩔 수 없이 훈훈합니다. 훈풍이 속 시원히 불어와서 오히려 봄기운에 더 들뜨게 하는데요. 늦게 온 봄이 꽃소식을 재촉하여 올해는 한꺼번에 많은 꽃들이 피어날 예정이랍니다.

오늘은 할아버지 지고 가는 나무지게에 꽂혔다던 진달래가 피기 바로 전에 양지쪽 언덕바지나 무덤가에 오종종히 피어오르는 할미꽃 이야기를 할까 합니다. 너무 친숙한 꽃이라서 들꽃을 잘 모르는 사람들도 할미꽃은 알지요. 신라 설총의 설화 '화왕계'에서 모란과 장미를 이긴 꽃이기도 하지요. 꽃이 질 때 흰 머리 산발한 노인 머리 같다 하여 '백두옹(白頭翁)'이라는 이름이 붙기도 했고, 비슷한 의미로 '노고초(老姑草)'라는 이름도 있는 이 할미꽃은 미나리아재비과의 유독성 식물입니다.

52

이른 봄 햇볕 잘 드는 잔디밭이나 산골 길섶에서 자주 피는데 공해에 약해서 도로가나 도시 근처에서는 보기 드문 꽃이 되어 버렸습니다. 밀양 재약산 어느 기슭에 군락이 남아 있다고는 하나 옛날처럼 흔하게 무리지어 피는 모습을 볼 수 없어 안타깝습니다. 온몸에 부드러운 털을 달고 있는 털북숭이인데다가 짙은 자색의 꽃봉오리가 고개를 숙인 채 피어나는 모습은 정말 앙증스럽고 사랑스럽답니다. 간혹 무덤 중앙에서 그렇게 피어 바람에 흔들리는 모습을 볼 때는 전설 속의 막내 손녀를 찾아 나선 할머니의 애잔한 모습 같아서 많은 추억을 떠오르게 하는 꽃이기도 합니다.

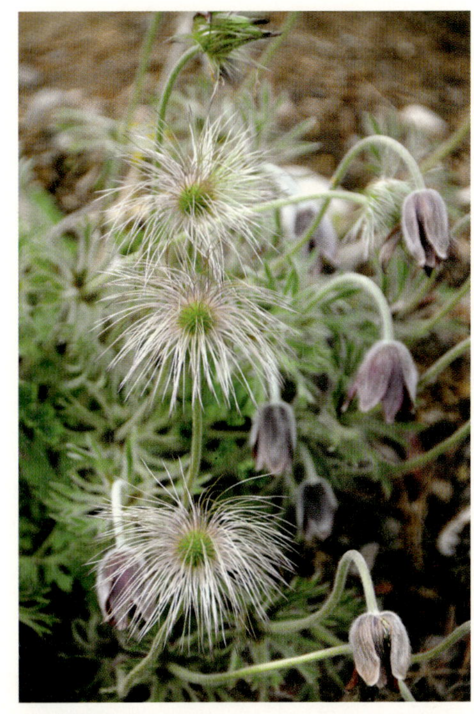
할미꽃무리

할미꽃은 꽃이 피었다 지고 난 모습도 멋집니다. 씨앗에 달린 긴 털이 꼭 머리 풀어헤친 노인의 모습 같은데 초연한 노인이 파안대소하는 모습처럼 보기 좋습니다. 씨앗을 단 긴 털이 날아서 사방으로 퍼져 번식합니다. 요즘은 화단에 간혹 보기 좋으라고 관상초로 심으나 개량품종이 아니면 거의 죽게 되니 산에서 아무리 예쁜 할미꽃을 보더라도 캐오지는 말기 바랍니다. 가끔 들풀 시장에 나오는 할미꽃은 야생이 아니라 개량품종으로 공해에 적응시킨 것이므로 산속에서 자라던 것은 나오면 곧 죽어버리니 캐오면 안됩니다. 귀하기는 하지만 노랑 할미꽃이나 분홍할미꽃도 야생화 단지에서 만날 수 있습니다. 그러나 할미꽃은 뭐니뭐니해도 진자색의 산할미꽃이 가장 으뜸이라 생각합니다.

산을 오르다 할미꽃 만나면 전설 속의 할머니 만나듯 반갑고 안쓰러운 마음에 젖곤 합니다. 어린 날 우리에게 할머니가 들려주던 할미꽃 전설의 추억은 슬프디 슬펐습니다. 전설 속의 막내 손녀에겐 더없이 '슬픈 추억' 이 되었을 꽃이기에 꽃말이 되지 않았나 생각해 봅니다.

🌿 **효능** : 꽃봉오리를 관동화(款冬花)라 하며 종창 · 안정 · 보신 · 건위제로 쓴다. 진해 · 거담 · 천식 같은 폐 · 기관지질환에 특히 좋으며 요즘에 유행하는 민간요법으로 생 머위순 즙과 설탕에 절인 매실 · 달걀흰자를 잘 섞어서 세 차례 정도 마셔주면 평생 뇌졸중이나 중풍 같은 질환에 걸리지 않는다고 한다.

🌿 **어떻게 쓰이는지** :

쑥이나 냉이만큼이나 친근한 봄 먹을거리인 머위는 어린 순일 때 따서 고추장 · 된장에 무치기도 하고 잎을 데쳐 쌈을 싸먹으면 그 향이 일품이다. 따라서 입맛을 돋우고 봄감기를 치료하는 데도 사용한다. 잎이 크게 자라고 줄기가 실해지면 줄기를 채취해서 푹 삶은 후 잘게 잘라 초무침이나 들깨가루 넣고 찜을 해먹어도 좋다.

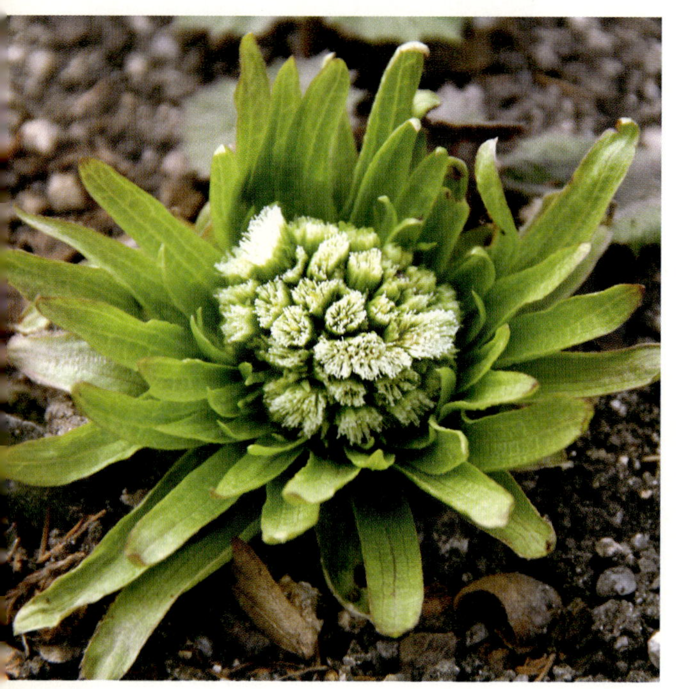

머위 꽃

봄 방학을 맞아 가족과 서해안 여행을 다녀왔습니다. 주 목적지는 새만금이었는데 늘 방송매체에서만 보던 새만금 공사의 실상을 두 눈으로 보고 싶은 마음에서였습니다. 전시관에 들러 한국농촌공사가 만들어놓은 공사 재개의 당위성을 설명해 놓은 여러 자료들을 둘러보니 멀리서 생각하던 것보다 훨씬 더 심각했습니다. 기념관에 들어서자마자 온 벽에는 친환경개발, 인간과 자연이 함께 하는 내부 간척지, 수질 개선 등등의 용어들을 보면서 무슨 환경보존 단체를 방문한 느낌이 들었습니다.

안내원의 설명을 들을수록 도대체 이 넓은 땅을 메워서 어따 쓸 거냐는 물음을 지울 수 없었습니다. 농촌을 생각한다는 '농업기반공사'가 왜 이런 일을 하고 있어야 하는지 이해할 수가 없었습니다. 방조제 안쪽에서 고깃배들이 떠다니고 있었습니다. 이 지구와 환경에게는 물어보지도 않고 인류, 그들의 밥그릇을 위해

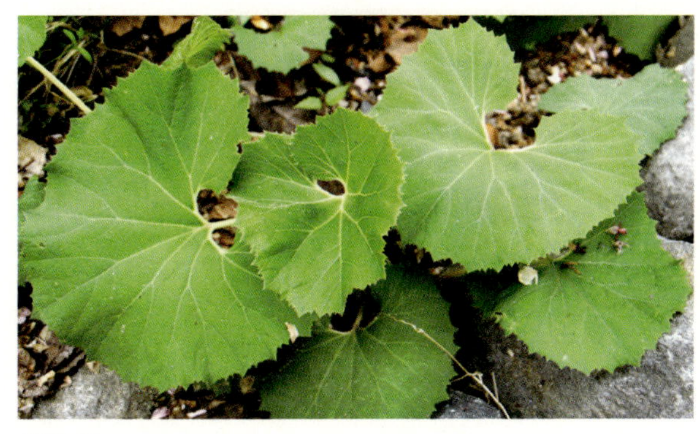

머위 잎

죽어간 갯벌과 암담한 수질, 농업의 미래가 누구를 위한 개발인지를 더욱 알 수 없어 마음이 착잡했습니다.

무겁게 돌아오는 길 가슴이 답답하여 내린 한 길가 밭둑에 이 추위에서도 새파랗게 머위 순이 용케 솟았습니다. 머잖아 산이 되고 덤불이 져서 싹틔우기 힘들지도 모를 밭둑 언덕에서 멀리 공사현장을 바라보며 솟아 있는 머위 순 줄기하나를 뜯어 입에 넣고 오랫동안 씹었습니다. 그 진한 향이 멀미날 것 같던 새만금의 기억을 위로했습니다.

국화과의 여러해살이 방향성(芳香性) 식물인 이 머위는 끈 모양의 뿌리를 길게 뻗어 번식하기 때문에 무리를 짓습니다. 고사리처럼 어린 잎을 뜯어주면 끝없이 새순이 올라오기 때문에 가을까지도 나물로 채취해 먹을 수 있으며 이른 봄 쑥이 나기 전에 이미 향이 뛰어난 나물로 밥상에 오르는 봄나물입니다. 잎이 아이 손바닥만 하게 나오고 나면 꽃대가 오르는데 그 모양이 매우 특이합니다. 3~4월에 연두색의 꽃이 아이 주먹만한 꽃방망이에 수백 송이 달려 피는데 꽃이라기보다는 장난감이나 방망이처럼 생겨서 머위꽃으로 보기보다는 다른 식물로 착각하기도 합니다.

봄부터 가을까지 지천으로 널려 있는 이 머위야말로 웰빙 시대의 건강 식물자원으로 최고라 할 수 있는데요. 자기 몸을 수없이 많은 사람들의 건강을 위해 바친 수훈을 기려서 누군가가 지었을까요? 꽃말이 '적선'입니다. 이 머위 순처럼 넉넉한 자생력·복원력을 갖고 새만금이 살아 있어주기를 바라는 마음으로 오랫동안 그 공사 현장을 바라보다 돌아 왔습니다.

뿌리뱅이

국화과.
Youngia japonica
꽃 : 5~6월 열매 : 6월
키 : 15~100cm

🌿 **효능** : 줄기에서 나는 흰 즙이 소화기능을 도와서 건위제로 쓰인다. 씀바귀과의 다른 식물들처럼 약재로 쓴다.

🌿 **어떻게 쓰이는지 :**
줄기를 따면 흰 즙이 많이 나오는데 그 맛이 쓰다. 다른 씀바귀과 식물보다 맛이 덜하고 쓰기만 해서 식용으로 인기가 높진 않지만, 겨울을 이긴 털복숭이 잎이 마치 비둘기 같다 하여서 '비둘기나물'로 부르며 사용한다.

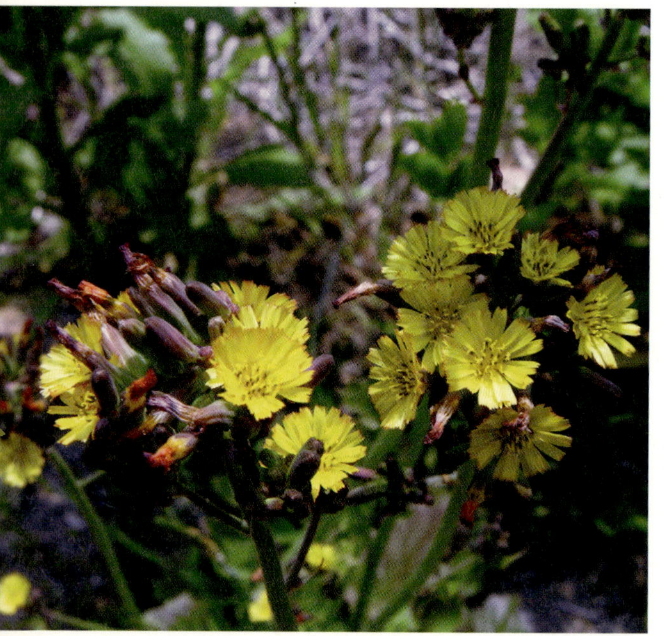

뿌리뱅이

올 정월 대보름은 사라져가는 민속을 되살리는 자치단체들의 행사 덕분에 명절답게 풍성했습니다. 보리 순이 양탄자처럼 폭신한 논들을 뛰어다니며 쥐불을 돌리던 추억 속의 놀이를 아이들에게 보여주니 신기해 합니다.

옛날의 이맘때쯤이면 아이들은 관솔(소나무 옹이)을 잘라내 불을 붙이고는 쥐불처럼 돌리고 다녔습니다. 달집 태우고 남은 숯을 깡통에 넣어 돌리는 쥐불은 이내 꺼지곤 했는데 관솔은 아주 오래 갔거든요. 부럼에 대한 유래나 귀밝이술을 나눠 마시던 대보름 행사를 아파트에 앉아 하면 시큰둥한 반응을 보이던 아이들이 시골에서 외할머니가 만들어주는 나물과 귀밝이술로 풍년에 대한 기원을 나누고, 달집을 태우기와 쥐불놀이를 경험하게 해주니 국어교과서 속의 옛날이야기를 보는 것 같다고 즐거워했습니다.

"달이 크고 밝게 뜨면 풍년이 온단다." 아이에게 함께 소원을 빌자고 하는데, "엄마. 할머니네 풍년이 온다 해도 별 수 없잖아. 이제 쌀도 안 팔리고 농사지어봤자 헛일이라는데 뭐." 걱정스런 아이의 목소리에 우리는 조금 우울해졌습니다. 우리 어릴 때는 사람들이 보릿고개 넘을 걱정을 하며 저 달을 바라보았는데 이제는 남아도는 쌀을 걱정하며 달을 바라보아야 하는 상황이 기가 막혔습니다. 농사가 사라지면 명절에 대한 정서도 사라지겠지요.

온 들판에 지천으로 피어나는 풀꽃들도 논밭이 산으로 변하면 많은 변화가 오겠지요. 길가나 논둑에 흙갈빛으로 납작 붙어서 겨울을 나는 뽀리뱅이 부드러운 풀잎처럼 질기고 옹찬 생명들이 이 들판을 지켜 낼 수 있을까요? 보릿고개 시절 우리네 부모님을 먹여 살렸다던 이 푸성귀가 이제 주인을 잃어가는 농촌을 저들끼리 지키며 살아가야 할까요? 보리이삭이 패기를 기다리며 배고픔을 잊기 위해 소나무 껍질 벗겨 먹으며 고비를 넘길 때, 논둑에 뽀리뱅이가 피면 보리쌀을 먹을 수 있다고 '뽀리뱅이' 라는 이름이 붙여지지 않았을까 합니다.

간절하게 보리 이삭 패기를 기다리던 사람들 눈에 뽀리뱅이 노란 꽃이 보이기 시작하면 "보리 팬다. 보리 팬다" 하며 반가이 부르다가 뽀리뱅이가 되었겠지요. 어머니는 옛날에 '비둘기나물' 이라 했다고 합니다. 이른 봄이면 논둑에 흑갈색 이파리를 드리우고 너풀너풀 피어 있으면 캐어다가 쓴맛을 우려내고 주린 배를 채우는데 한 몫 했는데, 잎에 난 잔털이나 부드러운 감촉이 꼭 비둘기 같다 하여 붙였다 합니다.

분류는 국화과이지만 맛이나 성질은 씀바귀 종류와 같습니다. 길가나 논둑 어디서나 잘 자라서 질경이만큼 강한 뽀리뱅이는 시멘트 틈새에 앉은 먼지 만큼만의 흙만 있어도 뿌리를 내리고 잘 자랍니다. 시멘트로 봉해 놓은 돌담 틈새에서 아슬아슬하게 줄기를 뻗고 나와 힘겹게 꽃을 피우고 있는 뽀리뱅이를 본 적 있습니다. 유난히도 노랬던 그 꽃송이를 보며 환경이 척박할수록 더 아름답게 피는 생명이구나 하며 감동으로 바라봤는데요. 농촌의 희망도 그런 거 아닐까 기대를 걸어 봅니다. 농사짓느라 휜 허리에 디스크 · 관절염을 종합으로 앓으며 쓰러져가는 농촌을 지키는 부모님의 미소에서 뽀리뱅이 긴 목으로 피어낸 그 노란 꽃을 떠올려 봅니다.

애기똥풀

양귀비과.
*Chelidonium majus var.
asiaticum*
꽃 : 5~8월 열매 : 6~9월
키 : 30~100cm

● **효능** : 애기똥풀은 유독성이라서 날로는 먹을 수 없지만 한 방에서는 '백굴채(白掘菜)'라 하여 위궤양·진통·위암·진해 등에 다른 약재와 함께 처방해 쓴다. 주로 뿌리를 약으로 쓰는 데 성분이 다양해 의학계에서 연구 대상이 되고 있는 유용한 약재이다.

● **어떻게 쓰이는지** :
애기똥풀은 독성을 가지고 있기 때문에 다량 복용해서는 안되며 자가요법을 위한 차로 이용하는 것은 좋지 않다.

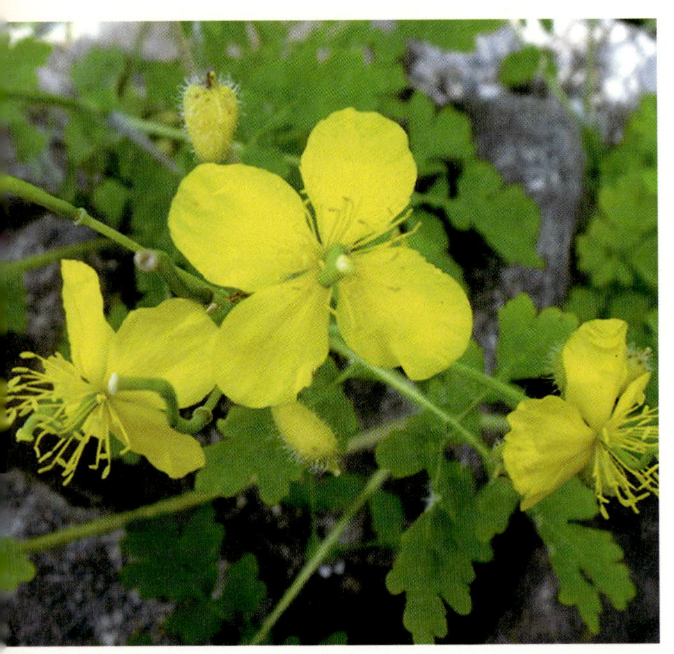
애기똥풀

한창 흐드러지던 벚꽃들의 잔치가 잦아들면서 서서히 산야는 초록으로 물들어 갑니다. 꽃보다 아름다운 새 이파리들이 바람에 나부끼는 모습을 보면 또 다른 감동으로 가슴이 뜁니다. 그래서 오월을 여왕의 계절이라 했겠지요.

산과 들 어느 한 모퉁이도 자연의 위대한 잔치가 안 펼쳐지는 곳이 없습니다. 돌담 사이에 꽃피운 민들레 한 송이 논둑에 낮게 펼친 수염가래 작고 작은 꽃 한송이 없는 듯 있는 듯 최선의 아름다움을 펼치고 있는 축제의 장들입니다. 푸르고 싱그런 산야의 잔치에 우리 인간만 낡은 모습으로 꽃을 몰라도 봄은 가고 열매를 몰라도 여름은 온다는 듯 무심히 지나칩니다. 풀 한 포기의 아름다움이 아름다움으로 보일 수 있을 때 비로소 자연과 생태의 경이로운 가슴을 만날 수 있을 것입니다.

그래서 오월이 오면 들이든 산이든 아니
면 동네 산책길이든 심지어 아파트 화단
에라도 나가 뭇 생명들의 잔치에 참여하
여 그 생기 솟는 에너지 함께 누려보시기
바랍니다.

오뉴월 한적한 시골 마을 개울가나 텃밭
둑 같은 데 지나다 보면 잔 솜털 보송보
송한, 온몸이 털복숭이 애기똥풀 꽃이 한
창으로 피어있습니다. 담장 사이나 척박
한 땅 돌 틈 사이에도 싱싱하게 잎과 꽃
을 피워서 초여름을 부르는 이 애기똥풀

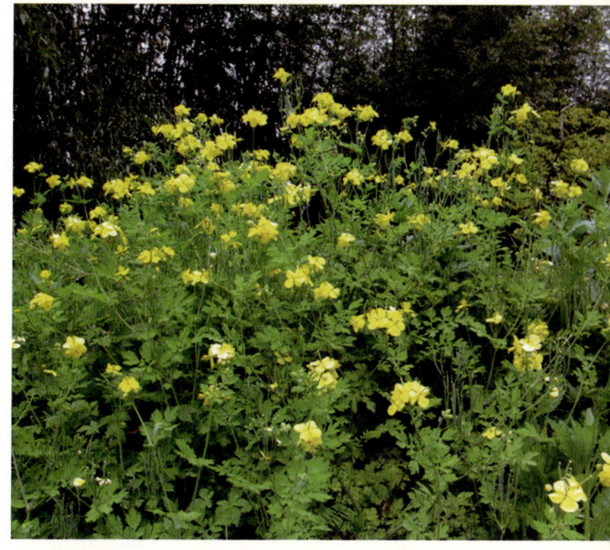
애기똥풀 꽃무리

은 그야말로 개똥밭을 구르며 자라는 잡초 무리입니다. 오염에도 강해서 도시 근교의
복개천 물가에서도 잘 자라는데요. 자세히 살펴보면 노란색 꽃이 귀엽고 아름다운 양귀
비과 두해살이풀입니다. 4월에 피기 시작해 7월까지 쉼 없이 꽃이 피고 지며 가늘고 길
쭉한 콩꼬투리 같은 열매를 맺습니다.

애기똥풀이라는 이름이 재미있어 생태수업을 가면 아이들과 가장 잘 친해지는 꽃인데
요. 줄기를 뜯으면 진노랑 즙이 흘러나옵니다. 약간 아릿하고 노릿한 냄새를 풍기며 맛
이 쓴 즙이 노랗게 흘러나오는 데요. 그 모습이 꼭 애기똥 같다 하여 애기똥풀이라는 이
름이 붙었습니다. 잔털을 달고 노랗게 피어 있는 꽃 모양도 흡사 아기의 손 같이 앙증스
럽고 예쁘기도 합니다. 꽃말이 뜻밖에도 '제비풀'인데요, 그리스 이야기에 제비가 이 풀
의 유액으로 어린 제비의 눈을 씻어 주면 시력을 강화시킨다 하는 말이 전해온답니다.

안도현 시인의 글 중에 '애기똥풀도 모르는 놈이 저기 간다'는 구절이 있는데, 이 꽃은
그만큼 우리 민초들과 가까이서 동고동락하는 풀이라는 뜻이겠지요. 애기똥풀도 모르며
사는 우리가 되지 않기를 바라는 마음 가져 봅니다.

벼룩나물

석죽과.
*Stellaria alsine var. undulata
Ohwi*
꽃 : 4~5월 열매 : 7월
키 : 15~25cm

● **효능** : 한방에서는 천봉초(天蓬草)라는 약명으로 불리며 풍치를 치료하는 치료제로 썼다. 말린 전초를 달여 먹기도 하고 푸른 전초를 즙을 내어 머금거나 마시면 좋다.

● **어떻게 쓰이는지** :

어린 순을 따서 덖어서 차를 만들어 먹는다. 또 꽃이 피기 전의 어린 잎은 나물로도 맛있지만 생으로 먹으면 더 맛이 있다. 상추나 깻잎처럼 된장에 쌈 싸먹으면 싱그럽고 향긋한 향을 즐길 수 있으며 초무침이나 샐러드를 해먹어도 부드럽고 아삭한 맛이 일품이다.

화단이나 텃밭 같은데 기르면서 잘라 먹고 나면 또 새 줄기 나기를 거듭하므로 여름이 올 때까지 꽃피지 않으면 뜯어 먹을 수 있어 좋다.

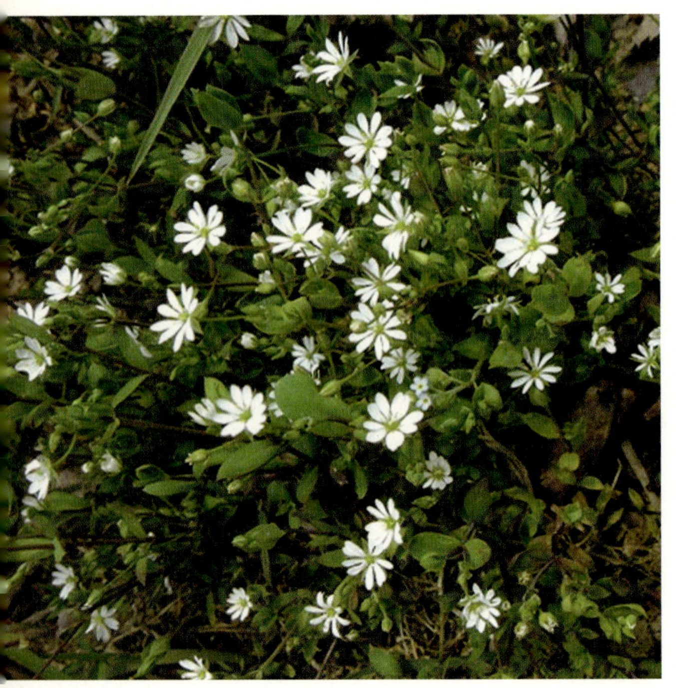

벼룩나물

더디게도 봄이 옵니다. 백화점 마네킹은 봄옷을 갈아 입은지 오랜데도 쇼핑객의 옷들은 아직도 겨울입니다. 한 낮에는 아지랑이 솟을 듯 훈풍이 불더니 땅거미 따라 찬바람이 몰려와 옷자락을 흔들어 댑니다.

예년에 비해 꽃소식이 많이 늦습니다. 개불알풀이나 광대나물 같은 꽃은 한창으로 피고도 남았을 시기인데 꽃봉오리 내밀다 멈춘 채로 애틋하게 훈기를 기다립니다. 들판의 논밭 모퉁이에 푸른 물이 들면 논가는 농부들의 모습도 하나 둘쯤 보일만 한데 아직도 적막합니다.

쟁기가 사라진 들판이지만 얼음이 녹고 땅심이 들뜨면 흙 내음이 올라옵니다. 이른 봄 들판에 앉아보면 온갖 생명의 기운들이 느껴집니다. 따뜻하고 나른한 기운 속에서도 물 비린내 싱그럽게 끼쳐오면 마음이 마구 들뜹니다. 밭 기슭을 헤쳐보면 환삼덩굴 새순이 무더기로 씨앗을 뚫고 있고 달래 뿌리는 제법 살이 올라 있습니다.

뭔가 많은 일을 벌여보고 싶은 의욕이 솟구칩니다. 그래서 봄이 되면 새까맣게 그을리며 밖으로 나돌기를 좋아합니다. 자연으로부터 받은 생명의 기운이 늘 지쳤던 나를 깨워주곤 했으니까요. 갈아엎은 빈 논바닥엔 저들끼리의 잔치가 한창입니다. 둑새풀 질긴 뿌리들 얽히고설키며 제일 앞서 바늘 같은 순을 내밉니다. 그 사이로 땅거미 몇 마리 살림을 차리고 있고 작은 구멍구멍들마다 살림의 사연들이 늘어가고 있겠지요.

벼룩나물 푸른 잎은 제법 줄기를 뻗어 무리를 짓고 있습니다. 야들야들한 잎을 따서 입에 넣어 보면 입맛이 돕니다. 석죽과의 두해살이풀인 이 벼룩나물은 이른 봄 갈아엎어 놓은 논이나 물가 등지의 습기가 많은 곳에서 잘 자라며 잎이 아주 작고 타원형인데 이 작은 잎 모습을 보고 '벼룩나물' 이라는 이름이 붙은 게 아닌가 생각합니다. 경상도에서는 나락나물이라고도 하는데 잎이 꼭 벼껍질 같이 생기기도 하였습니다. 줄기가 붉고 길게 뻗어나가 덩이를 이루면서 자라는데 그 속에서 개미나 거미 등의 곤충이 많이 산다고 붙은 이름인지 '개미바늘' 이라는 이름으로 불리기도 합니다.

4~5월이 되면 열 개의 꽃잎을 가진 작고 하얀 꽃을 피우는데 자세히 살펴보면 아주 예쁩니다. 꽃이 지고나면 연갈색 아주 작은 씨앗이 맺히는데 잘 받아 두었다가 화단이나 텃밭에 심으면 좋겠지요. 생명력 강해서 어디든 지천으로 널려 있는 들꽃들과 함께 먹거리 나누고 꽃피운 모습 즐기면서 함께 살아가는 삶이 자연인으로서의 이상적인 삶이 아닐까 생각합니다.

온갖 생명이 생의 에너지로 가득 찬 봄. 들판으로 나가 생명의 향연에 함께 참여하며 살아 있음의 아름다움을 즐겨 보는 것이 어떨까요? 제비꽃이 피어도 제비가 올 수 없는 환경이 되었지만 우리가 잊지 말아야할 게 있다면 우리 몸은 들풀과 새 한 마리처럼 자연 바로 그 자체라는 것입니다.

● **효능** : 이름처럼 뼈에 좋은 작용을 하며, 한방에서는 그 꽃을 금작화(金雀花)로 불렀으며, 관절통풍 · 골다공증 · 근육통 · 발열 · 해수 · 부녀 백대하 · 골담 · 골습 · 척수신경근염을 비롯해 현대병인 고혈압, 혈액순환에도 고루 작용하는 귀하디귀한 우리 약재이다. 특히 뿌리의 약효가 좋으며 가지와 뿌리는 술을 담궈서 반주로 마시면 그 약효를 더 깊이 누릴 수 있다고 한다.

● **어떻게 쓰이는지** :

꽃을 채취하여 차를 담그거나 화전에 이용한다. 꽃 비빔밥 재료로 써도 좋다. 꽃이 아름다워 관상수로 심어 기르기도 한다.

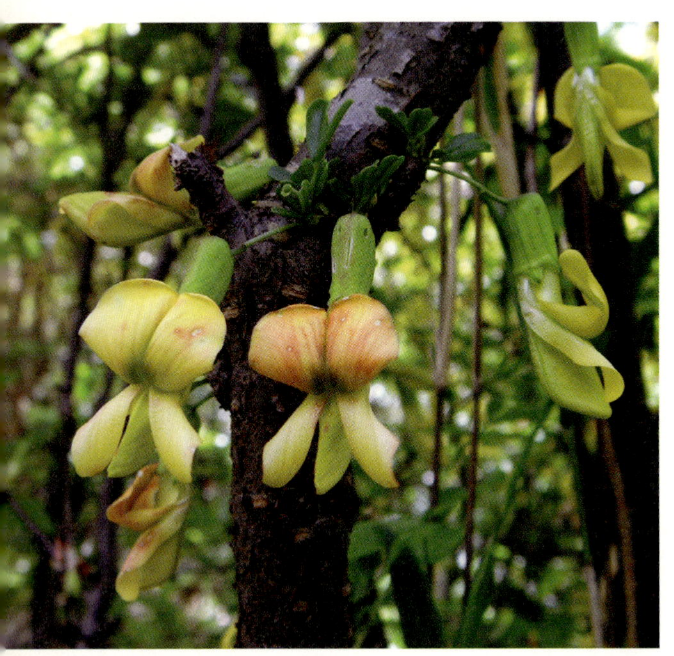

골담초

지난 주말에는 EECC회원 만남의 날을 맞아서 정병산에 약이 되는 야생초를 찾아 산행을 하고 돌아왔습니다. 작년 꼭 이맘때 갔던 길이라 두 해간의 생태 변화의 차이가 눈에 띄었는데요. 풀잎이 자라 한창 너풀거려야할 으름덩굴잎 이나 비목나무 잎은 이제 막 솟아나는데 이미 벚꽃은 지고 있는 등, 어수선한 기상의 변화가 식물들에게 드러나고 있었습니다.

많은 사람들의 관심이 생태로 향하고 기상이변의 소식은 곳곳에서 흉흉한데 물질적 풍요와 편리함에 젖어버린 사람들은 아직도 발전에만 욕심이 쏠립니다. 새 국도가 들어선다며 한창 공사 중인 용추 못 둑은 흔적도 없이 벌건 생살을 드러내고 찻길이 되어갑니다.

사계절 못 둑을 가득 메우던 비수리, 비자루국화, 광대싸리, 찔레넝쿨 들과 낮은 그늘아래 울어대던 쓰르라미 소리의 흔적이 불도저 굉음 아래 묻혔습니다. 용추계곡을 자주 찾던 저로서는 그 아이러니 앞에서 망연한 마음이 됩니다. 우리가 찾으려던 행복이 무서운 속도의 찻길에 있는 건지 계곡을 흐르는 물처럼 긴 세월의 지문 속에서 하늘과 땅의 이치를 따르는 삶에 있는 건지 가만히 되물어 보게 하는 자리였습니다.

우리 어린 날은 이맘때쯤 쑥소쿠리들고 산과들을 헤매다가 배가 고파지면 찔레나무 덩굴 아래 들어가 막 솟아 통통하게 살이 오른 찔레순을 실컷 따먹다가 새콤한 싱아 줄기로 옮겨가며 여러 가지 풋 맛을 즐겼습니다. 특히 골담초는 아카시꽃이 피기 전의 주로 민가 근처 밭가에나 마당가에 많이 심어두고 관상용·식용·약용으로 애용하던 우리 식물입니다.

그 꽃송이 맛이란 앞 두 가지 맛을 능가하는 오묘한 맛이었지요. 골담초 꽃이 맺고 왕벌들의 나들이가 한창때가 되면 가지가 휘어지게 피어나던 노란 골담초 꽃은 더할 나위 없는 간식이었습니다. 따먹어도 따먹어도 오월이 지날 때까지 쉼 없이 피어주던 골담초 꽃가지에는 우리 여섯 형제의 온갖 봄날 추억이 함께했답니다. 얼기설기 쌓아놓은 담장을 몇 번씩 무너뜨리며 따먹던 골담초가 올해도 피었다고 전갈이 오면 우리는 또 예전 할머니가 그러셨던 것처럼 쇠무릎 뿌리를 캐고 잎이 핀 골담초 가지와 접골목, 가시오가피, 엉겅퀴 뿌리를 넣고 푹 달인 물에 맛있는 약식혜를 담궈 먹으러 고향에 모이곤 합니다.

해마다 봄이 되면 연례행사처럼 약단술을 해주시던 할머니생각과 무너진 담을 소리 없이 쌓으시면서도 골담초 나무를 갖다 심으시던 할아버지가 눈물 나게 그리워집니다. 골담초는 잎이 제대로 핀 것을 써야 약효를 제대로 발휘 한다시며 잎이 붙은 나뭇가지를 쓰시곤 했습니다. 봄에 이렇게 약단술 한 단지 해 먹고 나면 신경통이나 관절염 없이 한 해를 거뜬히 나신다며 특이 여자들이 많이 먹어야 한다고 그 보리흉년에도 아낌없이 해서 나눠 주시던 별식이었습니다. 돌담가 노란 새의 부리 같은 골담초꽃 활짝 피면 어린 날의 추억 되새기며 골담초 꽃차도 담고 화전도 부쳐 먹으며 우리 몸에 이로운 생태살이 하러 떠나는 봄 여행 어떠실런지요.

효능 : 한방에서는 '전추라(剪秋羅)'라는 약명으로 불린다. 여름과 가을에 전초를 채취하여 말려 두었다가 달인 물로 해열·해독을 치료하고 두창을 다스렸다. 두창에는 생풀을 찧어서 환부에 바르면 좋다.

어떻게 쓰이는지 :

꽃이 크고 색이 붉어 화단용이나 분화로 많이 이용된다.

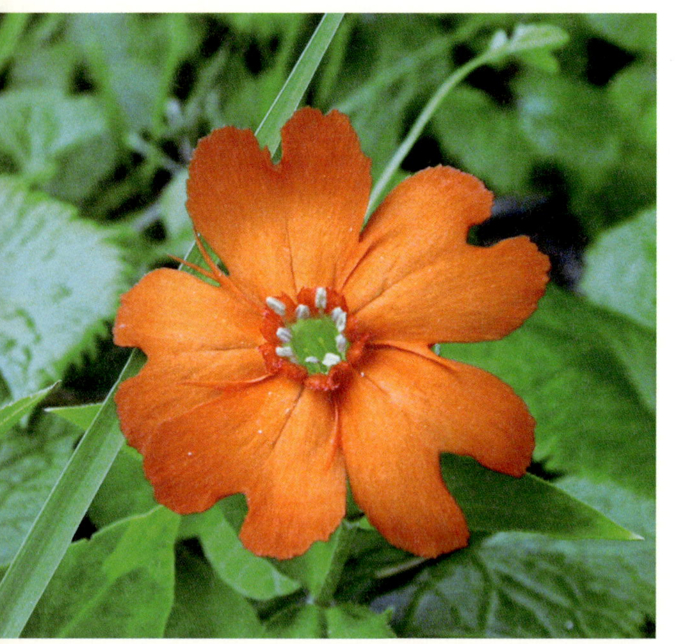

동자꽃

'눈이 펑펑 내리는 겨울 마을로 식량 구하러 간 주지스님 돌아올 줄 모르고 깊은 산속 암자에서 관세음보살 탱화 앞에서 기다리다 지친 아홉 살 길손이는 깊은 잠이 들었습니다.'

풍성하고 화려한 꽃등 사이로 자비 가득한 불자들의 축제가 지나갔습니다. 그 덕에 나들이 나온 사람들의 휴일 또한 한가롭고 행복한 가운데 산과 들은 몸살을 앓습니다. 어디를 가나 고요한 곳 없이 떠들썩한 들과 숲에서도 저마다 꽃들은 피어 만발합니다. 볕 잘 드는 곳에서는 벌써

원추리가 한두 송이 피고 있고, 비비추도 봉오리를 맺고 있습니다.

옛날에는 산 숲 깊은 곳에서나 볼 수 있는 꽃들이 요즘은 동네 화단에서도 자주 볼 수 있습니다. 붉은 연등이 하늘을 가득 덮은 산사 정원에 새빨간 동자꽃 두어 송이가 마주 보고 피었습니다. 모두 여름이 돼야 피는 꽃들인데 아열대성으로 변하는 기후 때문인지

계절을 앞서 피어났습니다. 원래 6~8월 사이에 피어나는 동자꽃이 부처님 오신 날 방긋 웃는 동자승의 미소처럼 피어 있는 모습이 더욱 매혹적이었습니다. 주로 강원도 북부 고산지대에서나 볼 수 있던 석죽과의 여러해살이풀인 동자꽃은 우리 지역에서는 지리산에서 간혹 만날 수 있었는데 요즘은 개량 재배되고 관상용으로 인기가 많아 비교적 쉽게 볼 수 있는 꽃이 되었습니다. 줄기 부근에 털복숭이처럼 잔털을 가득 달고 항아리처럼 볼록

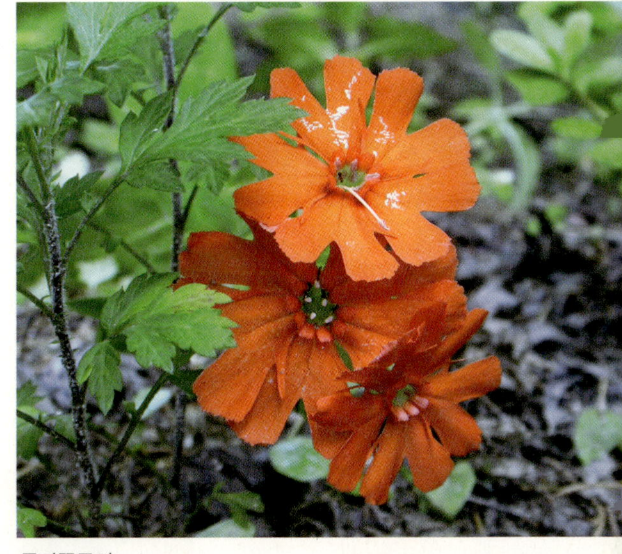

동자꽃무리

한 꽃 받침대 위에 마치 턱 괴고 하늘 보는 동자 스님의 해맑은 웃음처럼 빨간 꽃잎을 달고 피어납니다. 꽃의 특징에 따라 털이 많은 것은 털동자꽃, 꽃잎이 제비꼬리처럼 생긴 것은 제비동자꽃, 분홍색으로 피는 분홍동자꽃 등의 종류들이 있답니다.

동자꽃이라는 이름에서 짐작할 수 있듯이 이 꽃은 슬프고 아름다운 전설을 갖고 있답니다. 소설 '오세암'의 이야기가 바로 동자꽃의 전설인데요. 깊은 산속 암자에서 눈 속에 갇혀 마을로 식량 구하러 간 주지스님을 기다리다가 관세음보살 탱화 앞에서 추위와 굶주림에 죽어간 아홉살 길손이의 이야기가 우리 가슴을 많이 울렸죠. 전설 속에는 동승이 절 앞에 나와 기다리다가 죽어 그곳에 묻었더니 이듬해 여름에 동자꽃이 피어났다고 전해집니다. 전설은 슬픔 속에서도 아이의 마음이 부처의 마음에 이르렀다는 위안과 깨달음을 주기도 하는데요. 붉은 꽃송이 모양을 잘 살펴보면 정말 잔털 보송송한 어린 동자의 영혼이 느껴지는 듯합니다.

그래서 꽃말도 '동자의 눈물'이랍니다. 활짝 핀 동자꽃을 마주하고 있노라면 해맑은 동자승의 미소가 그려지는 듯해 애잔하고 청초하여 만지기조차 조심스럽답니다. 석가 탄신의 달에 이슬 머금고 피어 있는 동자꽃 한 송이에서 그 어린 영혼의 눈물에 가슴 열어 마음을 닦아볼 일입니다.

● **효능** : 한방과 민간에서는 진정·건위·강심·이뇨제로 어린 순과 뿌리를 쓴다.

● **어떻게 쓰이는지** :

뿌리가 쓴맛과 아린 맛을 내는데 함께 캐서 뿌리 부분을 잘근잘근 찧어서 쑥국처럼 깨 갈아 붓고 끓여 먹어도 좋고 그냥 나물 무쳐 먹어도 맛있다. 쓴맛 때문에 떡을 해먹는 경우는 드문데, 쓴맛이 싫은 사람들은 하루쯤 우려내고 먹으면 향은 덜하지만 비타민 보충이나 입맛을 돋우는 데는 그만이다.

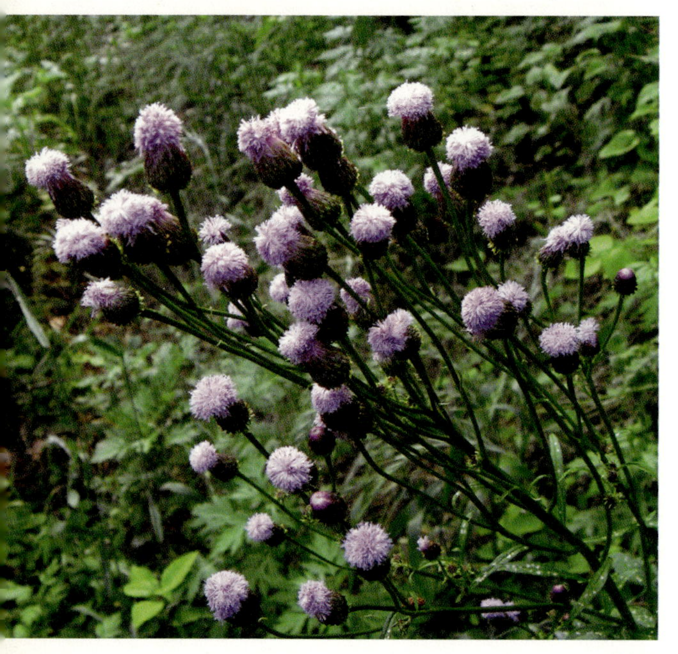

지칭개

이 꽃바람이 지나고 나면 맥없이 풀어질 겨울의 심술이 계절의 리듬을 더 생동감 있게 해주고 현을 탱탱하게 당겨 주는 듯합니다. 때늦게 내린 눈으로 양지쪽에서 꽃이 피다 말고 얼어 얼음꽃이 된 모습을 보면서도 아프지만은 않습니다. 자꾸 웃고 싶은 걸 참고 있는 봄처녀의 속셈 있는 눈짓 같기도 해서 나도 따라 웃어주었습니다.

지난주 빈 밭에서 캐온 벼룩이자리·광대나물·냉이·꽃다지 섞어 무친 나물향이 입 안 가득 번져 옵니다. 거실 뒤쪽 창으로 무학산을 바라봅니다. 이맘때쯤이면 산색이 어떻게 변하며 봄이 오는지를 느끼는 게 내 즐거움이니까요.

아직은 모두 갈빛입니다. 눈 그림으로 저만치 학봉 아래 양지쯤에서 아스라이 진달래 분홍물이 들기 시작하면 아래로 오리나무들이 꽃대를 내밀고 이어 연둣빛 싹들이 저

앙상한 갈빛 뼈대를 감싸겠지, 그러면 사월이 오고 온 산 화들짝 벚꽃이 피어날 거야. 상상 만으로도 행복한 나른함에 젖어 까치발을 하고 산기슭을 살펴봅니다. 양지쪽 어느 쯤에 쑥 캐는 할머니 나오시진 않았을까하고요. 저쯤에는 냉이가 많겠고, 저쯤에는 쑥이 많겠고, 저 산밭 밭둑쯤에는 씀바귀·민들레·지칭개 나물이 많겠구나. 딸아이 꾀어 한 번 데리고 나가야지 마음먹습니다. 겨우내 단조로운 음식에 지친 입맛을 봄 나물향으로 되살리는 데는 씀바귀류의 쓴맛이 최고입니다. 요즘은 암에 좋

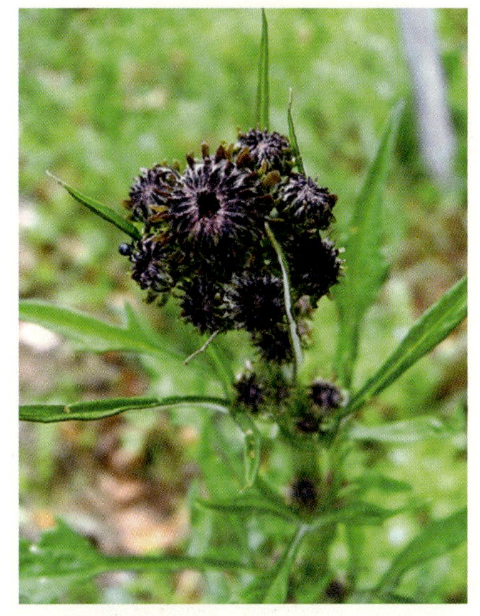

지칭개 꽃봉오리

다고 민들레나 씀바귀나물을 캐는 사람들이 부쩍 많은데요. 지칭개 나물을 캐는 사람들은 그리 흔치 않습니다. 아예 먹는 나물인 줄 모르는 사람들이 더 많습니다.

지칭개는 씀바귀와는 또 다른 독특한 맛을 냅니다. 국화과의 두해살이풀인 지칭개는 민들레나 냉이와 같이 월년초(越年草)로 이른 봄에 논둑이나 빈 밭에서 흔하게 자라는 풀꽃입니다. 여름이 되면 개망초나 쑥대처럼 지천으로 퍼져 핀다고 '지칭개'라는 이름이 붙었지 않았나 싶은데요. 4~5월이 되면 1m 이상으로 쑥쑥 자라서 초여름이 되면 분홍빛 꽃을 피우는데 꽃 모양은 엉겅퀴와 많이 닮아 있습니다. 엉겅퀴가 붉자주색인 데 비해 지칭개는 연분홍빛입니다.

민가 근처나 묵밭에 가득 피어났다가 꽃이 지면 민들레처럼 홀씨를 날려서 번식하는데 바람이 불면 새털구름처럼 털이 날려 다니는 걸 볼 수 있습니다. 어린 순이 납작하게 퍼져서 올라오면 잎 뒷면에 가득 나 있는 털 때문에 하얗고 포근한 모습을 보입니다. 잎을 따서 찢어보면 하얀 털이 실처럼 늘어나는데요. 뿌리를 뽑아보면 붉은 빛을 띱니다.

옛날에는 나물 캐기로 봄맞이를 했었는데 그 기분도 즐길 겸, 자연에 대한 감수성을 잃어가는 아이들과 함께 들판으로 나가 봄나물을 캐서 대보름날 귀밝이술과 함께 그 의미를 즐겨보면 어떨까요?

점나도나물

석죽과.
*Cerastium holosteoides var.
hallaisanense*
꽃 : 4~7월   열매 : 10월
키 : 15~25cm

● **효능** : 단백질과 칼슘, 여러 비타민 등을 함유하고 있어, 각종 성인병을 예방하고 피를 맑게 한다. 또한 위장 기능을 강화하며 해독 소염의 효능이 있다.

● **어떻게 쓰이는지** :

무던하고 순박한 모습과 향은 없어도 혀끝에 감기는 맛이 깊은 봄나물이다. 데쳐서 무쳐 먹기도 하고 국을 끓여 먹기도 한다. 살짝 데쳐서 샐러드를 해먹어도 좋다. 아주 이른 봄이 지나면 이내 다른 귀한 나물들이 많이 나므로 주로 정월대보름 전후로 많이 채취해서 먹는다.

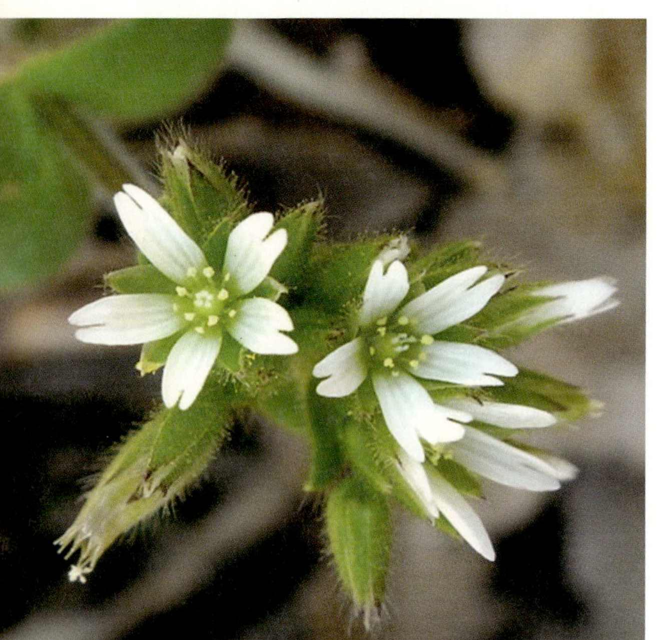

점나도나물

입춘 추위가 꽤 쌀쌀합니다. 따뜻한 낮 기온에 겉옷 얇게 바꿨다가 감기 걸린 사람 많겠는데요. 할머니 산소가에 꽃잎 벌리던 매화가 걱정됩니다. 올 겨울은 예년에 비해 추운 날이 많았음에도 양지쪽 언덕 곳곳마다 쑥순이 올랐고 산수유·생강나무는 손끝으로 툭 치기만 해도 꽃잎을 활짝 벌릴 듯 한껏 봉오리 부풀었습니다. 물가의 냉이는 파랗게 자라 너풀대고 빈 밭의 봄나물들은 단물이 올랐습니다.

완연한 봄을 느끼느라 더 설레고 들떴었는데요. 온 형제자매들이 모여 모이면 자주 하던 등산을 하기로 했습니다. 뒷산을 돌아 산밭을 지나는 길에 우리는 모두 나물을 캐는 아낙이 되어버렸지요. 빈 밭 가득 파랗게 자라 있는 봄나물들에 혼이 빠져 빈손으로 냉이를 캐고 광대나물을 뜯었습니다.

벼룩아재비는 정월대보름 봄나물로 가장 맛있는 나물인데 온 밭을 메울 정도로 많이 자라 있습니다. 냉이는 얼었다 녹기를 계속한 덕분에 아직 갈빛을 띠고 새하얀 뿌리엔 살이 토실하게 올랐습니다. 성급하게 뿌리를 털어서 생으로 먹는 남편들을 불러 앉혀 놓고 봄나물 설명에 열심인 동생들에게 나물들의 이름 하나하나를 다시 되새겨 익혀 주었습니다. 꽃다지 · 꽃마리 · 별꽃 · 벼룩나물 · 민들레 · 점나도나물들의 맛과 효용을 들려주며 서로 다르게 알고 있는 이름 때문에 옥신각신 왁자한 산밭은 봄 이야기가 무르익어 어디선가 종달새라도 튀어 오를 것 같았습니다.

점나도나물의 딴이름인 '콩나물'을 놓고 어릴 때 우리가 부르던 이 이름이 더 좋으니 도감 따라 부르지 말자느니 의견이 분분했습니다. 콩나물로 익히 불리던 석죽과의 2년생 초본 '점나도나물'은 풀잎이 꼭 콩나물처럼 생겼다고 해서 붙은 이름입니다. 또 잎이 쥐의 귀를 닮았다고 '이채(耳採)'라고도 부릅니다. 점나도나물의 점은 '점액질의 점'이라고 합니다. 꽃받침 근처를 만져보면 잔털과 함께 약간 끈끈함이 만져집니다. 줄기에서 나는 액은 점액질을 가지지 않았거든요. 월년초(越年草)라서 겨울을 나고 이른 봄눈이 녹기 전에도 볼 수 있는 풀이어서 봄나물로 많이 쓰였을 것입니다. 전국 산야의 밭둑이나 길가에서 흔히 자라는 풀꽃으로 붉은 빛의 줄기와 잎에는 잔털이 많아서 보송보송하고 앙증맞습니다. 4~5월이 되면 다섯 개의 작고 하얀 잎을 가진 꽃을 피우는데 모여 피어 있는 모습이 별꽃과 흡사합니다. 겨울을 날 때는 줄기와 잎이 갈색으로 있다가 봄이 되면 초록색으로 변하면서 줄기를 길게 뻗으며 몽글몽글 넓적한 덩이를 이룹니다. 푸른 논둑에서 작고 하얀 꽃이 가득 피어나면 청순하고 예쁩니다.

겨울 밭둑에 서리를 안고 묵묵히 겨울을 나고 있는 점나도나물의 모습을 보면 마치 순순하고 무던한 시골소녀처럼 생겼는데요. 꽃이 피면 그 소박한 아름다움이 더 빛을 냅니다. '순진'이라는 꽃말이 붙은 걸 보면서 논길 가에 말없이 피는 한포기 봄풀로 흙냄새 가득 풍기며 늙어가고 싶다는 생각에 젖어봅니다. 늙음은 꽃일 수 없는가? 라는 화두가 뇌리를 칩니다. 파안대소하는 아낙의 웃음은 순박한 들꽃의 활짝 핀 모습일 수 있다고 우겨 봅니다.

🍃 **효능** : 약명은 '세신'이라 하는데, 한약방에서도 값을 많이 쳐주는 약재여서 약초꾼들에게 유난히도 인기가 좋다.
진해 · 진통 · 이뇨 · 감기 · 두통 등 여러 증상에 좋은 효과를 낸다고 알려져 있으며, 휘발 성분이 있어 통풍 치료에도 효과가 좋다.

🍃 **어떻게 쓰이는지** :
순은 유독성이라 나물 캐는 사람들도 비켜가서 먹지 않았으며, 옛날 어른들은 뿌리를 캐 말려서 담배를 끊을 때 꼭꼭 씹으면 은단처럼 강한 향 때문에 효과가 있어 자주 이용하였다.

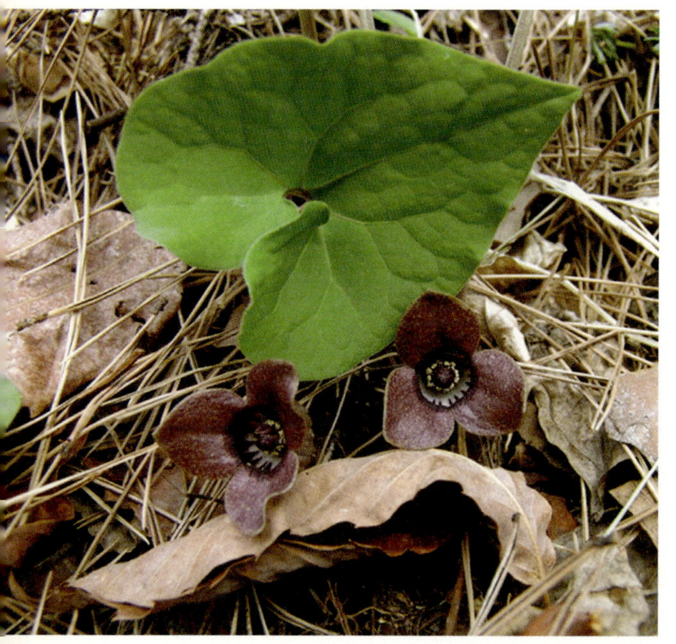

족두리풀

아직도 날씨의 변덕은 계속되고 있는데 다행히 가뭄은 없어서 새싹 오르기는 수월했나 봅니다. 벌써 쑥이 웃자라서 너풀너풀해졌습니다. 쑥버무리를 해서 봄맛을 느껴보니 온몸에 쑥 향이 퍼지며 포근함을 느낍니다. 이번 주는 날을 잡아 연화산 밤밭 고개 넘어 옥천사에 다녀왔습니다. 지난해보다 보름 이상은 늦게 오는 봄을 마산 YMCA 생태학교 풀꽃탐사 사전 답사 명분으로 찾아 나선거지요. 들판에는 냉이랑 광대나물이 무리무리 꽃을 피웠고 빈 논은 푸릇푸릇 생명들의 힘찬 돋움질이 한창인데 산은 아직 겨울이었습니다. 간간이 생강나무 노란 꽃이 피었으나 오리나무 새잎은 아직 피우지 못했습니다.

배둔을 지나 연화산 모퉁이를 돌아 밤밭 근처에 내렸는데 멀리서 볼 때는 낙엽 아래 숨어 안보이던 얼레지·현호색이 가득 솟아 수천송이 꽃대를 함성처럼 밀어 올리고 있었습니다. 지난해 같으면 만개했을 시기인데 지금은 꽃송이를 맺고 있었습니다.

밤밭 고개는 얼레지 군락으로 유명한 곳입니다. 이 꽃이 다 피면 산 하나가 온통 보라색 꽃무리로 수를 놓는 장관을 이룬답니다. 옥천사 서어나무 숲 속에서도 파릇파릇 얼레지·노루발·숲개별꽃……, 낙엽 더미를 뚫고 솟는 생명 생명들의 환희로 가득 찼습니다. 벚꽃도 아직 피지 않은 봄이지만 산속 소나무 숲 어디쯤엔가는 족두리풀 새순이 오르고 있으리라 싶어 돌아오는 길도 잊고 산으로 내닫고 싶은 심정이었습니다. 이 때쯤이면 망태와 곡괭이를 꾸려 족두리풀을 캐러 가시던 할아버지 생각이 났기 때문입니다. 순이 막 오를 때 한창 물오른 뿌리들을 캐면 약효가 제일 좋기 때문이지요.

높은 산 숲 음지에서 자라는 쥐방울 덩굴과의 여러해살이풀인 족두리풀은 세신(細辛)이라는 약명으로 더 잘 알려져 있습니다. 뿌리가 가늘고 길며 맛이 맵고 강한 향이 난다 하여 붙은 이름이랍니다. 4~5월이면 검은빛이 약간 도는 진자주색 꽃이 피는데 그 모양이 꼭 신부가 시집갈 때 쓰던 족두리 모양과 비슷하다 하여 '족두리풀'이라는 이름이 붙었는데요. 음지 숲에서 자라기 때문에 나비와 벌이 찾을 수 없어 개미나 땅위 곤충들이 수정을 한답니다. 그래서 꽃도 땅 가까이 풀잎과 줄기 아래 뿌리 부근에서 낮게 피웁니다. 꽃을 보려면 잎을 들춰서 봐야 하는데 꽃 모양도 화려하거나 예쁘지 않고 꽃잎이 두꺼워 마치 도자기로 만든 족두리처럼 두툼합니다.

할아버지 따라 약초를 캐러 다니던 어린 날 산속에서 이 족두리풀 한포기 만나면 산삼이라도 본 양 호들갑을 떨며 캐먹으며 그 싸아한 향을 즐기곤 했습니다. 어른이 돼서 산에 오르다 세신 만나면 뿌리 몇 개 잘라서 사람들에게 먹여주면 독약 먹은 듯 불안해하곤 했지요. 족두리풀이 유난히도 많았던 황매산을 두고 할아버지는 늘 영산(靈山)이라 했습니다. 저 산이 죽을 사람 여럿 살렸다는 말씀과 함께 명약을 캤던 무용담을 들려주시곤 했지요. 이렇게 사월이 되면 할아버지 다시 살아 온 듯 족두리풀이 반갑습니다. 그래서 '환생'이라는 꽃말이 내게는 더 큰 의미로 다가온답니다.

🌿 **효능** : 돌 틈에서 잘 피고 뿌리 맛이 쓸개처럼 쓰다하여 한방에서는 '석용담(石龍膽)'이라 하며 건위 · 강심 · 종기 · 경풍 등에 약재로 쓰는데, 약효도 용담과 비슷하다.

🌿 **어떻게 쓰이는지** :

용담류의 꽃은 빼어나게 아름다워서 관상용으로 많이 쓰는데 우리나라에는 약 열여섯 종이 자란다. 어린 순은 먹기도 한다.

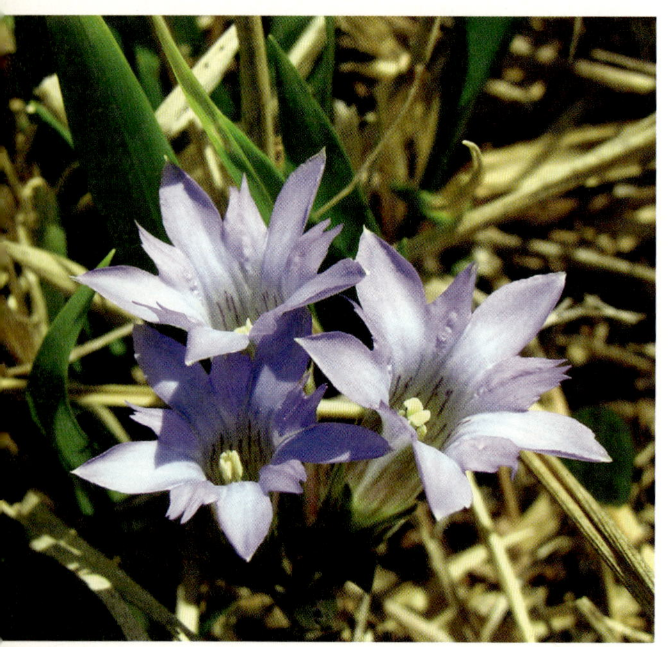

큰구슬봉이

입학한 아이들이 신학기에 적응하느라 힘겨워하는 한숨 소리가 여기저기서 들리더니 급기야 몸살이 나고 재채기 소리 요란합니다. 올해의 봄은 감기 바이러스처럼 간질간질 "에~취" 하듯 꽃샘추위가 늦게까지 기승을 부립니다.

아침 햇살 보고 얇은 옷 입고 나섰다가 하루 종일 떨게 한 심술궂은 바람은 피어나는 꽃들에게도 큰 시련이었을 겁니다. 펄펄 대는 바람만큼이나 심란한 세상은 독도 문제로 연일 들썩이더니 대통령의 대일 선언으로 부산스럽습니다. 우려하는 일들이 추위 끝에 피는 꽃처럼 성숙하고 나은 결과를 맺을 수 있기를 기대해봅니다. 그러나 벌금 70만원을 내지 못해 고민하다가 꽃 같은 자식을 두고 생을 접을 수밖에 없었던 어느 청각 장애우의 죽음은 한겨울 한파보다도 아리고 춥습니다. 수백억원씩 공적 자금을 떼어먹고도 해외에 호화별장 지어놓고 잘도 피해 다니는 모기업주나, 수억원 세금을 떼어먹고도 유유자적하며 돈이 없어 못냈다고 큰소리치

는 그 부자들의 철심장 앞에 꽃잎처럼 떨
어져간 목숨 하나가 서럽고 서럽습니다.
하루 햇살에 피었다가 하루 바람에 꽃잎
이 얼어버리는 풍파를 겪으면서도 천지
사방에서 꿋꿋이 피어나는 꽃처럼 그래
도 살아야 한다고 붙들어야 했습니다. 적
어도 벌금 낼 돈을 구하는 그 손을 어디
에서건 따뜻하게 잡아 줄 수 있어야 했습
니다.

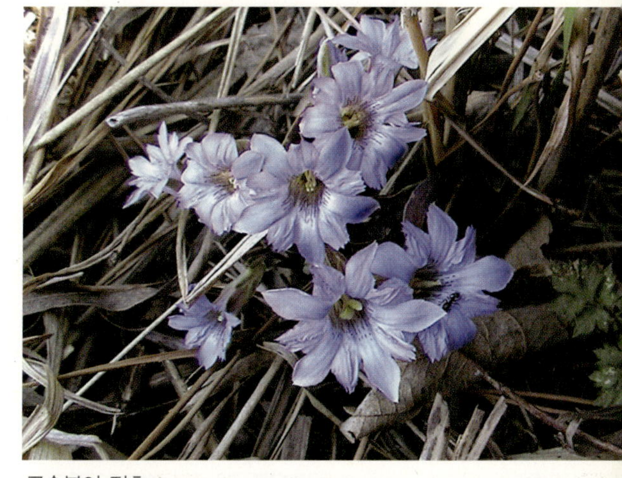

구슬봉이 전초

앞을 가누기 힘든 바람을 맞으며 오르는
산길에서 구슬봉이 몇 송이 해맑게 피어 아직은 갈 빛인 숲을 연보랏빛 꽃등으로 밝히고
있었습니다. 여기저기 지켜내야 할 생명이 천지에 널려 물이 오르고 있었습니다. 장유
계곡 돌 틈 낙엽 밑에는 도롱뇽이 벌써 알을 낳았습니다. 설마 밤새 얼음 어는 일이 생
기지는 않겠지요. 약한 생명들이 모두 조마조마합니다. 계곡을 지나 절로 오르는 길섶
에 나직나직 피어서 발길을 붙드는 구슬봉이 꽃무리를 보고 주저앉아 쉬었습니다.
용담과의 두해살이풀인 구슬봉이는 작은 초롱을 여러 개 묶어 놓은 듯이 모여서 핍니
다. 무심코 보는 사람들은 봄에도 용담이 피나? 할 정도로 꽃 모양이 용담과 닮아 있습
니다. 용담에 견주면 키와 크기가 작고 꽃피는 시기가 가을이 아니라 봄이며, 용담은 높
은 산에서 피는 반면 구슬봉이는 야산에 많이 피며 보라색 꽃빛이 구슬봉이가 옅다는 것
으로 구분을 해보면 다른 점이 많기도 하지요.
그러고 보면 이른 봄에 피는 봄구슬봉이서부터 찬 서리가 내리는 늦가을에 피는 용담까
지 쉼 없이 피고 지는 산 숲의 요정 같은 꽃이지요. 종 모양의 작은 꽃송이를 보며 봄의
정취를 느꼈을 누군가가 '재롱둥이'라는 예쁜 꽃말을 붙였나봅니다. 심술궂은 바람이
눈물을 빼 놓는데도 구슬봉이 꽃 몇 송이 환하게 피어 있어 시름을 잊고 앉아 있었습니
다. 손자 재롱 보면서 시름을 달래는 세파에 지친 할머니처럼요.

양귀비

양귀비과.
Papaver somniferum
꽃 : 5～6월 열매 : 6～8월
키 : 50～150cm

● **효능** : 한방이나 민간에서 진통 · 진경 · 위장병 · 마취 · 진해 · 뇌염 같은 수많은 질병에 좋은 약재로 썼다고 전해진다. 유독성 마약이라는 위험성 때문에 민간에서는 구하기 힘든 약재이다.

● **어떻게 쓰이는지** :
열매가 덜 익었을 때 유액을 뽑아 건조하여 아편을 추출하고, 씨는 기름으로 식용한다. 꽃이 아름다워 원예용으로 이용되기도 하며, 전초는 달여서 장염 설사에 먹기도 한다.

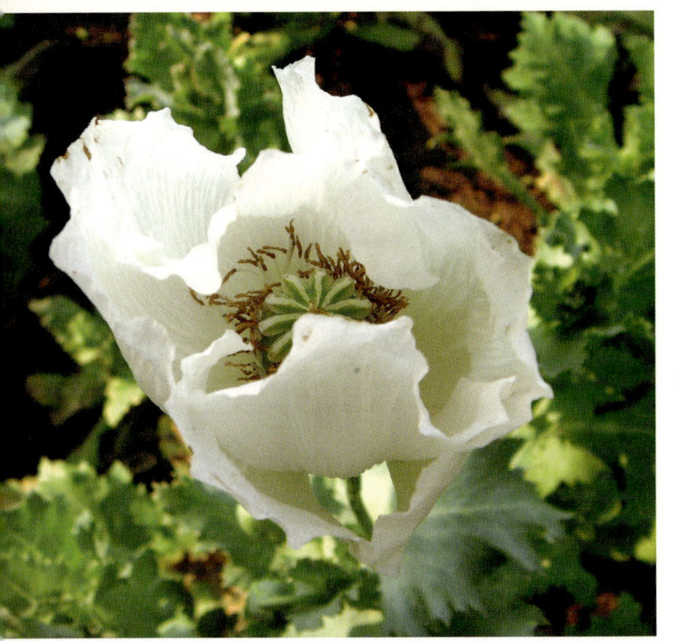

양귀비

마음엔 봄이 무르익는데 날씨가 계속 추우니까 이젠 화가 납니다. 화창한 날씨 기다리다 지쳐 바람 잔잔한 하루 잡아 친구랑 쑥을 캐러 나갔습니다. 양지쪽 언덕엔 쑥순이 먹기 좋을 만큼 자라 있고 냉이는 벌써 꽃대를 올리고 하얀 꽃잎을 벌리고 있었습니다. 이 변덕스런 날씨에 언제 꽃을 피웠던지 개불알풀은 씨앗을 달고 있었고요. 남향으로 앉은 마을 어귀엔 매화꽃도 무리무리 피고 있었습니다. 예년 같으면 진달래도 피었음 직하지만 숲은 아직 겨울입니다.

쑥과 냉이를 한 소쿠리씩 캐어다가 국 끓이고 나물 무쳐서 한 때에 다 먹어치우는 나를 보던 남편은 내가 너무 맛있게 먹어 대서 차마 양껏 먹을 수가 없었다나요. 맘껏 느끼고 싶은 봄을 꽃샘바람 때문에 자꾸 웅크리다보니 봄에 허기졌었나 봅니다.

언덕배기 밀밭이 한층 푸르렀고 종달새 한 마리쯤 날아오를 듯도 한 산길을 누비며 쌀쌀

한 봄을 맘껏 즐겼습니다. 볕 잘 드는 밭엔 부지런한 농부가 벌써 씨앗을 뿌린 곳에 환삼덩굴 싹이 먼저 올라와 나풀거리고 있었는데요. 가파른 밭둑 밑 구석진 손바닥만한 땅뙈기 밭에 맛있게 자란 파들을 보면서 산골짝 구석 밭에 할아버지가 가꾸시던 양귀비가 떠오릅니다. 할아버지는 그 밭에 가실 때 꼭 혼자 가셨는데 궁금한 게 많았던 저는 자주 뒤 따라 가곤 했습니다. 그럴 때면 저더러 절대로 이곳에 꽃이 피는 이야기를 낯선 사람들한테 하면 안 된다고 다짐을 받으셨습니다. 너무 귀한 약이기 때문에 알리면 안 된다는 이유였습니다.

그 후부터 나는 그 꽃이 필 때마다 숨을 죽여 감상했는데요. 5~6월에 꽃이 하얗게 피면 나는 그 신비스러움에 숨 막히고 비밀 속에 바라보려니 경외감이 들기도 하여 하강선녀를 바라보듯 취하곤 했습니다. 그 꽃이 양귀비꽃이라는 사실을 크고 난 후에 알았지만 그 꽃에 대한 그 감동과 경이는 잊히지 않았습니다. 할아버지는 '애편꽃'이라 부르시며 7~8월에 꽃이 지고 난 후의 꼬투리에 철사로 흠을 내면 하얀 즙이 가득 나오고 시간이 지나면 까맣게 굳은 진을 모아서 한지에 고이 싸두시는 걸 보곤 했습니다.

씨앗이 여물고 나면 줄기를 모두 채취해 엮어 말려두고 그건 그것대로 약으로 쓰셨습니다. 동네의 돼지나 소가 설사가 나 멈추지 않거나 가축들이 아프면 약으로 쓰곤 했는데 증세가 약하면 줄기를 삶아 먹이고 심하면 까만 고약 같은 진을 아주 조금 떼어서 물에 갈아 먹이면 신기한 듯 낫곤 했습니다. 그래서 동네 사람들은 가축병이 나면 할아버지를 자주 찾곤 했지만 사람에게 쓰는 것은 거의 보지 못했는데요. 할아버지는 장염이나 설사가 심해서 도저히 의학으로는 막을 수 없을 때 쓰면 효과가 좋다고만 말씀하셨습니다. 위험한 마약으로 분류되어 재배를 하면 법에 걸린다는 사실을 안 것도 할아버지 돌아가시고 난 이후였지만, 할아버지와 공유했던 그 비밀의 추억은 더욱 소중합니다.

초여름에 새색시가 하얀 소복을 입은 것처럼 황홀한 모습으로 피었다가 가을을 지내면서 볼록한 종 모양의 꼬투리 안에 아주 작은 씨앗이 가득 익습니다. 중국의 미인 양귀비가 아무리 예뻤다고 해도 하얀 양귀비꽃이 활짝 피어 있을 때의 신비하고 아름다운 모습에 비할 수 없을 것 같은데요. 양귀비의 빼어난 모습을 주변에 두고 쉽게 즐길 수 없음이 아쉽습니다.

● **효능** : 뿌리 말린 것을 '하청화근'이라 하며, 거풍습·서근·활락·지통·지혈에 효능이 있으며 류머티스성 관절염이나 타박상에도 뿌리를 달여서 복용하면 효험을 볼 수 있다고 한다. 또 민간에서는 말린 전초를 달여서 진통제로 쓴다.

● **어떻게 쓰이는지** :

꽃이 매우 크고 색깔이 아름다워서 관상용으로도 인기가 좋다. 꽃이름에 '나물'이라는 말이 들어 있어 당연히 먹을 수 있다고 생각하기 쉬운데 동의나물이 유독성인 것처럼 피나물도 유독성이므로 먹으면 안된다. 어린 순을 먹으려면 데쳐서 독성을 푹 우려내야 하니 조심해야 한다.

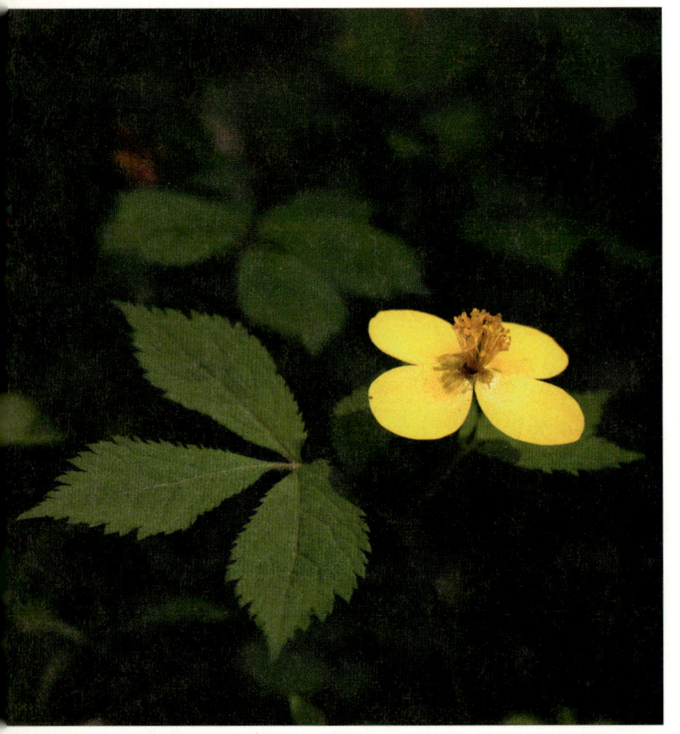

피나물

몇 해 전 의령 한우산에 야생화를 탐사하러 간 적이 있습니다. 산이 관광지가 되면서 중턱을 뚫는 도로 공사가 한창이었는데요, 울퉁불퉁 엉망인 흙길을 차로 타다가 걷기를 계속하며 갔습니다. 길가 잘려나간 숲의 흔적들이 아프기도 했지만 그 때문에 생겨난 양지에는 새로운 종류의 야생화들이 빼곡이 피어나고 있어서 그나마 위로가 됐지요. 온갖 산나물도 길가에 널려 있었고 아래위로 조금만 더 들어가면 짙은 숲이 펼쳐져 풀꽃을 탐사하기에는 오히려 좋은 조건이 되기도 했습니다.

벽계저수지를 지나 중턱을 향해 오르는
길, 바위에 걸터앉아 쉬면서 무심코 건너
편 깎아지른 언덕을 보는데 위에 빛깔이
노란 물체가 나비떼처럼 흔들리는 게 보
였습니다. 나는 반사적으로 튀어 일어나
돌과 흙무더기가 흘러내리는 가파른 언
덕을 차고 올랐습니다. 미끄러져 내리기
를 여러 번 거듭하며 무릎을 깨고 손을
다치면서 나무뿌리 잡고 오른 그 숲에는
노오란 피나물 꽃이 가득 피어 봄 잔치가
한창이었습니다. 촬영진과 유격 훈련하

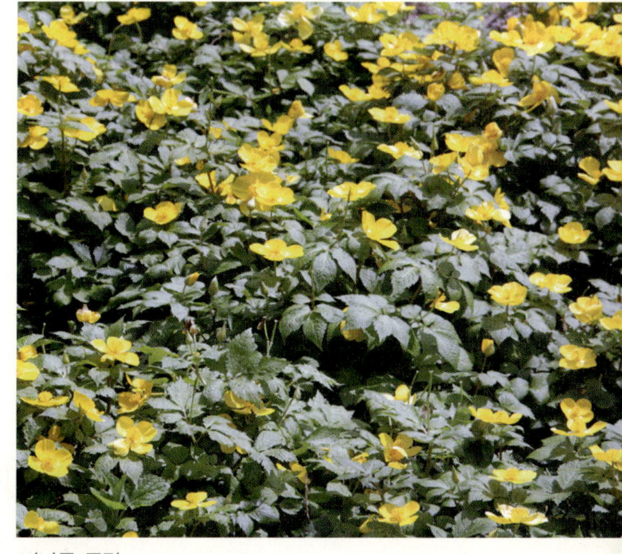

피나물 군락

듯 아슬아슬 감상했던 그 순간의 환희를 아직도 잊을 수가 없는데요. 덕분에 육군 대위
라는 별명까지 얻었답니다.

'봄매미꽃', '노랑매미꽃' 이라고도 하는 이 피나물은 양귀비과의 여러해살이풀로 중·
북부 지역 높고 습기 많은 산 음지에서 자라는데요. 줄기를 자르면 빨간 액이 흘러 나와
꽃이 꼭 피를 흘리는 것 같다 하여 '피나물' 이라는 이름이 붙었답니다.

추운 지역일수록 꽃색깔이 짙다는데 찬비가 내려 찰비산으로도 이르는 한우산의 피나물
꽃도 짙디짙은 노랑빛깔이었습니다. 그 후 몇 년 동안 그 장소에 갔지만 슬프게도 군락
은 사라지고 없었습니다. 환경조건이 바뀌어버려서 그렇겠지요. 그래서 더 귀한 추억이
되었는데요. 피나물 꽃이 피는 4~5월만 되면 나는 그 추억으로 행복해질 것 같습니다.

이 꽃이 군락을 이루고 가득 피어 바람에 흔들리면 마치 노랑나비가 무리 지어 군무를
추는 듯이 아름답습니다. 처음 나비 떼로 착각했 듯이 꽃말이 '봄나비' 랍니다. 깊은 숲
곳곳에서 피나물들이 무리지어 피어나는 산이 많아지기를 기도하는 마음으로 그 때의
그 숲을 그리워합니다.

무지개 피는 언덕의
기쁜 소식

붓꽃

붓꽃과.
Iris sanguinea
꽃 : 5~6월 열매 : 8~9월
키 : 30~60cm

● **효능** : 붓꽃은 한방과 민간에서 '계손(溪蓀)'이란 이름으로 좋은 약재로 사용된다. 뿌리와 줄기를 조제하여 인후염·주독·폐렴 등에 다른 약재와 섞어 처방해 쓴다.

● **어떻게 쓰이는지** :
요즘은 관상용으로도 인기가 있다.

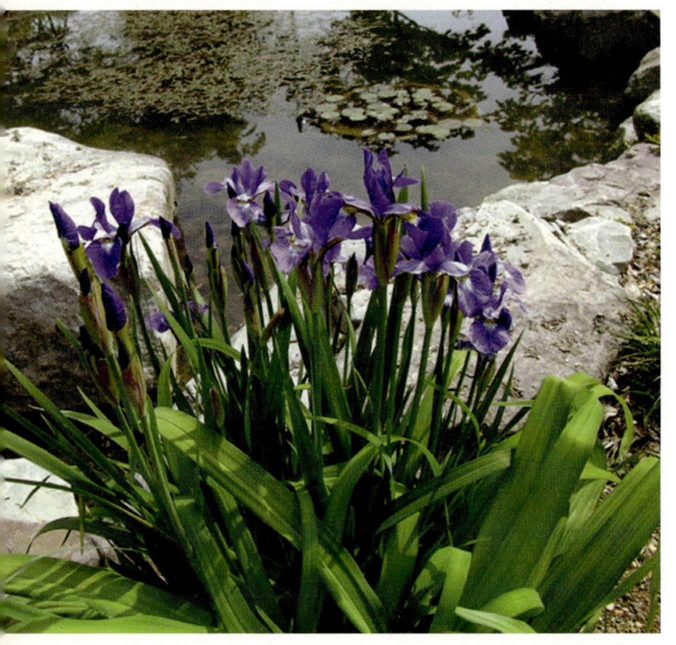

붓꽃

비 온 후의 신록이 보석처럼 아름답습니다. 평소 삭막했던 도심도 은행나무 가로수 한 그루의 생기로 온통 푸른 세상을 만들어버리는 오월의 마력에 감탄이 나오는데요. 이런 계절에는 오감을 열고 산야로 나가 생기를 한껏 마시며 충전하는 시간을 가지자고 등 떠밀고 싶습니다. 악마에게 오월과 시월을 나머지 열 달과 바꾸자고 했다는 영국의 속담처럼 악마와 거래를 하고 싶은 나날들입니다.

오월이 되면 천지사방에 꽃이 만발하는데 유독히 보라색 꽃이 눈길을 잡습니다. 산지 초록숲에 그 보색인 보라색 꽃은 우리 눈에 그렇듯이 벌 나비들의 눈에도 잘 띄일 테니까요. 그래서 꿀풀, 개불알풀, 도라지 등 유난히 보라색 꽃이 많습니다. 보라는 빨강이나 노랑처럼 화려하지도 않으면서 고요한 가운데 신비로운 미소를 머금은 여인처럼 사람을 끄는 매력이 있지요.

그 매력에 빠져 나는 보라색에 열광합니다. 스스로 생각해도 이유를 모를 만큼 보라색만 보면 홀리곤 해서 아이들은 보라색 장신구나 필기구 등을 보면 사다주곤 합니다. 그 이유가 스스로도 궁금했었는데, 초록 숲에 핀 보라색 꽃들을 보면 그 아름다움에 매혹되어 일어설 수가 없는 자신을 발견하며 찾았답니다. 이 보랏빛 아름다움의 극치를 보여주는 초여름

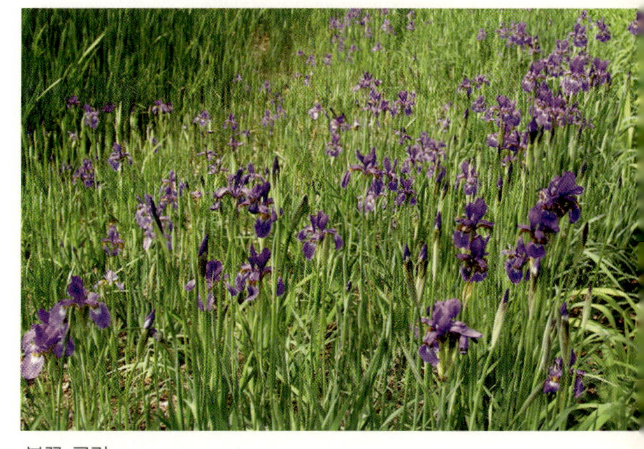

붓꽃 군락

의 매혹인 붓꽃을 감상해보시면 이 보라홀릭 현상을 이해하실 것입니다. 깊은 숲 호젓한 연못가에 제 그림자 드리며 피어 있는 붓꽃을 본 사람이라면 누구든 빠져들지 않을 수 없을 텐데요.

이 붓꽃은 산야나 계곡 등지 습지에서 자라는 여러해살이풀이랍니다. 난초 모양 잎을 가지고 5~6월이면 진보랏빛 꽃을 피우는데요. 꽃술 쪽으로 들어갈수록 꽃잎의 색깔이 노란빛으로 변하며 고동색 줄이나 호랑무늬처럼 점이 찍혀 있기도 하답니다. 그것은 벌나비를 유인하는 활주로 역할을 한답니다.

프랑스의 나라꽃이기도 한 이 꽃은 유난히도 전설이 많은데요. 우리 전설에는 함께 문필 공부를 하던 두 선비가 서로 시샘해 한 선비를 죽게 하는 바람에 그 무덤에서 피어난 꽃이라는 이야기가 있습니다. '붓꽃'이라는 이름이 붙게 된 유래인데요. 꽃봉오리가 피어날 때의 모양이 꼭 붓과 같다 해서 붙기도 했고, 꽃 핀 모습이 흰 화선지가 꼭 먹을 머금은 모양과 같다고 붙은 이름이라는데 멋과 풍류의 상징이지요. 또 그리스 신화에서 주노의 시녀 아이리스가 주피터의 구애를 어쩌지 못해 무지개로 변해 주노와 신의를 지켰다는 전설이 있기도 합니다. 여기서 '아이리스'라 이름지었는데요. 아이리스는 무지개란 뜻으로 '기쁜 소식'이랍니다. 꽃말 '기쁜 소식'은 아이리스의 전설을 담고 있어 더욱 아름답지요. 사방에 피어난 붓꽃 한 송이를 감상하며 그 속에 담긴 수많은 사연 음미하며 더욱 행복한 오월 보내시기 바랍니다.

● **효능** : 한방과 민간에서 '영란(鈴蘭)'이라 칭하며 약초로 썼다. 온양(溫陽)·이뇨·활혈·거풍에 쓰고, 심장쇠약·부종·노상(勞傷)·백대하·타박상·단독을 치료하는데 쓴다. 꽃이 막 필 때 풀을 통째로 뽑아 말려서 다른 약재와 처방하여 쓰는데 강심제나 이뇨제로도 애용된다. 또 에탄올 추출물은 안정작용과 불면증에 좋은 효능을 보인다.

● **어떻게 쓰이는지** :

향이 좋고 꽃이 아름다워서 관상용으로 인기가 많다. 외국에서는 은방울의 향을 채취해 향수 만드는 데 사용했는데, 유명한 사넬 향수의 재료라고 한다.

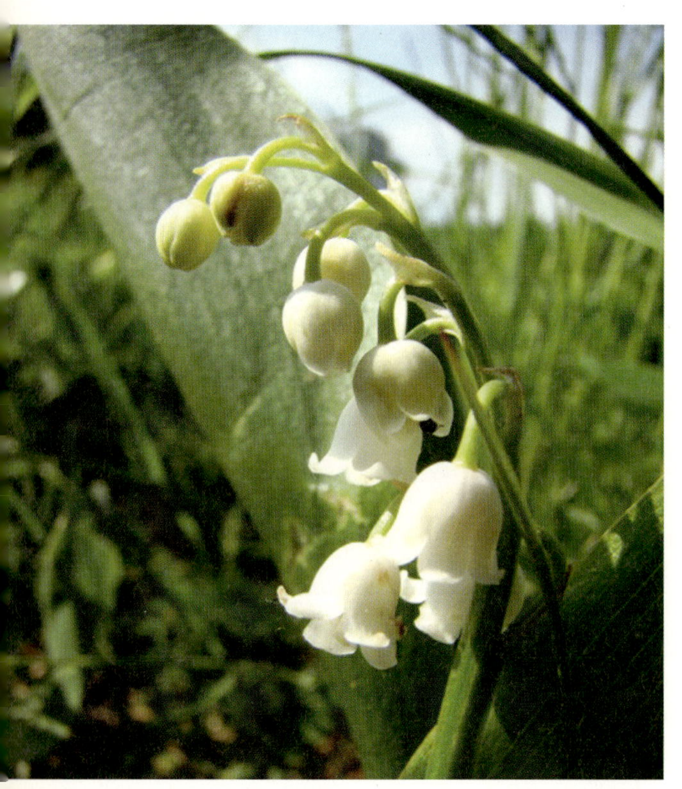

은방울꽃

은방울꽃은 산지 숲 그늘이나 초원지대에서 무리지어 핍니다. 울긋불긋 옷 입고 나들이 나온 사람들과 산야가 어우러져 하나 같이 꽃처럼 아름다운 오월입니다.

어린이날에는 수목원을 갔습니다. 색색으로 피어난 꽃과 그 숲 사이를 뛰어 다니는 아이들의 모습이 얼마나 아름답던지요. 화단 곳곳을 꾸며 놓은 곳은 꾸민 대로, 야생초들끼리 흐드러져 피어난 것은 피어난 대로 서로 무리를 이루며 꽃 천지가 되었습니다. 눈부신 햇살과 신록 그 사이를 누비고 다니는 아이들의 웃음소리를 들으며 아마 천국이 있다면 이런 곳이 아닐까 하는 생각을 했습니다. 아이들의 웃음소리가 굴러가 멈춘 곳에 흔들면 금방이라도 뎅그르르 소리가 흘러나올 것 같은 은방울꽃이 군락을 이뤄 피어 있어 맨바닥에 엉덩이를 깔고 엎디어 한참을 바라보는 내 옆으로 아이들이 모입니다.

긴 꽃대에 조롱조롱 매달린 새하얀 방울들, "소리나는지 들어봐라. 은방울꽃이다.", "정말 소리가 들려요." 까르륵 웃으며 달려가는 아이들, 엄마에게 열심히 은방울꽃을 소개하는 아이와 감탄하며 바라보는 엄마들과 어우러져 한 송이 은방울꽃이 되었습니다.

산지 숲 그늘이나 초원 지대에서 무리를 지어 피어나는 백합과의 이 은방울꽃은 5월에 주로 핍니다. 유럽에서는 5월 1일에 은방울꽃 다발을 받으면 행복이 온다고 즐겨 주고 받았다고 해서 '오월화' 라는 이름이 붙기도 했답니다. 둥굴레처럼 땅 속 줄기가 옆으로 길게 벋어 영역을 넓혀 가는데 가까이 가면 짙은 향기가 풍겨 그 아름다움에 더욱 매료된답니다.

햇볕이 너무 많이 드는 곳보다는 그늘에서 잘 자란다는데요. 은방울 꽃다발을 받으면 행복이 온다는 유럽 풍속처럼 우리는 은방울꽃무리 앞에 앉아 여유 있게 그 향기에 취하며 오월을 맞아 보는 것도 큰 행복이 아닐까 싶습니다. '행복 · 기쁜 소식' 이라는 꽃말답게 오월 하루를 눈부신 행복으로 가득차게 해준 은방울꽃 동산이 세상 곳곳에 많아지길 기원해 봅니다.

근래에 야생화 붐을 타고 산에 들어가 마구잡이로 들꽃을 캐서 집에 갖다 심는 사람들이 늘어나 멸종위기를 맞는 꽃들이 많다고 학계에서 걱정이 많습니다. 산에 피어 있는 놈을 바로 가져다 심으면 살 확률이 10%도 안된다 하니 꼭 심고 싶으시면 야생화 연구가들이 씨앗을 심어 환경에 적응 시켜 놓은 것들을 사다 심는 편이 좋습니다.

꽃은 나만이 아니라 여럿이 함께 보며 즐길 때 더욱 아름답지 않겠습니까? 자기 집을 야생화 동산으로 만들 것이 아니라 세상을 우리꽃 동산으로 만들면 좋겠습니다.

참꽃마리

지치과.
Trigonotis radicans var. sericea
꽃 : 5~7월 열매 : 7~8월
키 : 10~15cm

🍃 **효능** : 다 자란 전초는 말려서 해열·해독의 치료제로 달여서 먹는다. 황달·토혈·혈뇨에도 효능이 있다고 한다. 습진과 화상을 치료할 때는 전초를 생으로 찧어 붙여 사용한다.

🍃 **어떻게 쓰이는지 :**
꽃이 예뻐서 그늘지고 습진 화단에 관상용으로 심으며, 이른 봄나물로 먹기도 한다.

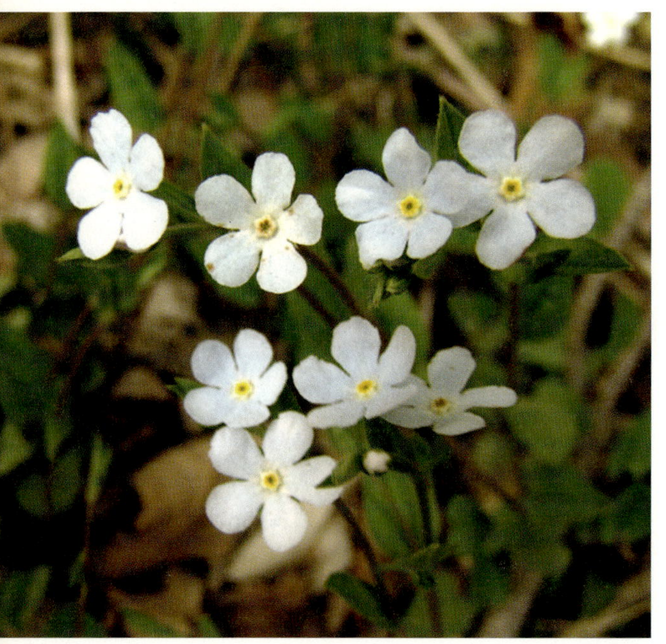

참꽃마리

빈 하늘에 신호탄 오르듯 꽃들이 한꺼번에 피어났습니다. 달리기 출발선에 서서 길게 버티던 벚꽃무리가 한날 한순간 온 산을 뒤덮더니 창원과 진해를 잇는 안민고개 진달래꽃 바삐 덮었습니다.

무지개 솟듯 채색된 산야를 보면서 지긋이 즐기고프던 봄날이 갑자기 더워졌습니다. 벌써 철쭉 꽃봉오리가 고개를 내밀었고 갯가엔 버들강아지 물올라 달큰한 풋 냄새를 풍기며 씹는 맛이 향기롭습니다. 산 숲 가는 길목마다 생명의 푸른 물 뚝뚝 피어나고 실개울 웅덩이마다 개구리가 한창으로 알을 낳고 도롱뇽은 벌써 꼬리치고 나와서 잠든 가재 등위에 한가롭게 놉니다. 휘파람새 대숲을 치고 오르는 경쾌한 울음소리 따라 물드는 연초록 잎사귀들을 보며 갑작스레 무연해지는 마음이 듭니다.

언제 한번 저 소리처럼 웃어 본 적 있고, 저 연둣빛처럼 맑아 본 적 있었나 싶어 나이 듦이 서글퍼졌던 까닭입니다.

82

아기 손 같은 새순을 피워 올리는 두릅나무 앙상한 줄기가 부럽기까지 합니다. 낮은 언덕 억새 숲 사이에는 구슬붕이 예쁜 꽃이 별처럼 흩어졌고, 물가엔 벌써 물봉선 떡잎이 아기 궁둥이처럼 탐스럽습니다.

정상으로 오르는 계곡 저기쯤에는 동의나물 꽃이 피었을 테고, 양지쪽 저 기슭쯤에는 복수초가 한창이겠지. 눈이 먼저 달려가 꽃들을 쓰다듬습니다. 오를수록 짙어지는 흙빛을 뚫고 황매산 정상 부근에 지천으로 피는 참꽃마리 올해도 은은한 청보랏빛 꽃잎 해맑게 피었습니다. 홀아비꽃·노랑붓꽃 색색의 꽃들 철쭉꽃 붉게 맺은 떨기 숲 아래 많이도 피었습니다.

산속 깊은 데서 피는 지치과의 참꽃마리는 땅을 더듬듯 줄기를 길게 뻗으며 낮게 피어납니다. 4~5월에 다섯 개의 흰빛에 가까운 푸른 보라 빛을 띤 오묘한 색깔로 처음 보는 사람을 향해 말갛게 웃는 소녀 같은 모습으로 피어난답니다. 민가 주변이나 들길에 흔히 피는 꽃마리와 잎이나 꽃 모양이 비슷하나 그 크기가 대여섯 배 될 정도로 풀잎과 꽃잎이 크게 생겼답니다. 긴 꽃대가 돌돌 말려 있다가 한 송이 한 송이 꽃이 필 때마다 풀려서 수십 송이 잔 꽃을 다는데 꽃대가 말려서 핀다하여 '꽃말이'로 이르다가 '꽃마리'가 됐다고 합니다.

어린 순은 봄나물로 캐서 먹는데 아주 작은 어린 잎을 본떠 '며느리장종지'라는 이름이 붙어 있기도 합니다. 시어머니가 며느리 먹는 건 장도 아까워서 그렇게 작은 종지에 먹었으면 하는 심술이 이 꽃 이름에 담겼다고 하는데 참 못 말릴 심술이지요. 아마 나물캐던 며느리들이 시어머니 흉보며 지어 부르지 않았나 싶습니다. 비슷한 종류로 물꽃마리 덩굴꽃마리 좀꽃마리가 있는데 좀꽃마리는 한국 특산식물이기도 합니다.

흔히 '서양꽃말'이라고 부르는 물망초가 원예종으로 많이 들어오는데 생긴 모습이 참꽃마리와 비슷하여 물망초라 하기도 하는데 전혀 다른 꽃입니다. 봄이 되면 그늘진 숲 물기 머금은 땅 위에 초롱초롱 피어서 우리의 기억을 붙드는 꽃. 해마다 철쭉이 필 때쯤이면 아버지의 생신날이 오고 식구들은 산꽃마리 꽃들을 추억하며 산을 오릅니다. 꽃말 '나를 잊지마세요'는 물망초의 꿈입니다.

꿀풀

꿀풀과.
Prunella vulgaria var. lilacina
꽃 : 5~7월 열매 : 6~8월
키 : 20~30cm

🍃 **효능** : 여름에 갈색으로 마른다고 하여 '하고초'라는 약명으로 부른다. 꽃 이삭은 따서 말려 두었다가 이뇨제로 사용한다. 줄기와 잎은 오래된 종창이나 자궁병이나 눈병에 쓰고, 전초는 고혈압이나 갑상선 종기·해열제에 다른 약재와 함께 처방해 썼다고 한다.

🍃 **어떻게 쓰이는지** :

꽃이 아름다워 관상용으로 인기가 많다. 새봄에 나는 어린 잎은 뜯어서 나물로 먹는다. 봄철 산속에서 채취할 수 있는 산채 중 으뜸이라 할 만큼 맛이 뛰어나다. 꿀샘에 풍부한 꿀이 있어 밀원(蜜源)식물로도 인기이다.

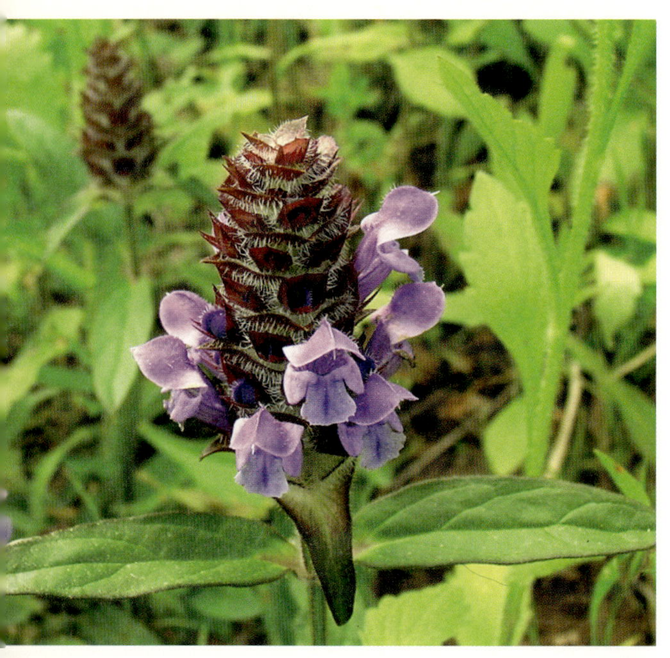

꿀풀

모심기가 끝나가는 6월의 들판은 이제 연둣빛을 걷고 진초록으로 무성해져 갑니다. 뻐꾹새 울음소리 벗 삼아 소 먹이던 어린 시절이 그리울 때입니다. 학교를 파하면 뒷산으로 올라 산딸기도 따먹고 꿀풀 꽁지를 따서 꿀을 빨며 숲과 소와 아이가 하나되어 뒹굴다 돌아오곤 했지요. 밤꽃 냄새 무성한 뒷산 기슭 길옆에 나지막한 무덤 둘이 놀러 나간 손자 기다리는 할머니처럼 앉아 있습니다.

그 곳에서는 항상 수많은 꽃들이 계절이 바뀔 때마다 피어났는데요. 봄에 할미꽃으로 시작해서 솜방망이가 피고 이어 패랭이·으아리꽃·엉겅퀴·타래 난초들이 무성하게 어우러지는 무덤가는 야생화들의 낙원입니다. 숲에는 나무 그늘이 짙어 살아내지 못하는데 무덤은 양지인데다가 풀밭이기 때문에 더욱 그렇습니다.

84

가을이 돼 벌초할 때까지 끝없이 피고 지는 꽃들의 잔치가 벌어집니다. 모심기가 끝날 때 쯤이면 무리지어 꿀풀이 피고 질 때입니다.

전국의 산과 들 어느 곳에서나 흔히 피어나는 여러해살이풀인 이 꿀풀은 5월에서 6월에 걸쳐 피며 한여름이 되면 꽃대가 마릅니다. 특히 무덤가나 양지쪽 잔디밭에서 무리지어 피어 있는 모습을 즐겨 볼 수 있습니다.

약명으로 '하고초(夏枯草)'라 하는데 여름

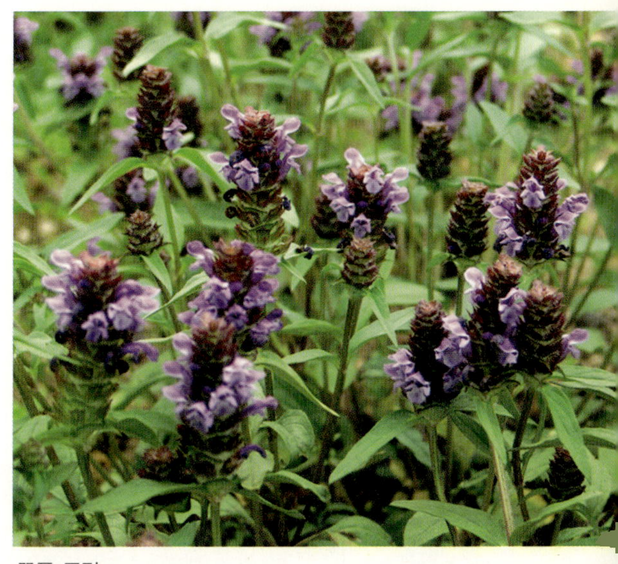

꿀풀 군락

에 꽃이 피고 나면 곧 죽어버린다 해서 붙은 이름이랍니다. 보리 이삭처럼 생긴 꽃받침 겨드랑이 사이사이에서 수십 개의 꽃이 달려 붉은 보랏빛으로 피어나는데 무리 지어 피어 있는 모습은 정말 아름답습니다. 꽃 엉덩이에 꿀샘을 갖고 있어서 벌들이 모이는 밀원(蜜源)식물이기도 하지만 아이들이 따서 빨며 놀기도 한 꽃입니다. 꽃송이를 따서 꽁지를 빨면 달콤한 꿀이 정말 딸려 나오기 때문에 간식이 귀하던 옛날의 아이들은 진달래나 아카시 꽃을 먹듯 꿀풀 꽃도 많이 따먹고 자랐답니다.

요즘 아이들에게 소먹이던 숲과 꿀풀 꽁무니를 쫓아다니던 이야기를 해주면 측은하다는 눈빛으로 '얼마나 배가 고프면 그랬을까' 하는 표정을 짓습니다. 행복한 추억 이야기가 그들에게는 너무나 먼 옛날이야기가 돼 버린 지금 아이들에게 왜 신나는 추억이었는지 체험하게 해주고 싶은 마음 간절해집니다.

'추억'이라는 꿀풀의 꽃말을 따라 밤나무 산 아래 소 풀어 놓고 쪼그리고 앉아 꿀풀을 따던 어린 시절로 돌아가 봅니다. 꿀풀의 꽁무니를 빨며 행복했던 어린 날의 추억을 찾아 산속으로 가서 아이들에게 그 때의 그 시절에 가졌던 생태적 감수성을 물려주는 시간 꼭 만들어 보시기 바랍니다. 그때가 진정 '웰빙'의 세월들이었음을 추억으로 느끼면서요.

괴불주머니

양귀비과.
Corydalis pallida (Thunb.)
Persoon
꽃 : 4~5월 열매 : 8~9월
키 : 30~50cm

● **효능** : 한방에서는 풀 전체를 말려서 진경 · 진통 · 타박상 등에 다른 약재와 같이 처방하여 약으로 썼다. 민간에서는 심한 타박상을 입었을 때 뿌리를 으깨어 밀가루 치자와 함께 섞어 붙이면 어혈을 풀어내고 멍을 삭게 한다고 전해진다.

● **어떻게 쓰이는지** :
유독성 식물이기 때문에 식용으로는 쓰지 않는다.

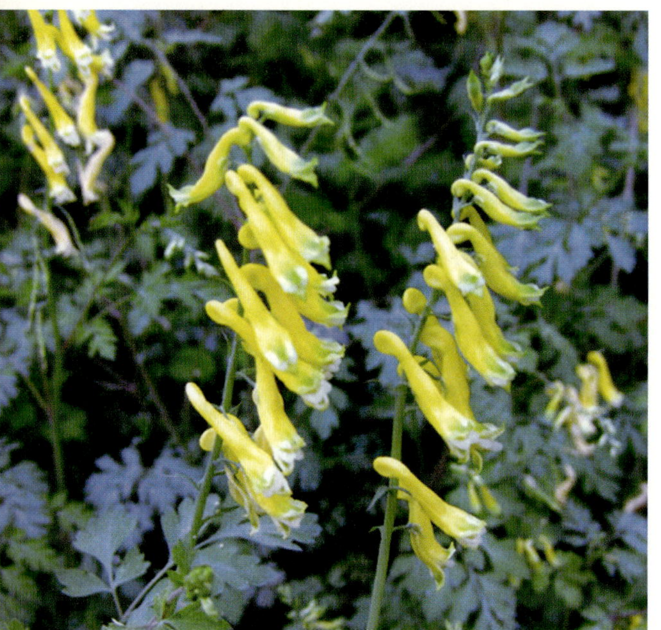

괴불주머니

오월은 축제의 계절입니다. 옛날에는 대학에서 즐기던 젊은이들의 계절이었지만 지금은 지방자치단체들의 문화 사업이 활발해지면서 곳곳에서 축제 소식이 들려옵니다.

지역 특색이 잘 드러나는 축제들이 상업성과 맞물려 상투적인 행사로 전락하고 있다는 우려가 나오는 곳도 있지만 전국적인 행사로 자리 잡아 성공적으로 이끌어가는 자치단체도 있어 오월의 즐거움을 더하게 합니다.

이번 주 들어 고성에서는 공룡축제가 열리고 있고, 산청에서는 한방약초 축제와 황매산 철쭉제가 성황 속에 열린다는데요. 야생화나 약초에 관심이 많은 사람들이 한번쯤 찾아가보면 좋은 볼거리와 정보를 얻을 수 있습니다. 산과 들에서 흔히 자라는 풀과 나무들이 명약이라는 사실을 듣고 이들이 멋진 작품이 되어 있는 모습들을 보며 새삼 그 귀함을 알게 될 것입니다.

좋은 약재나 야생초 화분을 구하기도하고 전시회 구경도 하면서 오월의 축제를 즐겨보는 것도 색다른 의미가 있지 않을까 생각합니다. 작약이나 복수초 같이 꽃이 아름다워서 눈길이 가는 약초가 있는가하면 애기똥풀이나 괴불주머니 같이 흔하디 흔해서 예사로 보아왔던 약초들의 약효와 효용성에 마음이 머물기도 할 것입니다. 동네어귀나 도랑가에 가장 흔하게 자라고 피어나는 꽃들이 잔병치레를 이겨내는 좋은 약초가 되어주었으니까요.

특히 괴불주머니는 꽃이 특출나게 예쁘지도 않으면서 가까이 가기만 하면 지독한 노린내를 풍겨 대서 더욱 피해가던 풀꽃이기도 했습니다. 양귀비과의 두해살이 식물인 괴불주머니는 돌 틈이나 박토에서도 잘 자라는 생명력 강한 유독성 식물입니다. 양귀비과나 미나리아재비과의 유독성 식물들은 대체로 줄기와 잎에 털이 없고 윤기가 나는 특징이 있습니다. 민가 근처에서 주로 자라는 괴불주머니 외에 산기슭 습기 있는 곳에 자라는 산괴불주머니, 들판 습지에서 잘 자라며 꽃송이가 듬성듬성한 눈괴불주머니, 열매가 유난히도 염주를 많이 닮았다고 염주괴불주머니가 있는데요.

꽃이 많이 달려서 송이가 탐스럽고 예쁘기로는 산괴불주머니가 제일입니다. 주로 무리지어서 잘 자라므로 한꺼번에 꽃이 피어나면 나름대로 장관을 이루기도 합니다. 4~5월부터 한창 꽃이 피는데 꽃 모양이 현호색처럼 뱀이 입을 벌린 듯한 모양에 긴 꿀주머니를 갖고 있습니다. 그래서 노린내를 맡으면서도 벌들이 날아들지요.

아무데서나 막 자라며 가는 곳마다 지천으로 핀 괴불주머니 꽃도 화분에 담아 탐스럽게 꽃피워 작품으로 만들어 놓으니 소담스럽고 예쁘기만 합니다. 억세고 굵은 뿌리를 살짝 드러내며 버티고 서 있는 모습이 빨래터에 앉은 아낙처럼 친근해 보이기도 하는데요.

꽃이 지고 나면 염주 같은 꼬투리에 보석 같은 씨앗을 조랑조랑 다는데 그 모습을 보고 누군가가 '보물주머니'라는 꽃말을 짓지 않았나 싶습니다. 싱그러운 오월의 바람 즐기면서 하루쯤 축제 나들이 꿈꿔보는 즐거운 한 주가 되면 좋겠습니다.

백선

운향과.
Dictamnus dasycarpus
꽃 : 5~6월 열매 : 8~9월
키 : 90cm 안팎

● **효능** : 이른 봄과 가을에 채취하기 좋은 약재이다. 한방과 민간에서는 뿌리껍질을 을 두통·류머티즘·풍질·황달·산유·중풍·이뇨·해독 같은 여러 증세에 약재로 쓴다. 특히 피부습진과 옴에도 좋은 약재로 알려져 있다. 항암억제에 좋은 약리작용을 보인다는 실험결과도 있다.

● **어떻게 쓰이는지** :
'봉삼' 이라 하여 강정제로 술을 담가 먹기도 하는데, 독성이 중화되지 않을 수도 있으므로 다소 위험하다.

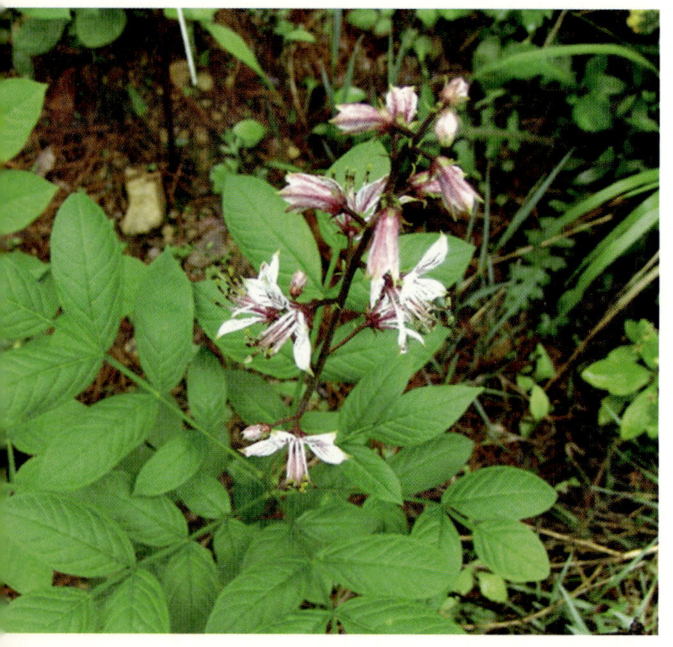

백선

신록이 푸릅니다. 무학산 등산로를 오르는 사람들의 옷에는 여름 분위기가 가득합니다. 산길 길섶엔 햇살을 받아 눈부신 꽃들의 향기와 벌 나비 왁자하게 날아다닙니다. 제비꽃 무리는 꽃이지고 꼬투리마다 벌써 열매를 익히고 다북쑥도 이제 꽃대를 올립니다. 온갖 생명들이 이처럼 활기차게 생의 활동을 하고 있는 모습을 보며 인간의 욕심이 아무리 강해도 이들의 평화를 해칠 수 없을 것이라는 희망이 솟기도 합니다. 자연의 왕성한 복원력은 파헤친 산길도 온갖 풀들의 뿌리들이 엉키면서 황량하던 속살을 덮으며 천연덕스럽게 푸릅니다. 인간의 삽질을 능가하는 복원력이 있어 우리는 또 산과들의 품에서 귀한 삶의 이치를 깨달으며 살아가지 않나 생각합니다.

노래를 흥얼거리며 오르는 등산길 솔숲 떨기나무 사이에는 벌써 백선잎이 무성하고 꽃대가 올라 나비 같은 꽃잎이 벌어지고 있습니다.

운향과의 백선은 여러해살이로 방향성(芳香性) 풀입니다. 약용으로도 이름이 나서 심어 가꾸기도 한 이 백선은 숲이 짙어질 4~5월쯤 되면 야산이나 산중턱 그늘에서 1m 정도의 키로 무리지어 꽃이 핍니다. 우윳빛 꽃잎에 진자색의 선이 잎맥처럼 그어져 있어 조화를 이룹니다. 산 숲에서 무리지어 피어 있으면 흰나비떼가 날개를 펼치고 꿀을 빠는 듯한 모습을 하고 있어 매우 아름답습니다.

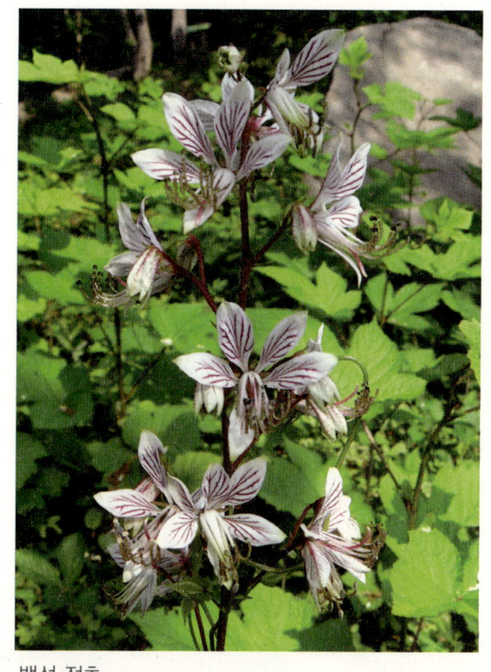
백선 전초

아름다운 꽃에 홀려 성급하게 꽃을 꺾는다거나 만지면 큰일 납니다. 풀물이 닿거나 꽃가루가 닿는 부분마다 화상처럼 물집이 생기고 벌겋게 솟아오르기 때문입니다. 도감이나 다른 자료에서는 그 유독성이 알려져 있지 않은데 실제 꺾어 만져보다가 온 팔과 손 등에 상처를 입어 치료하는 데 두세 달씩이나 시간이 걸렸던 경험을 했습니다. 야생화 탐사를 다니며 사진 촬영하느라 꽃가지를 몇 개 꺾어서 연출하다가 꽃가루가 얼굴에 묻고 팔과 손에 줄기 즙이 묻었다가 변을 당했었습니다. 꽃에서 나는 진한 향기와 꽃 모양에 취해서 꺾었다가는 이처럼 혼쭐이 난답니다.

우리가 사는 주변 가까운 곳에서 흔히 볼 수 있는 꽃이기 때문에 더 주의해야 합니다. 제주도를 제외한 전국의 야산 중턱이나 기슭에 많이 자생하고 있기 때문입니다. 그래서인지 백선꽃 앞에가면 겁부터 납니다. 만지지 말고 바라만 봐달라는 듯 예쁜 꽃송이 수줍게 피어납니다.

뛰어난 꽃 모양과 향을 가졌기 때문에 그런 독성을 지녔을까요? 아니면 키가 동물이나 사람들의 손에 닿기 쉽고 흔한 야산에서 피기 때문에 그런 방어력을 지녔을까요? '방어'라는 꽃말이 도도한 장미의 가시처럼 어울립니다.

찔레꽃

장미과.
Rosa multiflora
꽃 : 5월 열매 : 9월
키 : 1~2m

🌿 **효능 :** 한방에서는 뿌리를 '장미근', 열매를 '영실'이라 하여 귀하게 쓰인다. 열을 내리고 피를 잘 돌게 하며, 몸속의 노폐물을 배출시킬 뿐더러 이뇨작용과 신경안정, 노화방지, 신장염과 생리통에까지 다양한 증상에 약재로 이용된다.

가을걷이가 지나고 나면 빨갛게 익은 열매를 따서 막걸리를 뿌린 후 쪄서 햇빛에 말려 사용하는데, 열매 10g에 물 700ml쯤을 넣고 달여서 아침저녁으로 복용하면 제반의 증상에 많은 도움을 받을 수 있다고 한다.

🌿 **어떻게 쓰이는지 :**

찔레순을 따서 진액이나 효소를 담근다. 김치를 담가 먹기도 하고 꽃을 따서 화전을 부치기도 한다.

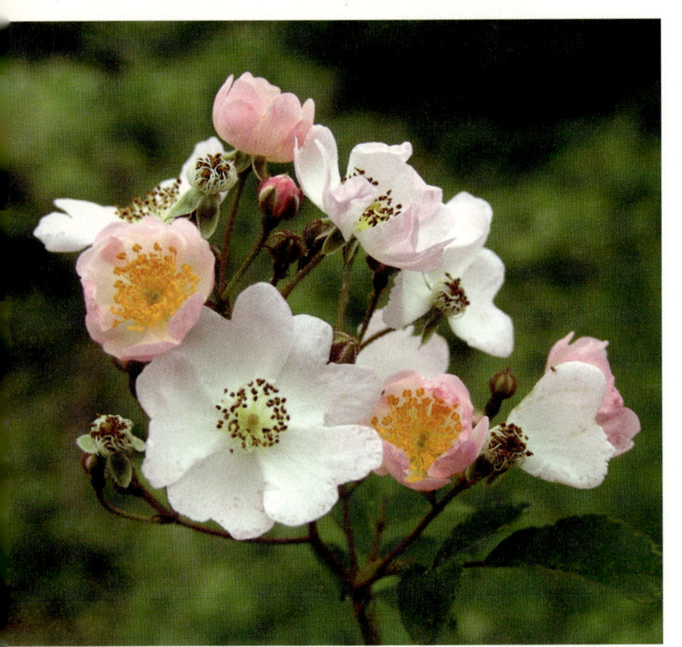

찔레꽃

초여름 들판엔 오렌지 빛으로 익은 보리와 막 모심기가 끝난 무논의 조화가 한 폭의 그림입니다. 그제는 아침 햇살이 퍼질 즈음에 국도를 타고 들길을 지나가는데 들판에 자욱한 연기가 마치 안개 낀 날 같았습니다. 창문을 타고 퍼져 드는 보릿대 향기가 너무 정다워서 마음이 추억 속으로 달립니다.

보리타작 끝나고 나면 까끄라기와 잘 마른 보릿대를 태웠는데 그 향기를 어떻게 표현해야 할까요? 고소한 듯하면서도 마른 풀냄새가 섞인 그 향기를 맡고 있노라면 '이제 보리 거두는 일은 끝났구나.' 하는 안도감과 함께 그윽한 향을 맡으며 산딸기를 따곤 했지요. 산딸기 붉게 익는 산기슭 언덕이나 개울가 덤불에는 찔레꽃 풋풋한 향기가 보릿대 향과 어우러져 초여름의 향연이 펼쳐집니다. 그 속에서 산딸기 한 줌 따 먹는 그 맛은 노동의 피로를 모두 씻어주곤 하였습니다.

찔레꽃 몇 송이 따서 입에 넣으면 약간 떫으면서도 싱그런 꽃내가 나풀대는 소녀의 웃음 같습니다. 찔레꽃 벌꿀향을 맡고 달려든 꿀벌들을 피해 하얀 꽃 한 다발 꺾어다 산그늘 아래 점심 바구니 덮어놓고 낮잠 든 엄마의 머리맡에 두면 그 향내에 곧장 깨어난 엄마는 손가락 안 다쳤냐고 먼저 묻곤 하셨지요.

장미과의 갈잎 떨기나무로 마디마다 짧고 날카로운 가시를 가져서 자신의 아름다운 자태를 보호하려 해보지만 유월 언덕의 찔레꽃 유혹은 소녀의 발길을 붙들고 놓지 않습니다. 이른 봄에 순이 나면서부터 사람들의 손에 시달려야하는 찔레나무는 가시를 많이 가질 수밖에 없겠지요. 재주가 많아서 가을 지나 겨울 열매까지 모두 인간과 새들에게 아낌없이 주는 나무랍니다. 어린 순은 옛날 보리고개 시절에 귀하디귀한 간식이자 비타민의 보급처였습니다. 그래서 '찔레꽃' 이란 노래에서는 "찔레꽃 따먹으면 맛도 좋지"라는 구절이 있기도 하지요.

통통하게 잘 자란 찔레순을 꺾어 껍질을 벗기면 싱그럽고 향긋한 속살의 그 맛이란 표현할 수 없는 행복감을 안겨주곤 했지요. '찔레꽃 붉게 피는 남쪽나라 내 고향' 이란 노래 가사처럼 찔레꽃은 분홍빛을 띠기도 하나 주로 하얀색이 많답니다.

유월은 꽃보다는 신록이 아름다운 계절입니다. 장미가 도시 화단을 붉게 장식한다면 찔레꽃은 들일하는 어머니의 흰 치마 같이 산과 들 곳곳을 아름답게 장식합니다. 고려 때 원나라에 볼모로 잡혀 갔던 큰딸 찔레가 가족을 찾아 돌다가 죽어 피었다는 슬픈 전설을 가진 찔레꽃의 꽃말은 '가족에 대한 사랑' 이랍니다. 들길 지나는 길 있으면 찔레꽃 그늘 아래 한 걸음 쉬어가는 여유로 여름을 맞으시길 바랍니다.

● **효능** : 껍질을 벗겨내면 국수가닥 같은 하얀 심이 있는데 그것을 뽑아서 말린 것을 '등심초'라 하여 약으로 썼다. 줄기에는 다당이 함유되어 있으며 뿌리에는 사포닌 성분이 있어 전초가 약재로 유용하다고 한다. 그래서 전초를 말려서 달여 먹으면 심장을 튼튼하게 하고 화기를 내려주며, 지혈·이뇨·편도선염 등을 치료하는데 썼다. 특히 뿌리는 '신장결석'을 녹이는데 효험이 있다고 전해진다.

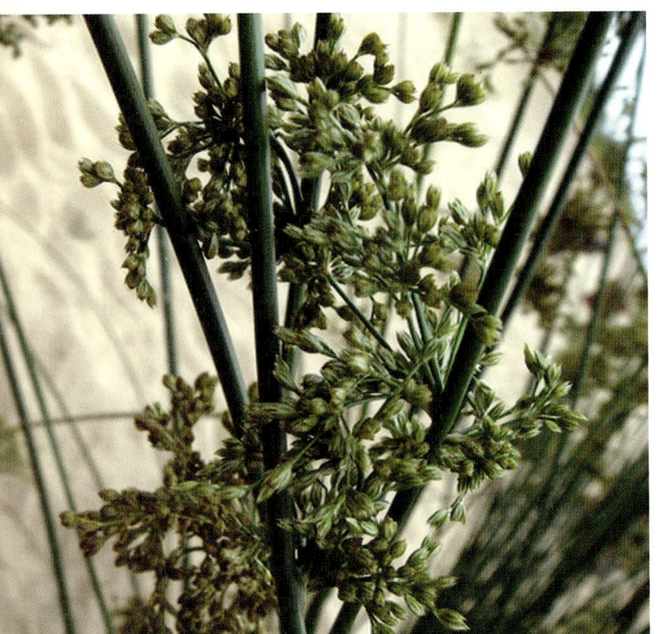

골풀 꽃

아직 뻐꾸기 소리 한 번 제대로 안 들었는데 날씨는 한여름으로 치닫습니다. 눈부신 신록 아래서 모란꽃 송이에 기쁨을 싣고 시를 읊었던 김영랑의 '찬란한 슬픔의 봄'은 이제 무더운 여름으로 노래해야 할까 봅니다. 아열대화 현상 때문에 일어나는 기후변화는 우리가 자라면서 느끼던 계절의 생생한 감각들을 무디게 하고 당황스럽게 합니다. 자운영 꽃밭에서 꽃씨름하는 오월인데 아이들은 개울가 물놀이가 더 즐거워지는 날이 되었습니다.

실개천 여울목에 머리 헹구던 수초들이 때 아닌 피서객들에 놀라서 수정 멈추겠습니다. 물장난치며 노는 아이들에게 다가가 너풀대는 검정말 이야기 해주려니 시큰둥합니다. 옛날에는 뜯어 햇볕에 말려서 반찬 만들어 먹었다고 하니 그제사 신기한 듯 요모조모 살핍니다.

돌멩이 위에 붙은 해캄도 관찰하고 돌 틈 사이로 숨어드는 미꾸라지도 몇 마리 쫓으며 수초 이야기를 해주었습니다. 줄기 가운데를 스펀지처럼 비우고 물을 정화시키는 갈대와 고마리 이야기를 들려주며 "너희들 이름만큼이나 많은 생명들이 살고 있네?" 라고 했더니 아이들은 너도 나도 풀들을 따서 이름을 묻습니다. "얘는 여뀌, 얘는 미나리…… 어. 어. 저기 소금쟁이도 있다."

한 아이가 골풀을 길게 뽑아들고 왔습니

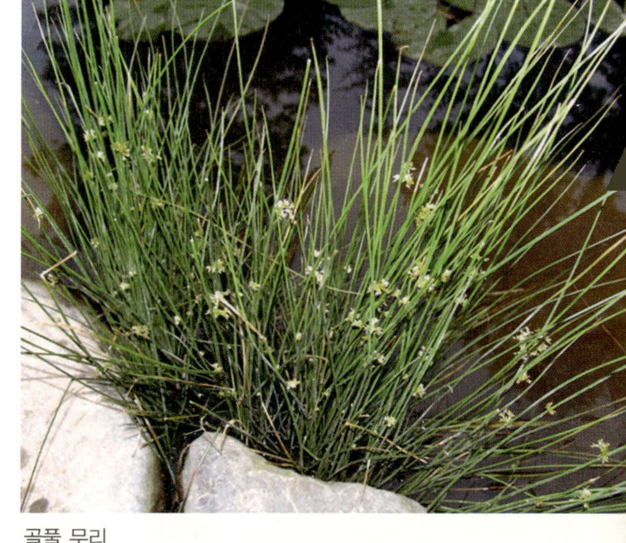

골풀 무리

다. 속이 비어서 신기하고 질겨서 신기하다는 아이에게 릴 때 미꾸라지. 메뚜기를 잡아서 아가미에 꿰어 들고 다녔다는 말부터 제멋대로 자란 골풀을 뽑아 풀각시를 만들었습니다.

골풀은 주로 전국의 산야지 습지에서 자라는 다년생 초본입니다. 원주형의 원 줄기가 길게 뻗은 비늘 모양입니다. 4~5월이 되면 녹황색 꽃이 피어서 미끈한 줄기에 마디가 생기는데요. 그 마디에다 메뚜기나 미꾸라지 아가미를 꿰어서 들고 다녔지요. 그래서 물건을 꿰는데 쓴하여 '궤미풀'이라는 별명을 갖고 있답니다. 소녀들에게는 감꽃 목걸이를 만들 때 목걸이 줄로 사용하여 감꽃이 필 때 쯤 되면 물가의 골풀이 남아나지 않았습니다. 어른들은 세 갈래로 땋아서 줄을 만들어 썼고 왕골풀은 잘 갈무리해서 돗자리를 만들어 쓰기도 했던 우리 민초들에게는 요긴하고 친근한 풀이랍니다.

무심코 지나치는 풀 섶 곳곳에 수없이 자라는 여러 생명들이 가장 왕성한 활동을 하는 오월입니다. 산과들이 물오르듯이 우리의 몸 역시 싱그러운 자연이므로 푸르고 싱싱합니다. 그 푸름을 함께 나누며 저 혼자 피고 지는 잡초들에게 이름 하나 불러 줄 있는 마음의 여유 가져 보시기 바랍니다.

바위취

범의귀과.
Saxifraga stolonifera
꽃 : 5~6월 열매 : 7~8월
키 : 20~40cm

● **효능** : 한방과 민간에는 경련이 일거나 마비가 왔을 때 푸른 잎을 따서 소금물에 씻은 후 즙을 내어 입 속에 머금으면 낫는다는 기록이 있다. 중이염에도 즙을 내어 귀 속에 흘려 넣으면 염증 치료에 탁월한 효과가 있다고 한다. 그 외 독충에 쏘였을 때, 종기 났을 때 즙을 바르면 좋고 심장병이나 신장염에는 달여서 물로 마시면 효과가 있다고 한다.

● **어떻게 쓰이는지** :
번식이 잘 되므로 관상용으로 많이 쓴다. 깨끗한 곳에서 자란 둥글고 넓은 잎은 생으로 쌈을 싸 먹을 수도 있고 데쳐서 나물을 해먹어도 좋다.

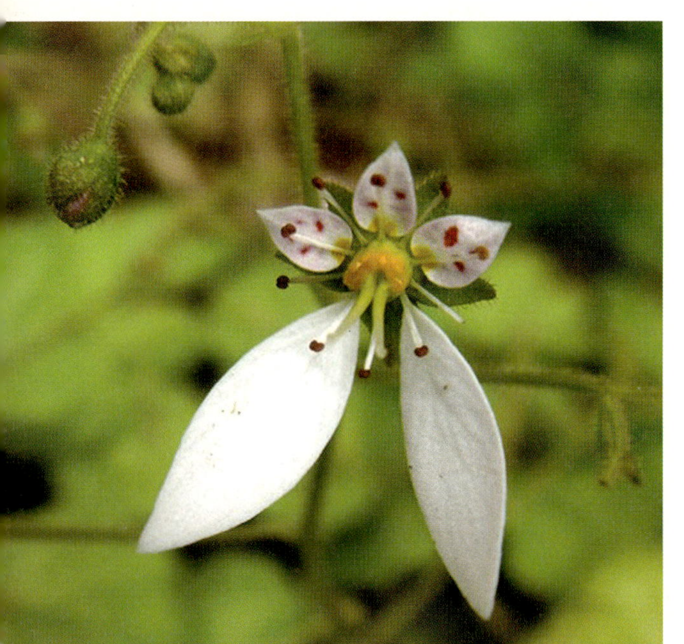

바위취

초여름 어수선한 바람이 쾌청한 하늘 위로 오르는 오월입니다. 말똥만 굴러가도 웃음이 터진다는 열여덟 소녀처럼 농익은 봄은 고개 돌리는 곳마다 꽃 웃음이 터집니다. 을씨년스럽게 비어 있던 집의 담장 가에도 돌 틈을 뚫고 괭이밥·민들레·뽀리뱅이 군데군데서 고개 내밀고 샛노란 꽃들을 피워 올려서 가다 서기를 되풀이하지 않을 수 없습니다.

천지가 흐드러지게 웃는 봄인데 사람들 마음만은 그렇지가 않은지 무표정과 찡그린 모습이 안쓰럽기도 합니다. 온갖 이파리들이 아기 손 같은 잎을 내밀고 흔드는 숲길을 걸으면서도 모자에 수건을 얹어 쓰고도 불안한지 색안경까지 덮어써서 으스스한 느낌을 주며 산길을 오르는 사람들의 모습은 우스꽝스럽기까지 합니다.

이 멋진 향연에 완전무장한 투사의 모습
을 만들어가면서까지 햇볕을 무서워하는
주부들의 마음 이해 못하는 건 아니지만
이 좋은 바람, 꽃들의 향기를 애써 외면
하며 벌을 서듯 길을 걷는 모습이 영 어
색합니다.

발밑이면 발 밑, 지붕 위면 지붕 위, 푸르
게 솟은 것들은 모두 웃음 짓는 소녀처럼
깔깔 유쾌한 모습입니다. 무심코 걷는 도
시의 길에도 은행나무 가로수 잎 연초록
웃음 싱그럽고 보도블록 틈새 개미자리

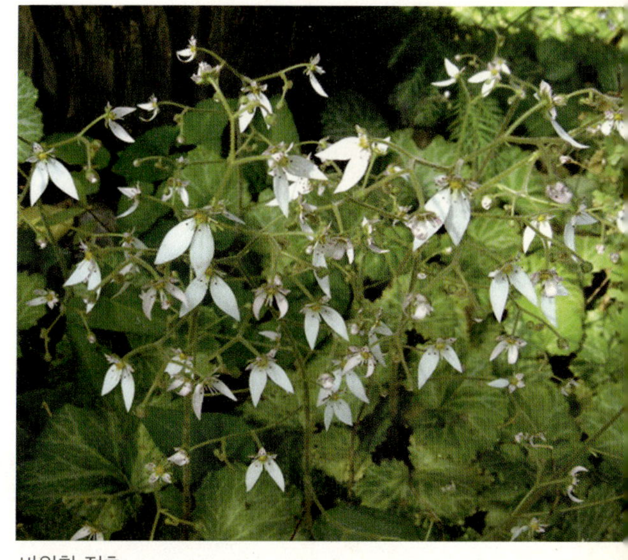
바위취 전초

도 하얀 꽃을 피웁니다. 도랑가 축축하던 하수구 틈새에마저도 푸른 꽃들 매달렸습니
다. 누구네 집에서 기르다 버렸는지 바위취 몇 포기가 잿빛 물이 흐르는데도 아랑곳 않
고 잎사귀마다 푸른 물을 올리고 있습니다. 습기 차고 그늘진 골목길 돌담에서 자주 보
던 모습입니다.

산속 계곡이나 물가 바위틈새에서 잘 자란다고 '바위취' 라고 이름이 붙은 범의귀과의
늘 푸른 여러해살이풀인데요. 요즘은 생명력도 강하고 잘 번져서 관상용으로 더 많이
심습니다. 그러다보니 동네 길가나 골목어귀 같은 데서도 흔히 볼 수 있는 풀이 되었습
니다. 둥글고 무성한 잎이 사계절 보기 좋고 한여름이 되면 하얗고 예쁜 꽃을 피우는데
꽃잎 두 개가 토끼 귀처럼 길쭉하게 생겨서 자세히 보면 작은 토끼인형이 까딱 까딱 하
는 것처럼 귀엽게 생겼습니다. 흰무늬가 있는 것은 무늬바위취라고 부르며 색다른 매력
이 있습니다.

꽃말이 '절실한 사랑' 이라는데요. 사계절 푸르게 누군가를 기다리듯 담장 틈새에서 꽃
피어나는 모습이 절절하여 붙인 이름이 아닌가 합니다. 아픔은 아픔대로, 괴로움은 괴
로움대로 나무가 잎 피우고 꽃 피우는 것처럼 훨훨 피우며 물오른 나무처럼 힘차게 사는
오월이 되었으면 좋겠습니다.

큰꽃으아리

미나리아재비과.
Clematis patens
꽃 : 5~6월   열매 : 7~8월
키 : 2~4m

효능 : 뿌리와 줄기를 취하여 천식·파상풍·악종·발한·요통·신경통·관절통을 치료하는 데 다른 약재와 처방하여 쓴다. 특히 몸속의 바람기를 내보내고 습기를 없애며 경락을 통하게 해서 통증을 멎게 하는 작용이 강해 중풍을 치료하는 데 특효가 있다고 하는데, '아침에 먹고 저녁에 걸어 나간다'는 말이 있을 만큼 빠른 약효를 보인다고 한다. 또 딱딱한 것을 무르게 하는 성질을 갖고 있어 생선뼈가 목에 걸렸을 때 달인 물을 마시면 삭아버린다고 한다.

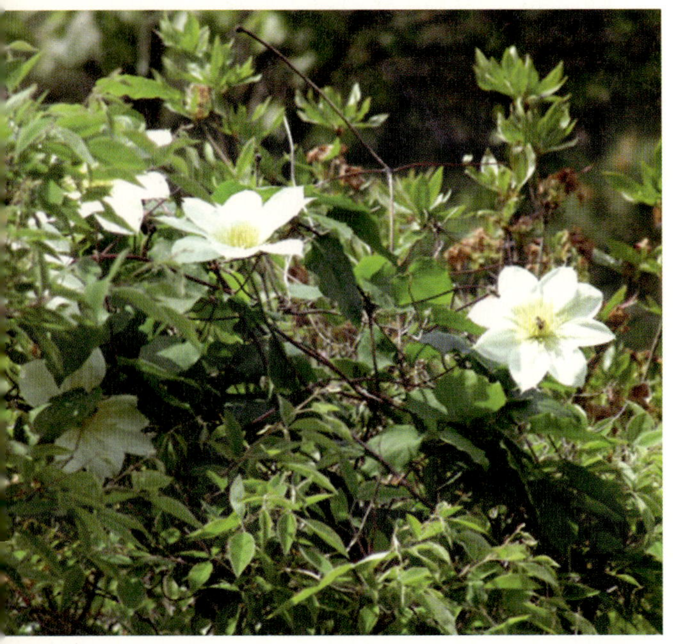

큰꽃으아리

오월의 막바지입니다. 다시는 돌아오지 않을 이천오년 오월의 끝자락에서 이 찬란한 계절의 향연을 얼마만큼 향유했는지 되돌아봅니다. 나머지 열 달과 바꾸자고 악마와 거래를 했다던 달 중의 한 달 오월. 싱그러운 바람과 새 이파리가 내뿜는 눈부신 생명력 앞에 심호흡만 하다가 흘려보낸 아쉽고 후회스러운 시간의 나눔에 '바쁨'이란 단어만 변명으로 남습니다. 무엇이 그렇게 바빴을까요? 도시의 메마른 길 위를 종종걸음치며 늙어 가는 일이 그렇게도 바빴는지 서글퍼집니다. 여기도 한 번 가봐야지, 저기도 한 번 꼭 가자고 입만 모으다가 만 약속들 꽃잎처럼 떨어져가고 오월은 훌쩍 떠나고 있습니다. 아카시 꽃향기 가득하던 골에 이제 밤꽃이 피어날 테고 여름은 성큼 막 꽃 떨어진 씨방에 물살을 채워가겠지요. 알록달록 화려했던 꽃의 계절이 막을 내리는 듯합니다.

이맘때쯤 신록만 청청한 산길을 달리다 보면 가끔씩 낯선 거리에서 반가운 친구 만나듯 화안하게 피어 있는 큰꽃으아리 몇 송이를 만날 때가 있어 숨이 막힐 듯 행복해지는데요.

미나리아재비과의 큰꽃으아리는 덩굴성 식물로 전국의 산 숲 가장자리나 산그늘 아래서 주로 자라는데요. 자잘한 꽃이 구름처럼 피어나는 으아리가 피기 조금 전 막 여름으로 접어드는 6월에 상아색 맑은 빛을 띤 꽃송이가 작은 해바라기만한 크

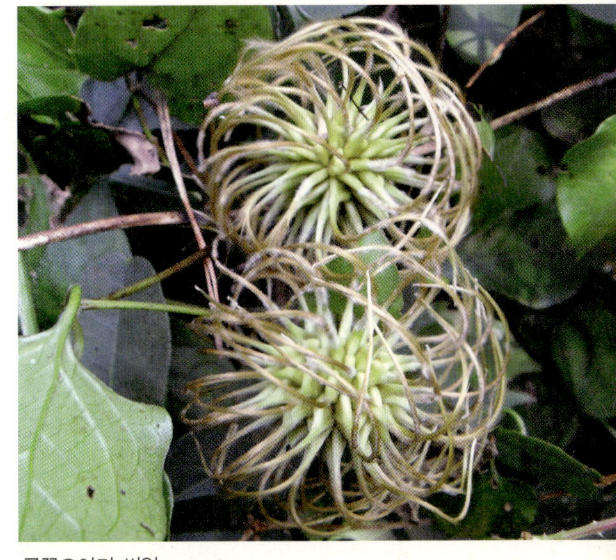

큰꽃으아리 씨앗

기로 피어납니다. 그 모습이 얼마나 매혹적이고 아름답던지 여름 벼논에 날개를 펼치고 선 두루미를 보는 듯 활짝 눈에 뜨인답니다. 길을 가다가 멈추지 않을 수 없는데요. 꽃이 지고난 후의 모습 또한 장관이랍니다. 광섬유로 만든 꽃처럼 반짝이는 긴 실을 단 홀씨가 할미꽃 홀씨처럼 달렸다가 바람에 날려 흩어지는데 그 모습이 눈부시답니다.

요즘은 관상용으로 재배를 하기도 하며 개량종 중에는 보랏빛을 띠는 큰꽃으아리도 종종 볼 수 있습니다. 미나리아재비과의 식물들이 으레 그렇듯이 으아리도 유독성 식물입니다. 그러나 약효 또한 뛰어나 사위질빵과 함께 '위령선(威靈仙)'이라는 약명으로 수십 가지의 병 증상에 좋은 약초로 사용된다는데요. 그러나 독성 또한 만만찮아서 너무 많이 먹으면 부작용에 시달린다고 하는데요. 그럴 때는 명태와 검정콩을 넣고 끓인 물을 먹으면 효과가 있다고 합니다. 하지만 그것보다는 한의사의 적절한 처방을 통하여 치료를 받는 게 가장 안전하겠지요.

우리의 산과 들에 지천으로 널려 구하기도 쉽고 쓸모가 많아 여러모로 유용했던 약초이자 아름다운 꽃을 피웠던 으아리를 보면 어려운 시절을 꿋꿋하게 살아나온 옛 시절의 어머니들을 떠올립니다. 꽃말 '모정'은 아픈 아이를 밤새 간호하며 곁에 앉아 "엄마 손은 약손" 하며 배를 훑어주던 그 다정한 목소리를 떠오르게 합니다.

금난초

난초과.
Cephalanthera falcata
꽃 : 4~5월 열매 : 7~8월
키 : 40~70cm

● **효능** : 덩이로 이뤄진 뿌리를 보면 약용으로도 쓰였을 만도 한데 알려진 기록이 없다.

● **어떻게 쓰이는지** :
어린 순을 나물로 이용했다고 하며, 꽃이 아름다워 관상용으로 심는다.

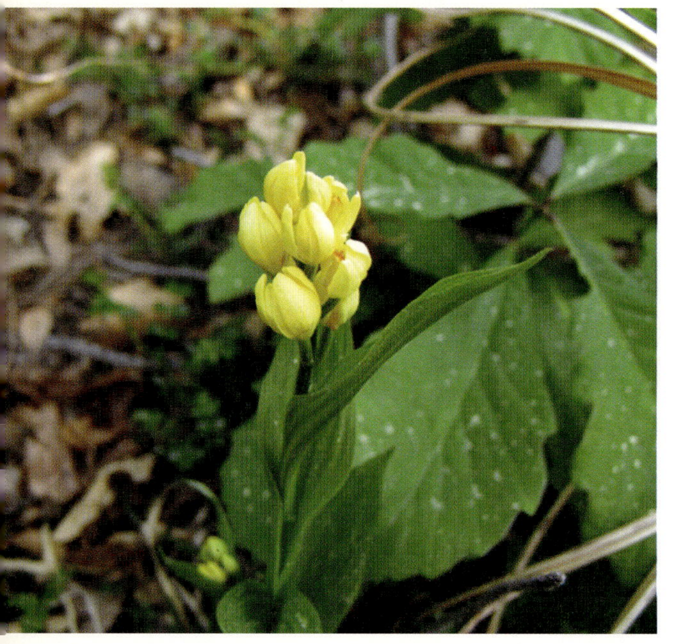

금난초

지지난 주는 마산 진동면 심리 바닷가 풍광이 아름다운 능선에 골프장이 들어선다 하여 마창환경운동연합과 식생 조사를 나갔습니다.

산과 들 어디를 가나 제 나름의 아름다움을 다 갖고 있게 마련이지만 자연을 이용의 대상으로만 보는 사람들에겐 비경을 찾는 능력이 더 뛰어나나 봅니다.

세상 곳곳 전망 좋고 멋진 곳엔 다 별장이나 카페 같은 곳이 들어 서 있는 걸 볼 때마다 그런 생각을 많이 하곤 했는데 이번 골프장 예정지를 가서 보니 입이 벌어집니다. 어떻게 이런 곳을 찾아냈을까 싶습니다. 푸른 해송 숲이 빽빽하게 우거진 산등성이 아래로 나지막한 늪지가 한가로이 누워 있는 소의 뱃살 같이 편안하고 아래로는 잔잔하고 맑은 바다가 그림 같이 펼쳐져 있습니다.

'저 수만 그루의 소나무 숲을 모조리 잘
라내고 아늑한 늪지 사이로 흐르는 물줄
기를 막고 다져서 잔디를 심겠다는 것이
구나. 그러면 저 맑고 푸른 바닷물은 그
지독한 농약물을 다 받아내야 하는구나.'
가슴이 먹먹해 옵니다.
풀 한포기 나무 한 그루에 대한 생명성과
그 삶의 가치를 땅에 가슴대고 느껴 보지
않은 사람들에게 이 쓰린 마음을 전한다
는 것은 메아리도 없는 외침이 되겠지요.
숲길을 열고 조사를 나서면서 곳곳에서
자라고 있는 풀 나무들이 측은합니다.

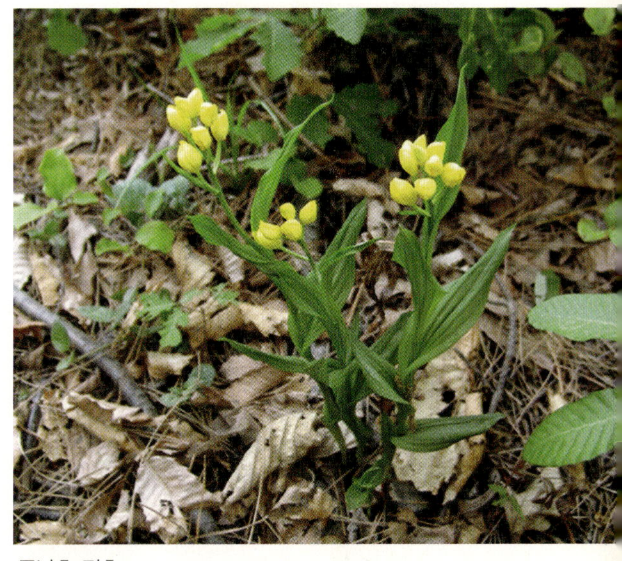
금난초 전초

풀숲에서 샛노랗게 피어 있는 금난초 무리를 발견했습니다. 난초과의 여러해살이풀인
금난초는 남부 지역의 숲 속에서 주로 자라는 외떡잎식물입니다. 무학산이나 정병산 같
은 도시 주변 산 중턱에서도 더러 보이지만 이곳에서 본 금난초 군락은 그 아름다움이
특별했습니다. 대개가 꽃잎을 반쯤 벌리고 피기 때문에 반개화 꽃이라고 하는데 이곳의
금난초는 붉고 수줍은 속살을 완전히 드러내고 활짝 피어 있어 금난초의 다른 종이 아닌
가 싶을 정도였습니다. 샛노란 꽃잎을 미소 짓듯 살짝 열고 그 속의 붉은 무늬 꽃술은
보일 듯 말 듯한 모습이 특징인데 꽃잎을 활짝 벌린 모습이 놀랍기 그지없습니다. 무덤
을 둘러싸고 등불 켜듯이 노랗게 피어 있는 금난초 무리에서 그 무덤을 지키고 싶어 하
는 주인의 마음을 읽었다면 지나친 비약일까요?
얼마 안 있어 모두 갈아엎어져야 할 운명에 처해 있는 이 아름다운 금난초 군락을 어찌
해야 좋을지 쓰다듬고 살피다가 또 가슴이 답답해집니다. 이 산 이 꽃들, 자욱이 층을
이루며 어우러져 살아가는 이 많은 생명들의 위기가 우리의 위기로 돌아오는 수많은 현
상들을 보면서도 눈 하나 꿈쩍 않는 사람들. 우리는 또 그들만의 천국을 위해 사라져 가
야할 이 숲을 무력하게 바라만보고 돌아와야 했습니다.

산마늘

백합과.
*Allium victorialis var.
platyphyllum*
꽃 : 5~7월 열매 : 8~9월
키 : 25~40cm

🌱 **효능** : 주로 어린 잎과 비늘줄기를 식용·약용으로 쓰는데 어린 순은 나물해서 먹고 비늘줄기는 이뇨·강장·구충·해독·소화·건위·풍습 등의 다양한 질병에 다른 약재와 처방하여 쓴다. 요즘은 강장제로만 잘 못 알려져 지나치게 과용하는 사례가 늘어나는데 주의해야 한다.

🌱 **어떻게 쓰이는지** :

잎은 주로 장아찌로 담가 먹는데 '명이나물'로 각광을 받고 있다. 풀잎에서는 향이 많이 나는데 마늘 향과는 달리 역하지 않은 향이라서 방향성 식물로도 인기가 좋다.

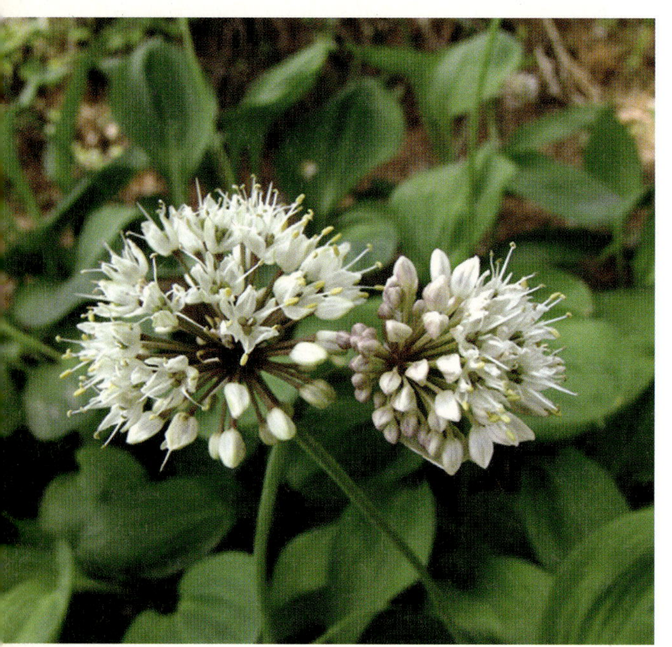

산마늘 꽃

여름의 서곡처럼 비가 내립니다. 엘니뇨 여파로 우리나라가 아열대로 바뀐다는 말이 실감나는데요. 어렵사리 벚꽃 송이를 열고 봄이 오는가 싶더니 이내 더워진 날씨로 옷을 벗어던지게 하고 갑작스런 일교차로 감기 환자들이 넘쳐나는, 그런 봄 같지 않은 봄을 보낸 것 같습니다. 뉴스에서는 7월이 지나야 나타나는 예년의 식중독이나 뇌수막염 같은 질병들이 곳곳에서 생겨난다는 발표가 납니다.

서서히 더워지는 지구에 대한 두려움들이 실제로 나타나는 모습을 보면서 6월에 발효된 호우주의보가 예사롭지 않습니다. 기상청에서는 개개인의 손전화로 호우주의보 상황을 알리며 서둘러 귀가하라는 문자까지 보내줍니다. 자연현상 앞에서 전시태세처럼 무언가 만반의 준비를 하지 않으면 안될 것 같은 위기를 느꼈습니다. 산야의 신록은 저렇게 푸르고 아름다운데 하늘에서 빗줄기만 거세져도 솥뚜껑보고 놀란 가슴이 됩니다.

그래도 산 숲의 꽃들은 여전히 제자리에서 충실히 자기역할을 하며 꽃이 진 자리를 푸른 열매들로 갈무리하고 있습니다. 신록으로 가득 찬 숲 그늘에서 이른 봄 꽃피웠던 둥글레·윤판나물·애기나리 푸른 열매들이 한창입니다.

중턱 높이 올라가는 길 땅심 깊은 떨기나

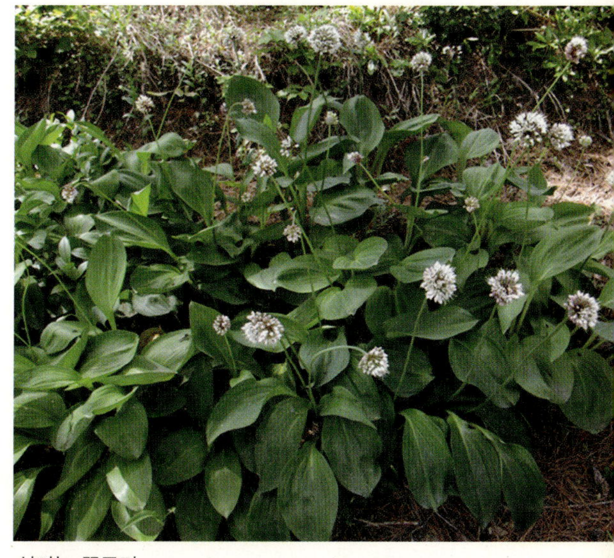

산마늘 꽃무리

무 밑에 산마늘 막대사탕 같은 꽃송이 소리 없이 피어나고 열매 맺고 있습니다. 높은 산 정상부근 숲 속에서 자라는 백합과의 여러해살이풀인 산마늘은 요즘 웰빙 식품으로 각광 받는 약초이기도 합니다. 깊고 깊은 산속에서 고고하게 자란다고 '신선초' 라 부르기도 했으며 산마늘을 많이 먹으면 명이 길어진다고 하여 '명이', '멩이풀' 이라 하기도 하는 영약인데요. 5~7월 사이에 담황색 꽃이 피는데 긴 꽃대에 파꽃 같은 막대사탕 모양의 꽃이 핀 후 9월에 열매가 열리는데 거꾸로 된 심장 모양의 검은 씨앗이 익습니다. 요즘은 야생 산마늘 구경하기가 산삼만큼 힘들다는데요. 정력제로 알려지고 나서부터 남획이 되어 숲에서 사라진다는 안타까운 소식도 들립니다. 중부 지역에서는 산과 밭에 특용작물로 키워 톡톡한 수입원이 된다고 합니다.

산 숲에서 산나물을 뜯고 약초를 캐다가 산마늘 꽃 하얗게 피어 있는 모습을 보면 마치 파안대소하는 노인을 만난 듯 반가운데요. 그래서 '신선' 이라는 꽃말이 붙지 않았나 싶기도 합니다. 물론 신선이 먹는 영약이라는 의미가 담겨 있기도 하겠지요. 연구 재배해 볼만한 우리의 귀한 약초 산마늘, 야생의 보물로 잘 보존해야 되겠습니다.

● **효능** : 풀 전체를 이뇨제로 이용한다. 설사를 유발하는 약간의 독성이 있으므로 많이는 사용하지 않는다.

● **어떻게 쓰이는지** :

땅속으로 길게 뻗은 모메꽃 뿌리는 간식이 부족하던 시절 대용 식량으로 많이 쓰였다고 전해지는데, 삶아서 죽을 끓여 먹기도 했고 가루로 만들어 떡을 쪄 먹기도 했다고 한다.

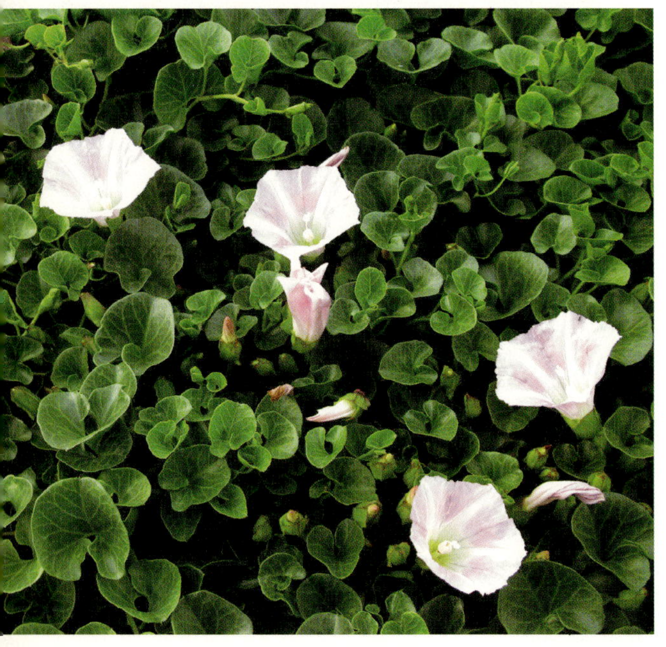

갯메꽃

모처럼 연휴를 맞은 지난주는 신록 깊어지는 산야로 나들이 가는 사람들로 도로가 붐볐습니다. 누렇게 보리 익던 들판엔 보릿대 타는 냄새가 향기롭고 모내기를 마친 논에서는 올챙이들이 다리를 달고 막 개구리 옷을 입느라 바쁩니다.

후텁지근한 날씨 높은 습도에 날개를 접고 꽃무리에 앉은 나비 떼는 비를 느끼는지 몸짓이 무겁습니다. 야산 밤나무 숲에는 밤꽃이 한창이라 차창으로 흘러드는 비릿한 향기에 취할 지경입니다.

수정만 해안로를 따라 돌다 옥계를 지나는 나지막한 바닷가에 앉아 계절의 잔치에 빠져 봅니다. 먼 산에서는 뻐꾸기 경쾌하게 울면 화답하듯 비둘기 구슬픈 울음소리가 화음을 이루고 직박구리·참새 소리 귓가에서 짹재 거리고 태양과 마주하며 온 감각을 열어 놓고 있으면 나비 팔랑대는 날개소리까지 다 들어 낼 듯 고요하면서도 분주합니다.

직박구리가 정말로 "찍박꾸 찍박꾸" 한다
고 따라 하다가 어디선가 "호로로로 휘이
익" 하는 소리가 들려 어떤 새 소린가 하
고 남편과 서로 티격대다가 둘 다 웃으며
포기하고 맙니다.

밤 숲에서 붕붕대는 벌 날갯짓 소리 들으
며 바닷가 모래사장 돌 틈을 환하게 덮으
며 가득 피어 흔들리는 갯메꽃무리 앞에
앉아 있으니 무릉도원이 따로 없구나 싶
을 정도로 행복한 기분이 됩니다. 갯메꽃
앙증맞은 꽃송이들이 무리지어서 하늘거

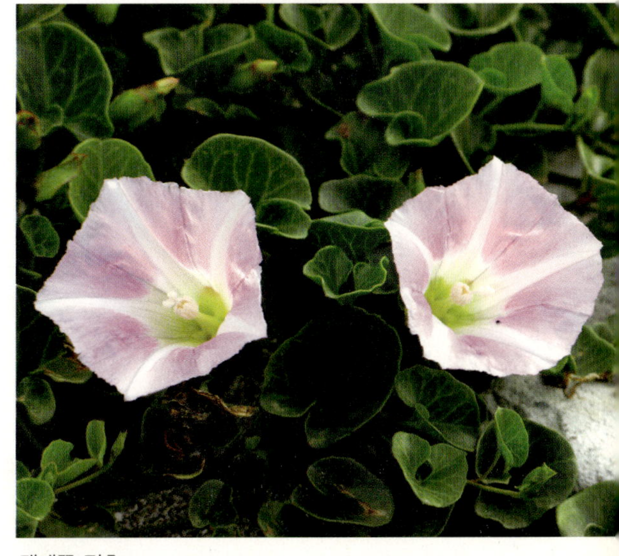

갯메꽃 전초

리는 모습과 잔잔히 이는 파도는 나비 떼 마냥 아름답습니다. 이때쯤이면 남부지역 바
닷가 모래땅에 특히 많이 피는 메꽃과의 이 갯메꽃은 땅바닥으로 덩굴을 이루며 뻗어 나
가는 덩굴풀입니다.

땅속으로 둥굴레보다는 얇지만 굵은 줄기가 뻗어나가며 6~7월에 걸쳐 연분홍빛 나팔꽃
모양으로 꽃을 피우는데 잎은 둥근 하트 모양입니다. 나팔꽃처럼 아침에 피었다가 저녁
이면 꽃잎을 오므리는데요. 산야지 초원에서 피는 메꽃은 잎이 타원형으로 길게 뻗으며
논에서 주로 피는 모메꽃은 고구마 잎 같은 모양을 하고 있어 서로 구분이 됩니다.

초여름 바닷가 백사장 부근에 연분홍 갯메꽃이 가득 피어 있는 모습을 보면 바다로 고기
잡이 나간 남편을 기다리는 여인처럼 가녀리고 어여쁩니다. 이름이라도 부를라치면 살
랑살랑 고개를 먼저 흔들 것 같은 그 모습이 예뻐서 '수줍음'이라는 꽃말이 붙지 않았나
싶습니다. 초여름 싱그런 햇살아래 가득 피어 있는 갯메꽃무리에서 낙원을 느끼는 한나
절이 한 주간의 있었던 힘겨움을 모두 잊게 합니다.

● **효능** : 뿌리는 한방에서 좋은 약재로 애용되는데, 특히 부인병(대하증 · 하리) · 진경 · 두통 · 해열 · 지혈 · 진통 · 각혈 · 이뇨 · 하리 등에 다른 약재와 처방하여 많이 쓴다. 농가에서는 큰 밭에 재배하기도 하는데, 독성이 있으므로 민간에서 쓰는 것은 위험하므로 다른 약재와 처방을 받아서 써야 한다.

● **어떻게 쓰이는지** :
꽃이 아름다워 관상용으로 이용되며, 꽃차를 만들어 두고 먹을 수 있다.

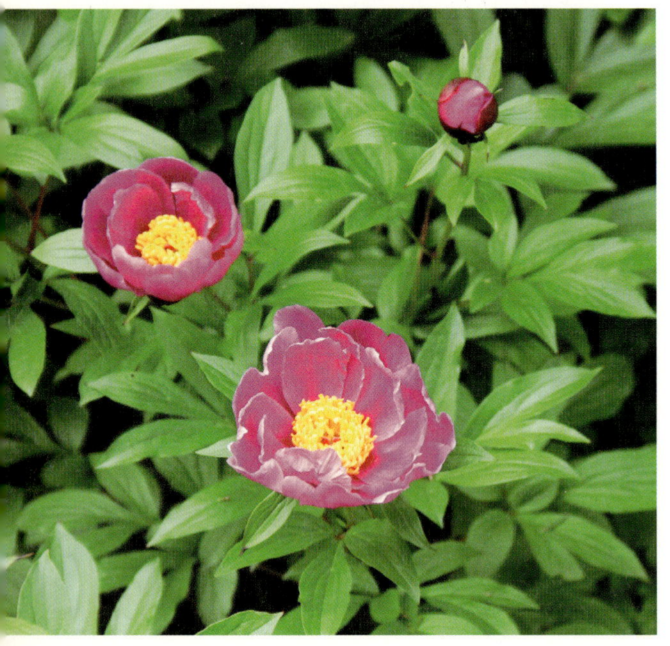
작약꽃

지금은 헐어지고 없는 옛 친정집 마당가에는 작약꽃 몇 그루가 있었는데, 제게 봄이 오는 속도를 가늠해 주는 바로미터였습니다. 얼었던 땅이 포슬 해지기 시작하면 들고나는 길에 쪼그리고 앉아 땅의 온도를 재곤 했는데요. 서릿발로 얼었던 땅이 녹고 볼을 갖다대면 끼쳐오던 흙내음에 훈기가 느껴지면 언제쯤이면 치마를 입어도 되겠구나, 상상하며 가슴이 설레곤 했습니다.

쑥 소쿠리를 챙기고 묵어서 녹이슬어 있는 나물칼을 빛나게 갈아놓고는 작약꽃 순이 언제쯤 올라 올려나 기다립니다. 소풍날짜 받아놓고 하늘을 보듯 화단 속을 들여다보며 봄을 기다립니다. 지난 가을 받아 두었던 꽃씨랑 사랑방 윗목에 갈무리해두었던 다알리아 뿌리도 점검해둡니다. 산골의 겨울이 길었던 만큼이나 봄에 대한 갈망도 짙었습니다.

간절한 만큼 드디게도 오는 산골의 3월이 중순을 넘어서면 뾰족이 작약꽃 순이 진자색과 고동색의 오묘한 빛을 발산하며 솟아오릅니다. 마치 털이나기 전의 어린 새 날개 죽지와도 같은 새순이 올라오는 장면은 환희를 넘어서서 경이로운 광경을 만듭니다.

시인 김영랑은 '모란이 지고나면 내 한해는 다가고 말아'라고 표현했지만 나의 한해는 작약꽃 새순과 함께 시작되었다가 작약꽃이 함박 웃으며 유유히 꽃잎을 떨굴 때부터 다시 봄의 기다림이 시작되곤 했습니다.

처음에 할아버지가 작약꽃 뿌리를 사다가 심을 때는 약으로 쓰기 위해서였는데 꽃이 너무 예뻐서 사립문 옆집에 들면 가장 먼저 보이는 자리에 심으셨습니다. 지금도 작약꽃 새순이 오르는 모습을 볼 때면 수십 년의 봄 이야기가 한꺼번에 몰려나와 길가에서나 절집에서나 새순 앞에 넋을 놓고 앉아 있기를 즐깁니다.

올해도 친정집 그 자리에는 작약꽃 새순이 올라오고 있는데요. 그 옆에는 모란꽃 나무가 또 새순을 피워냅니다. 모란과 작약은 꽃이나 잎이 많이 닮아서 같은 꽃 아닌가 생각하기도 하는데요. 모란은 나무이고 작약은 다년생 풀입니다. 연분홍 작약이 먼저 피어서 화려하게 지고나면 이어서 붉디붉은 정열의 모란이 핍니다. 정원에 같이 심어두면 그 두 꽃이 릴레이로 피어나는 즐거움을 맛볼 수 있답니다. 꽃송이가 크고 환한 모습이 사람들의 함박웃음과 같다하여 함박꽃으로 불리기도 합니다.

'부끄러움'이라는 꽃말을 갖고 있는 작약꽃이 여성스럽다면 태양아래 작열하듯 피는 모란꽃은 남성적이라 할 수 있습니다. 이 두 꽃에는 그 모습과 무관하지 않은 전설이 숨어 있답니다. 옛날 한나라의 공주가 사랑하는 왕자를 이웃나라 전쟁터에 보내놓고 애절하게 기다리며 수많은 세월이 흘러갔는데, 어느 날 거리의 눈먼 악사가 부르는 노래 속에 완자가 죽어서 모란꽃이 되었다는 사연이 들어 있었습니다. 슬픔에 빠진 공주는 그 나라로 찾아가 모란꽃 옆에서 지성으로 기도하여 작약꽃으로 화하여 모란꽃과 나란히 지내게 되었다는 이야기입니다.

작약이 수줍게 솟아올라 꽃봉오리를 앙증맞게 맺고 피어나는 모습을 옆에 있는 모란꽃이 그윽히 바라보다가 릴레이 하듯 붉게 피어나는 모습을 보면서 그들의 사랑 이야기도 함께 감상하며 행복한 봄을 즐겨보시기 바랍니다.

지치

지치과.
Lithospermum erythrorhizon
꽃 : 5~6월 열매 : 7월
키 : 30~70cm

🍃 **효능** : 야생 지치는 부인병에 특히 좋은 효능을 보이는데, 냉증 · 대하 · 생리불순 등에 특효가 있으며 피부를 곱게 하고 비만증을 치료해준다. 또 열을 내리고 독을 풀어주며 염증을 없애고 새살을 돋게 하며, 각종 암을 제하고 그 후유증을 없게 한다. 중금속이나 농약 · 알코올 중독을 풀어주는 특효도 있다.

🍃 **어떻게 쓰이는지** :
염료작물로 뿌리에서 보라색 물감을 얻을 수 있다. 오래 묵은 뿌리일수록 보랏빛이 더 짙다.

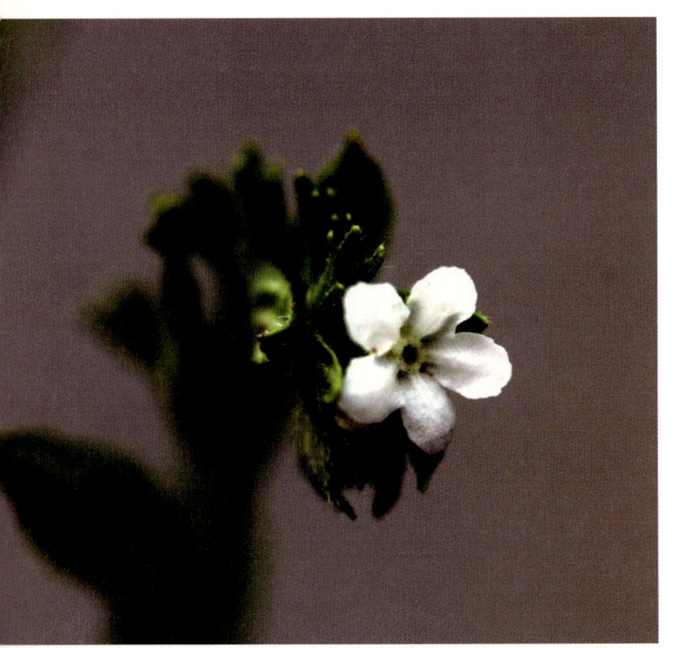

지치 꽃

연휴를 틈타 잠시간의 휴가를 다녀왔습니다. 콩밭에 쇠비름 매러 가자고 동생들을 부추겨 시골집에 모였는데요. 연례행사처럼 어린 조카들과 까마중 열매 따러 다니고 콩밭에 무성한 쇠비름 한 아름 해다가 무쳐먹고 비벼먹고도 남아서 봉지 봉지 싸서 도시로들 들고 왔습니다.

정자나무아래 모인 노인들께도 쇠비름 이야기를 나누며 옛날 약초 캐던 시절의 무용담을 들었습니다. 할아버지 살아 계실 적에 전설처럼 들어왔던 산삼 이야기는 아직도 돌고 있지만 아직 캤다는 사람은 없었다는데요. 할아버지가 황매산 깊숙한 곳에서 거울(풀 · 꼴)을 베어왔는데 그 곳에 산삼 잎이 가득 있어서 몇 해를 걸쳐 그 주변을 샅샅이 뒤졌지만 다시는 볼 수 없었다는 이야기입니다.

106

속단이나 박새를 캐다가 약을 잘 못 써서 병을 더 깊게 했다는 이웃 동네 약초꾼 이야기, 옛날의 그 많던 약초들이 다 사라졌다는 이야기로 꽃을 피우다가 다시 할아버지 이야기로 돌아갑니다. 힘이 장군이셨던 할아버지는 칠순이 넘어서도 키보다 높은 나뭇짐을 거뜬히 해 오셨는데요. 그 비결이 황매산 깊은 숲에 풀 베러 가셨다가 캐서 드셨다는 큰 더덕 뿌리만한 '지치'때문이라고 합니다. 큰 지치를 한 뿌리 뽑아서 반쯤 먹었는데 취해서 잠이 들어 깨어보니 밤이어서 겨우 돌아왔는데 그 후부터 감기 한 번 않고 건강하게 사시다가 팔순 넘어 장수하셨다는 이야기입니다.

이 지치는 약초꾼에게 산삼에 버금가는 전설적인 약초로 알려져 있습니다. 온갖 독을 제하고 살결을 곱게 하여 늙지도 않게 하는 신선이 먹는 약초라는 신비의 영약으로 알려져 있는데요. '지초', '주캄' 이라고도 하고 산속 깊은 곳 양지쪽에서 자라며, 줄기와 잎 모양이 흡사 참깨와 닮았고 5~6월에서부터 7~8월까지 작고 흰 꽃이 피어납니다.

뿌리가 보랏빛을 띤다 하여 '자초', '자근' 으로도 불리는데 땅 속 깊이 곧게 박혀서 자라며 오래된 것일수록 그 보랏빛이 선명하고 약효가 큽니다. 뿌리가 갖고 있는 열기 성분이 강해서 겨울에 눈이 내려앉으면 그 주위가 붉게 물든다는데요. 그래서 눈이 녹기 전 이른 봄이면 약초꾼들은 지치를 캐러 산을 오른답니다. 풀 주위를 붉게 물들이며 녹아 있는 곳을 찾기 쉽기 때문이지요!

어릴 때에 전설처럼 지치 이야기를 들으면서 겨울 눈 녹기 전에 꼭 한번 가보리라 계획했었는데 못가고 만 것이 못내 아쉬운데요. 이제는 숲이 짙어서 어르신들도 찾아 나서기 힘든 그야말로 신비의 영약이 되고 말았답니다. 요즘은 가끔 인공재배를 하기도 하는데 사람의 땀 기운이나 냄새가 닿으면 이내 썩어버려서 성공률이 낮고 또 10년 이하의 것은 약효가 별로 없어서 물감 만드는 염료로 쓰이는 정도라는데요.

마을 어른들과 말로 다 열거할 수 없는 신비의 영약 지치 이야기를 나누며 이미 전설이 되어 버린 산속의 약초와 할아버지가 가슴 뭉클하게 그리워집니다.

황매산 깊숙한 어느 곳에서 해마다 제철이 되면 수십 년 된 지치가 자라는 그 곳에 할아버지가 거닐고 계실 것 같은 상상을 하며 먼 산을 올려다봅니다. 올 겨울에는 기어이 저 산을 누비며 지치의 붉은 열기와 만나 보리라 다짐해봅니다.

● **효능** : 잎줄기를 따면 하얗게 나오는 유즙에 쓴맛을 내는 성분이 들어 있는데 그 성분이 위벽을 보호하고 소화를 도와서 위의 기능을 튼튼하게 한다고 한다. 요즘은 항노화성분이 많이 들어 있다고 전해져 더욱 인기가 높다.

● **어떻게 쓰이는지** :

이른 봄 연한 싹이 날 때부터 인기가 있어 씀바귀와 함께 봄나물로도 많이 찾는다. 각종 비타민이 많이 들어 있어서 미용에도 좋지만 쌉싸레한 사포닌의 맛이 입맛을 돋우어서 봄나물로 그만이다. 가을에 전초를 캐어 소금물에 삭힌 후 김치를 담가 먹는다.

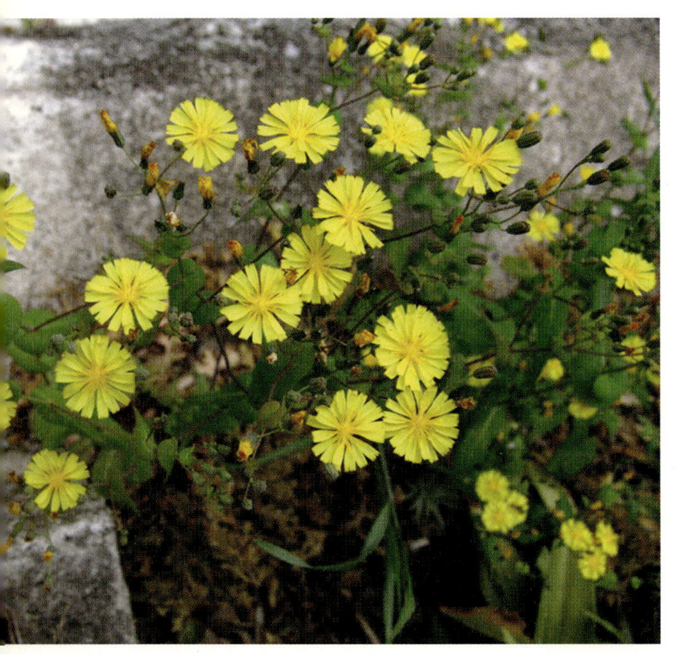

고들빼기 꽃

김장한지 한 달이 넘었는데 들판의 배추밭엔 배추들이 그대로 얼어 제자리에서 뭉개져 내리고 있었습니다. 하얗게 말라버린 겉잎을 비집고 속을 들여다봤더니 살얼음 가득한 속잎이 바스라질 듯 그 속잎을 싸고 힘겹게 겨울을 견디고 있었습니다. 배추 값이 안 맞아서 뽑지도 않은 채 버려진 배추밭을 보면서 깊어졌을 어머니의 한숨처럼 축 늘어진 겨울밭에 앉았습니다.

엊그제 내린 눈으로 월년초의 잎들도 얼어붙어서 냉이도, 개망초도, 달맞이꽃도 납작 엎디어 서릿발을 견디고 있습니다. 지난 가을 탐스런 꽃을 피워 올렸을 산국의 메마른 꽃대를 지줏대 삼아 사마귀가 집을 지어 놓고 바람에 아슬아슬 흔들리고 있습니다.

올해는 어머니가 가을 내내 캐다 모아서 담근 고들빼기김치가 유난히도 맛있었습니다. 통통한 뿌리를 씹을 때 나는 아삭거리는 소리랑, 생밤의 달콤함과 고들빼기 잎의 쌉싸름한 맛이 어우러져 얼마나 입맛을 돋우는지요. 몇 날 며칠을 고들빼기 김치하고 밥을 먹었습니다.

국화과의 고들빼기는 두해살이풀로서 한여름에 샛노란 꽃을 피워서 들판을 환하게 하는 들풀인데요. 여름에 꽃이 한창 피고나면 그 때부터 뿌리에 살이 오르기 시작하는데 가을걷이 끝나고 나면 가장 맛있는 상태가 됩니다. 그래서 어릴 때는 가을 들판에 나가 메뚜기 잡기와 고들빼기 캐기로 하루를 보내기도 했는데요. 요즘은 모두 어머니 혼자의 일입니다. 여섯이나 되는 자식들에게 한통씩 들려 보내려면 가을 내내 쉬지 않고 캐 모아야 가능했을 것입니다.

요즘은 칼로리가 거의 없고 콜레스테롤 수치를 낮추는데 좋아 다이어트 식품으로도 인기가 그만입니다. 특히 정신을 맑게 하는 성분이 들어있어 수험생들에게 먹이면 집중력이 높아진다고 합니다. 뿐만 아니라 칼슘·인·베타카로틴 등이 다량 함유되어 있어서 웰빙식품으로 각광 받고 있을 뿐더러 한방에서는 '약사초(藥師草)'라 하여 해독·장염·화농성 염증·두통·흉통 등을 치료하는 약재로도 씁니다.

인간의 건강한 삶을 되살리는 해법이 자연 속에 있다는 이치가 가장 강인한 우리 들풀들의 삶속에 녹아 있습니다. 추위와 가뭄 박토 굶주림을 잘 견딘 들풀들이 인간의 몸을 살리는 귀한 약재임을 알 수 있습니다.

풀 한포기 나무 한그루 힘든 과정 견디지 않고 살아남는 것이 없음을 겨울 들판 빈 밭에 앉아보면 숙연하게 느낄 수 있습니다. 그들의 장한 겨울살이가 꽃으로 만발한 봄 들판을 만들어 낸다는 사실 앞에서 우리의 겨울에 대한 해답도 찾아 볼 일입니다. 새해를 맞고 덕담을 나누며 올 봄에는 무엇으로 아름다운 꽃들을 피워 볼 지 한번쯤 성찰해 보는 것은 어떨까요?

● **효능** : 천남성은 독성이 매우 강한데, 초오와 같은 다른 독초들과 함께 사약으로 썼다는 것으로 보아 그 위험성을 알 수 있다. 한방에서는 해소·거담·진경·구토·파상풍·종창 등에 다른 약재와 함께 처방하여 썼는데, 한의사의 처방을 제대로 받아서 써야 할 약초이다.

민간에서는 중풍으로 쓰러졌을 때 뿌리를 갈아서 밀가루와 반죽해 수제비를 끓여 먹으면 효과가 있다 하였다. 그러나 독성을 없애는 처방을 따로 해야 하므로 사용에 주의해야 한다.

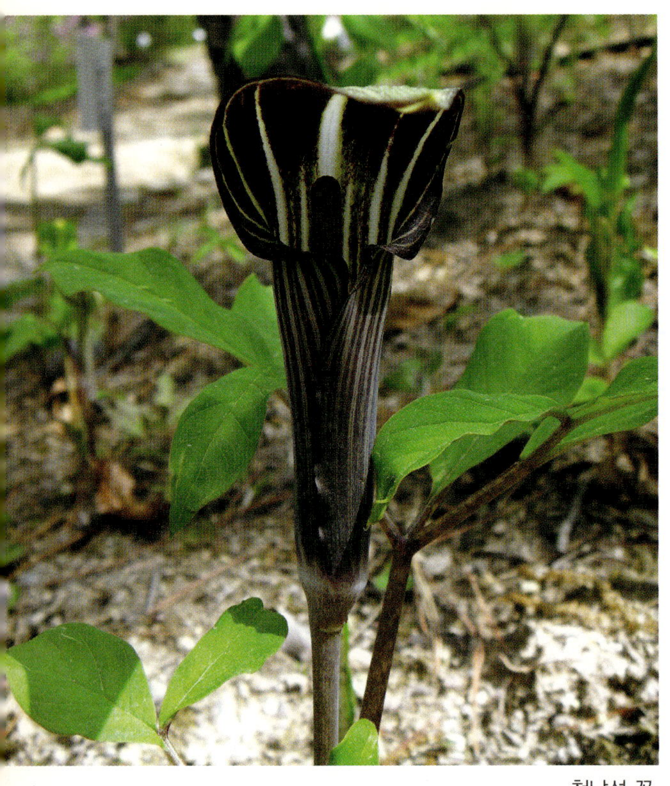

천남성 꽃

요 며칠 겨울다운 날씨에 종종걸음 치는 사람들의 발걸음을 보며 웃음이 납니다. 따뜻해진 날씨에 그새 익숙해져서 체감 추위를 못 견뎌 하는 모습이 우습기도 하고 겨울다운 날씨가 반갑기도 합니다.

살얼음 언 팥죽을 푹푹 떠먹던 추억이 그럴 듯하게 어울리는 동지를 지내고 들판은 깊은 고요 속에 잠겼습니다. 산기슭 양지쪽에 멋모르고 피었던 광대나물 꽃이랑, 조뱅이 푸른 잎이 된서리를 맞고 축 늘어졌습니다. 줄기 세우고 오르던 월년초(越年草) 잎들도 납작 땅에 붙어 몸을 낮췄습니다.

이런 시기에는 약초 캐기 좋습니다. 잎이 지고 난 후의 숲에서 약초를 찾으려면 꽃받침이나 열매를 찾기가 오히려 쉽기 때문이죠. 원래 잎이 오르기 직전인 이른 봄이 제일 좋

110

지만 열매보고 찾기엔 겨울 산이 더 좋습니다. 삽주나 오이풀 같은 풀들은 꽃받침이 열매처럼 달려있어 찾기가 쉽지요. 그래서 가끔 겨울 산을 오르면 약초들을 찾아봅니다. 참나무 낙엽 이불처럼 덮은 무학산 숲에 붉디붉은 열매 달고 겨울나는 천남성을 만났습니다. 붉은 열매가 옥수수처럼 알알이 박혀 그 무게를 이기지 못해 줄기가 휘어졌습니다.

색깔이 하도 붉고 예뻐서 한 알 따서 입에 넣었다가 형용할 수 없이 쓰라린 맛에 기겁했던 어린 날이 생각납니다. 할머니가 중풍으로 쓰러지신 후 할아버지의 지시로 온 식구가 산으로 천남성을 캐러 갔었는데 열매를 보고 찾으

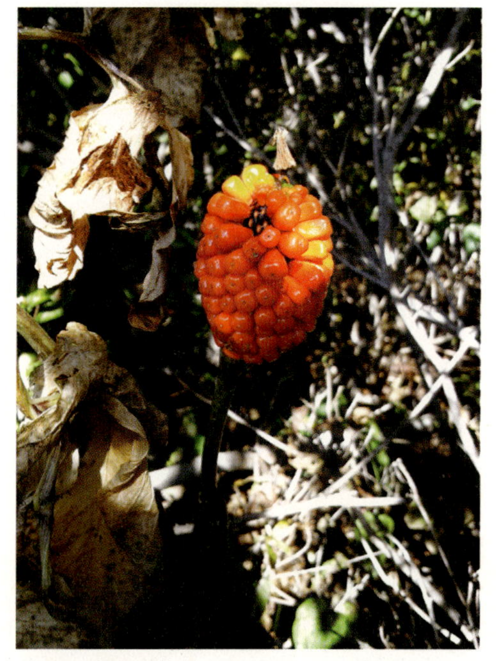

천남성 열매

면 된다고 일러주신 말을 듣고 찾아서는 약초라는 믿음 때문에 덥석 먹었다가 호된 맛을 본거지요. 그래서 그런지 이 때쯤이면 다른 열매는 새들이 다 따 먹고 잘 없는데 유독 천남성 열매는 온전히 달려 있었는데 그 이유는 새들이 잘 알았기 때문입니다.

천남성과의 여러해살이 알뿌리 식물인 천남성은 약초로도 유명하지만 독초로도 유명해 매우 주의해야 하는 식물입니다. 5~6월에 백록색 꽃이 피는데 꽃이라기보다는 기이하게 생긴 꽃받침이 수도원 수사가 모자를 푹 눌러쓴 것 같기도 하여 꽃으로 보기 어려운 모습을 하고 있습니다. 산지 숲 그늘에서 잘 자라며 벌이나 나비 보다는 개미같이 기어 다니는 곤충들이 들어가 수정을 하지요.

11월쯤 되면 푸르게 달렸던 옥수수 모양의 알이 빨갛게 익습니다. 꽃보다 열매가 훨씬 예쁜 풀이지요. 뿌리는 양파처럼 타원형인데 큰 것은 주먹만 하기도 합니다. 산속에서 자연으로 익은 열매들은 웬만하면 다 따서 먹어도 좋지만 한겨울에도 하나 상하지 않고 그대로 달려 있는 천남성 열매의 비밀은 그 약효와 독성에 있지 않나 싶네요.

냉이꽃

십자화과.
Capsella bursa-pastoris
꽃 : 3~6월 열매 : 6~7월
키 : 20~60cm

🌿 **효능** : 약명을 ‘제채(薺菜)’라 하는데, 전초를 말려서 달여 먹으면 눈을 맑게 한다고 한다. 한방에서 폐렴·이뇨·천식·부종·치통·토혈·해열·월경과다 등에 약재로 두루 쓰였다. 상처나 출혈이 심할 때는 생으로 찧어 붙이기도 하였다.

🌿 **어떻게 쓰이는지** :
봄철 쑥이 나기 전 어린 순을 채취하여 나물로 먹거나 국을 끓여 먹는다.

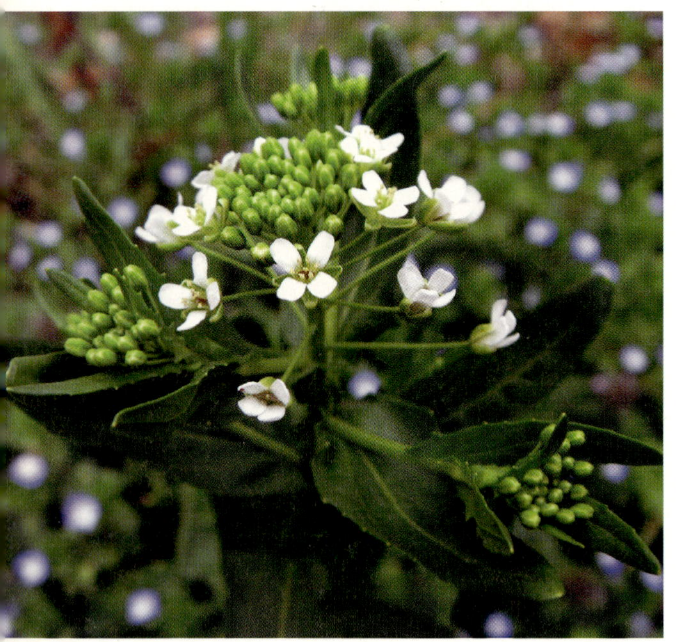

말냉이꽃

오래 전 고향을 떠나 살던 친구에게서 고향에 자주 가는 나더러 자기 고향집 사진을 좀 찍어서 보내달라는 요청을 받았습니다.

아버지 홀로 사시다가 지금은 빈 집이 되어버린 낡고 낮은 기와집 마당에 들어서니 친구와 어린 날 얽혀서 놀던 온갖 추억이 떠올랐습니다.

주인 없는 집 마당 한가득 봄꽃들이 잔뜩 피어 있고 화단엔 친구 아버지가 생전에 심어두셨던 복수초가 활짝 피어 햇빛에 바래가고 있었습니다. 작은 방 아궁이에 소죽이 끓고 나면 함께 빠알간 잉걸불 사이로 고구마를 밀어 넣으며 미래의 꿈을 속삭이던 그 자리엔 소복이 냉이꽃이 피어 있었습니다.

우리가 민들레 꽃씨처럼 세상을 향해 떠나가고 난 빈 자리에 세월의 숨결이 켜켜이 쌓여 냉이꽃 숲을 만들어 놓았던 것입니다. 하얗게 피어 흔들리는 꽃무리 앞에서 긴 생각에 잠겼다가 문자소식으로 사진과 글을 보내어 친구를 울려버렸네요.

십자화과의 냉이꽃, 이른 봄에 겨울을 넘긴 잎과 뿌리가 3~4월이 되면 긴 꽃대를 올리고 수십 송이의 자잘한 꽃들이 하얗게 피어 들길이나 마을길가 아무데서나 수수하게 피어 흔들립니다. 가장 흔하디 흔해서 쑥이 나기 전부터 가장 많이 캐서 밥상에 올리는 봄나물. '나생이', '나싱개'로도 불리며 보리고개 힘겹게 넘기던 시절 수많은 목숨을 연명하게 했을 흔하디 흔하지만 소중한 들풀입니다.

한 겨울 언밭에서 땅의 온기에 기대어 납작하게 붙어서 겨울을 나고 찬바람. 서리의 혹독한 시달림에서도 안으로 달디 달게 자신을 담금질하고 뿌리 실하게 상긋한 향기 담아내는 사랑스런 우리 들꽃입니다. 쑥국과 함께 된장 풀어서 냉이국을 끓여 먹거나 나물 무쳐먹으면 더없이 맛있는 봄 밥상을 만들어주던 들풀입니다. 냉이는 종류도 많아 논냉이 · 황새냉이 · 다닥냉이 · 말냉이 등 십수 가지가 넘는데요. 황새냉이 · 다닥냉이는 고추냉이처럼 매운 맛을 내어서 고추가 들어오기 이전에 조상들은 양념으로 쓰기도 했답니다.

냉이꽃을 보면 아이들에게 자주 읽어 주었던 '냉이꽃의 추억'이라는 동화가 생각납니다. 소아마비로 다리를 절어 운동회 달리기 시간에 늘 빠져있던 소녀에게 소년이 용기를 갖고 달려 보라며 냉이꽃 한 다발을 안겨주고 소녀는 그 꽃다발을 들고 수많은 사람들이 지켜보는 가운데서 절룩거리는 다리를 당당히 끌고 끝까지 달리는 모습을 감동 깊게 그려 놓은 동화인데요.

그 이야기를 읽는 내내 잔잔히 밀려오는 감동과 냉이꽃의 풋풋한 향기가 오랫동안 가슴을 채웠던 기억이 생생합니다. 이 동화의 내용처럼 냉이꽃의 꽃말은 '나의 모든 것을 다 바칩니다.' 입니다. 좋아하는 소년을 위해 모든 것을 다 바쳐 끝까지 달려내는 용기와 그 소년의 사랑이 이 꽃말의 감동을 더해 줍니다.

미나리아재비

미나리아재비과.
Ranunculus japonicus
꽃 : 5~6월 열매 : 9월
키 : 50~70㎝

● **효능** : 한방이나 민간에서는 두통과 관절통에 약재로 쓴다. 민간요법으로 풀잎을 찧어서 밥풀과 함께 짓이겨 고약처럼 만든 후 발 바닥에 붙인 채 걷지 않고 있으면 두통을 낮게 한다고 전해진다.

● **어떻게 쓰이는지 :**

3~4월 미나리아재비의 어린 싹이 날 때는 한창 나물 캐는 계절인데 먹음직하게 생긴 새순은 독성이 있기 때문에 다른 나물과 함께 캐면 위험하다. 생으로는 독해서 그 즙으로 살충제를 만들어 쓸 정도이다. 나물로 먹은 기록이 있기는 한데 푹 삶아서 한참을 우려내거나 말려서 이용했다고 하니 식용으로는 사용하지 않는 것이 좋다.

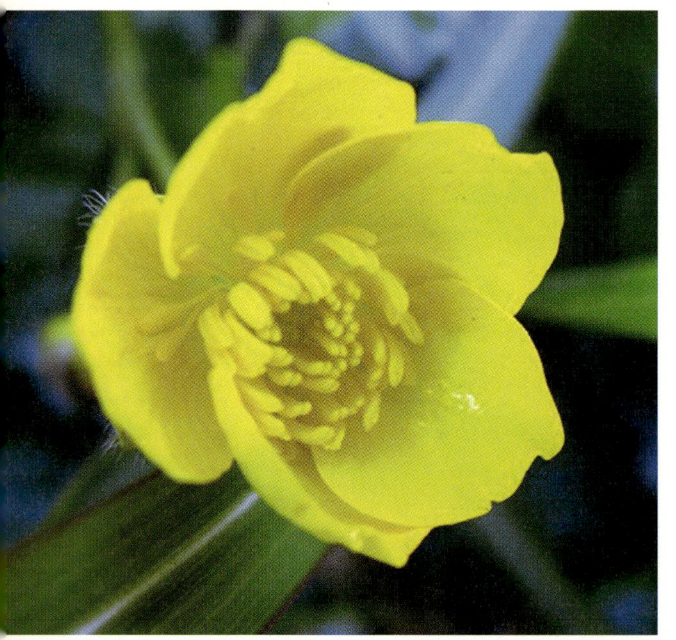

미나리아재비

갑작스런 강풍에, 황사에 혼란스러운 사월이지만 밤새 불던 바람 잦아드는 아침 산은 말갛게 세수한 어린 아이처럼 푸르고 싱싱합니다. 어제는 쌀쌀한 날씨에 세찬 바람이 불어대서 해마다 이렇게 사월이 오면 새순 돋우고 꽃피우기 힘들어지면 어떡하나? 황사바람 피하고 산성비 피하다가 봄 다보내고 말겠다는 불안의 마음이 쾌청한 하늘 보면서 안심됩니다.

창문을 열고 사방을 보면 산자락 곳곳마다 그림 속의 장면을 연출합니다. 을씨년스럽고 삭막했던 공터마저 잎 피고 꽃 피니 꽃동네가 되었습니다. 곳곳에서 들려오는 봄 축제 소식이 주말을 기다리게 하는데요.

벚꽃 축제가 끝나더니 진달래 축제·철
쭉제·한방 약초 축제의 소식이 야생화
찾는 사람들의 발길을 바쁘게 합니다.
나지막한 언덕이나 산길 가 곳곳에서 발
길을 붙드는 야생화들을 차근차근 살피
면 현미경으로 봐야만 보일 것 같은 꽃다
지·꽃마리 같은 작은 꽃도 완벽한 모양
과 색깔로 피어 우리를 유혹합니다. 봄길
산책 코스로 아름다운 무학산 만날재 고
개에 올해도 어김없이 미나리아재비가 흐
드러졌습니다. 날 맑은 날은 빛을 받아 반
짝이는 노란 꽃이 꼭 한꺼번에 쏟아진 별
을 보는 것처럼 눈부십니다.
꽃잎에 털이 없고 윤기가 나서 더욱 반짝

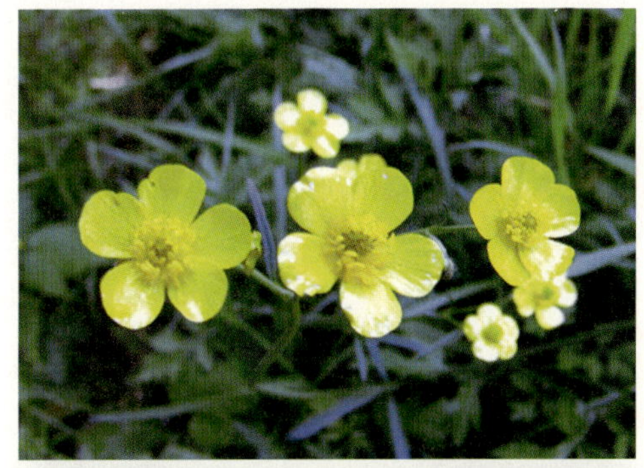

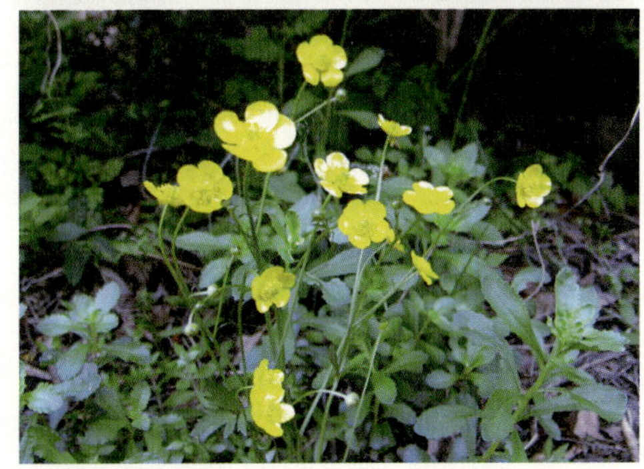

미나리아재비 전초

거리는데요. 미나리아재비는 여러해살이풀이라서 해마다 피었던 자리를 찾아가면 다시
볼 수 있어 좋습니다. 4~6월이 되면 야산 언덕 길가 풀밭에서 길게 꽃대를 올리고 샛노
랗게 피는데요. 산속 깊은 곳에서 주로 피어나는 ‘산미나리아재비’ 는 색깔이 짙고 아름
답기가 더합니다. 어린 잎 모양을 보면 꼭 말의 발자국을 닮았다 하여 ‘말의 발자국’ 이
라는 별명이 있고요. 꽃핀 모습을 자세히 보면 금잔을 닮았다하여 ‘황금의잔’ 으로 불리
기도 한답니다. 어린 잎이 날 때는 그 모습이 이질풀이나 투구꽃과 비슷해서 혼동하기
도 하는데요.

꽃말이 ‘천진난만’ 이라는데요. 누구든 그 꽃을 한 번 보시면 왜 이런 꽃말이 붙었는지
한 번에 알게 될 겁니다. 작고 앙증맞은 꽃송이가 긴 꽃대 위에서 피어 흔들리는 모습을
보면 어린 아기가 풀밭에서 뛰노는 모습을 떠오르게 합니다. 정말 사랑스럽고 예쁜 꽃
인데요. 지금 한창으로 피어 있는 미나리아재비 꽃을 보러 산으로 들로 나가 보면 어디
서나 만날 수 있습니다.

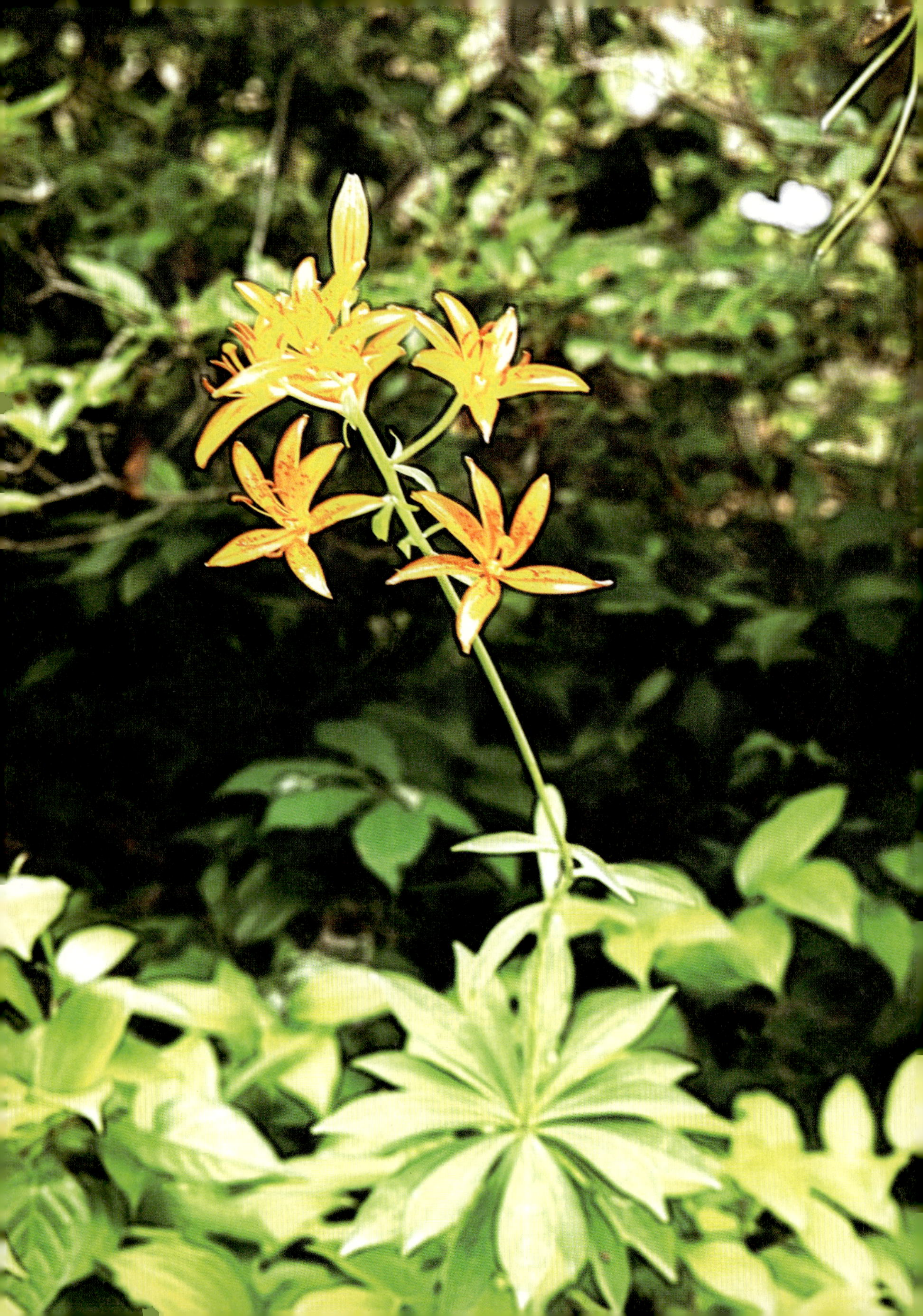

PART 2

여름에 만나는
건강약초

백합과의 여러해살이풀인 하늘말나리.
어디에서 만나도 깜짝 놀랄 만큼 짙고 붉은 꽃송이로
나 보란 듯이 하늘 향해 활개 펼치며 핍니다.
장미가 아름다운 건 가시가 있기 때문이라는 말은 이 하늘말나리 앞에선 무색합니다.
자기 보호를 위한 무기나 독성을 갖지 않고도
최고로 아름다울 수 있는 위엄이 있어 더욱 멋지다는 생각을 들게 합니다.

🍃 **효능** : 한방과 민간에서는 뿌리를 강장제·이뇨제·대하증 등에 다른 약재와 처방하여 쓴다.

🍃 **어떻게 쓰이는지** :

아무데서나 잘 자라서 관상용으로도 흔하게 심으면 좋고, 어린 잎은 신맛이 나서 돌나물처럼 생조리개 해서 비빔밥에 넣어 먹으면 별미이다.

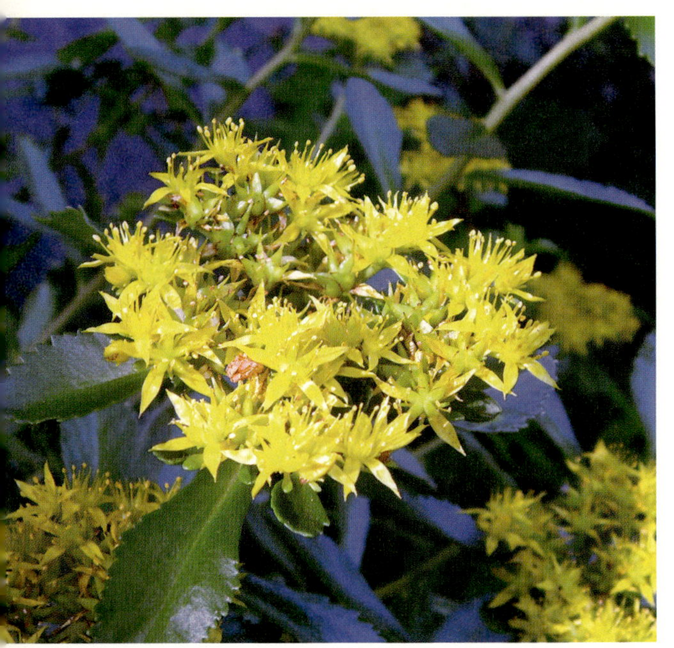

기린초

한낮의 열기가 대단합니다. 시내를 한 바퀴 돌다가 온통 땀에 젖어 돌아왔습니다. 골목마다 내뿜는 에어컨 환풍기의 열기가 아스팔트 복사열과 합쳐 나를 단숨에 찜쪄먹을 듯합니다. 벌써부터 웬 호들갑이냐고 지청구 들을 일 같은데 양산도 하나 안 들고 나갔다가 갑작스레 끼쳐오는 열기 때문에 발갛게 익어서 들어왔는데, 밥맛이 없는 게 아무래도 더위를 마신 듯합니다. 모두들 집안에서 에어컨을 틀어대니 사람들은 거리로 나설 수가 없습니다.

아마 올 들어 최고의 전력량을 소비했노라는 뉴스가 뜰 것 같습니다. 북한에 전기 공급해주기로 했다는 소식 들은 사람들은 우리도 모자라는 전력을 나눠 주냐는 보수 신문식 원성이 자자하다는데요. 무엇이든 쓰고 쓰다가 남으면 나눠줄 수 있다고 생각하는 우리의 나눔 의식이 씁쓸합니다.

118

우리한테 귀할 때 상대에게도 귀하고 가치 있다는 것과 아끼고 아껴서 나눠줄 때 더 의미가 크다는 생각을 함께 해봤으면 좋겠습니다. 볼일이 있어 차를 타고 진동 가는 구 도로를 돌아가는데 요 며칠 동안의 더위에 바위틈새의 풀들이 지쳐 늘어졌습니다. 바위 위에서 고스란히 뙤약볕을 받고 선 들꽃들을 보는데 꽃 몇 송이가 노랗게 피어 시들지도 않고 용케 버티는 기린초를 보니 반갑고 놀랍습니다.

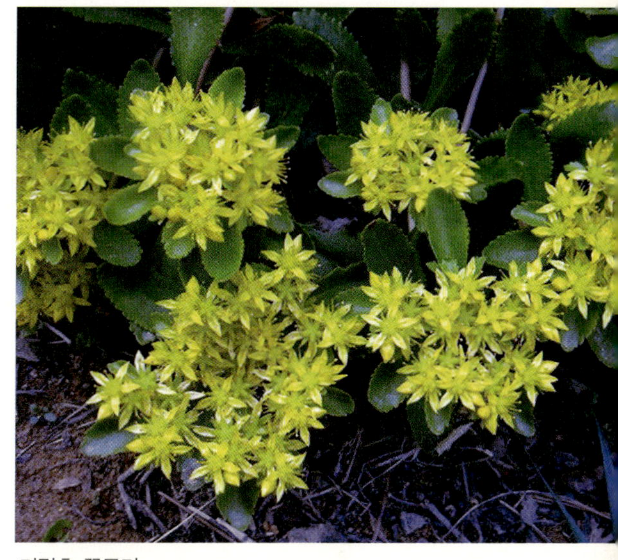
기린초 꽃무리

다육성 식물이라 잎에 저장해뒀던 물기로 생기를 유지하며 버티고 있는 모습이 참 장하기도 합니다. 기린초는 꽃대가 기린처럼 길게 쭉 뻗어 올라와서 핀다고 이름 붙은 돌나물과의 여러해살이풀인데요. 6~7월이면 산기슭 바위틈 같은 데도 뿌리를 내리고 잘 자라는 생명력 강한 풀꽃입니다. 울릉도와 북부의 산 바위 위에서 잘 자라는 '애기기린초'와 바닷가에서 자라며 줄기와 잎에 붉은 빛을 띠는 '섬기린초', 그 밖에도 좁은잎기린초·큰잎기린초 등등 전국에 걸쳐 예닐곱 가지 꽃이 피어납니다. 번식력이 강해 쉽게 무리를 이룹니다.

흡사 별의 모양을 닮은 꽃이 꽃대 하나에 수백 송이가 자잘하게 붙어서 우산 거꾸로 펼친 모양처럼 환하게 피어납니다. 한여름 더위에 한껏 지친 산 바위 틈새에 당당하게 하늘과 맞서 피어 있는 기린초를 보면 엄마가 생각납니다.

온갖 들풀들을 뜯어다가 양푼에 넣고 두세 번만 굴리면 비빔밥 한 그릇 맛나게 해치울 수 있는 반찬이 만들어지던 요술 손의 엄마와 어린 날의 추억이 떠오르는데요. 그 힘으로 여름도 신나게 났던 것 같습니다. 누구나 바위틈에 기린 꽃 핀 모습 보면 인내심을 떠 올릴 듯 한데요. 꽃말 '추억'과 '인내'는 우리처럼 기린초 꽃밭을 누비며 자라던 누군가가 지었지 않았나 싶습니다.

🌿 **효능** : 밟히면 밟힐수록 잘 자란다는 질경이 전초에는 섬유질이 풍부하여 변비 치료나 이뇨제로도 널리 알려져 있으며 눈을 맑게 하고 대하를 치료한다하여 민간에서 애용하는 약초다. 민간에서는 청열·거담·소변불통·대하·혈뇨·해수·황달·수종 등에 달여 먹으면 좋은 효과를 본다고 전해진다. 씨앗은 볶아서 차로 달여 마시기도 하고 전초와 함께 갈아서 환을 지어 먹으면 변비와 정혈 작용이 뛰어나다고도 한다. 각종 문명병인 고혈압·만성간염·부종·바이러스성 이질·신장염·방광염·요도염 등 여러 가지 질환에도 각광을 받고 있다.

🌿 **어떻게 쓰이는지** :

이른 봄에 새순을 뿌리째 캐서 나물해먹거나 국 끓여 먹으며, 전초는 그늘에 말려서 차로 만들어 먹거나 물에 달여 먹기도 한다.

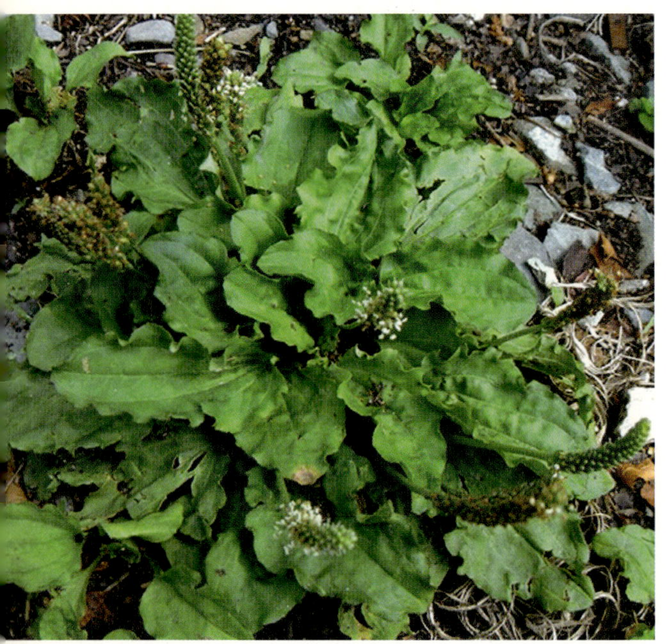

질경이

날씨가 많이 포근해졌습니다. 농부는 산밭에 밭을 갈고 그 아내는 밭두렁에 앉아 쑥을 캡니다. 밭 한 모퉁이에는 쪽파가 실하게 자라고 있고요. 황토 냄새가 싱그럽게 코끝을 스칩니다. 문득 맨발벗고 황토밭에 들어가 씨앗을 심고 싶은 충동에 사로잡힙니다. 양지쪽 길섶이나 밭둑가에는 배암차즈기 몇 포기가 겨울에 얼었던 갈빛 잎을 갈고 새잎을 밀어내고 있습니다. 월년초들이 눈에 띄게 활기를 찾고 푸른빛을 펼칩니다.

마음이 성큼 봄을 향해 열립니다. 할머니
의 소쿠리에는 쑥보다는 벼룩아재비·광
대나물·개풀알풀·별꽃 여린 순이 소복
히 담겨 있습니다. 곁에 앉아 버드생이
어린 잎이 마른 잎을 헤치고 올라오는 새
순을 뜯어 담아 줍니다.

"젊은 사람이 나물도 많이 아네. 이것 먹
는 것은 우찌 알았노?" 나는 막 새순을 밀
어 올리는 질경이 한 뿌리를 곱게 뽑아서
가지런히 정돈해서 넣어줍니다. "벌써 빼
뿌쟁이가 났습니꺼.", "났고 말고 저 쯤치
는 냉이가 한참 컸다." 등 뒤로는 따사로
운 햇살이 겉옷을 벗게 합니다. "이 빼뿌
쟁이는 잘 씻어서 국 끓여 먹으마 제일인

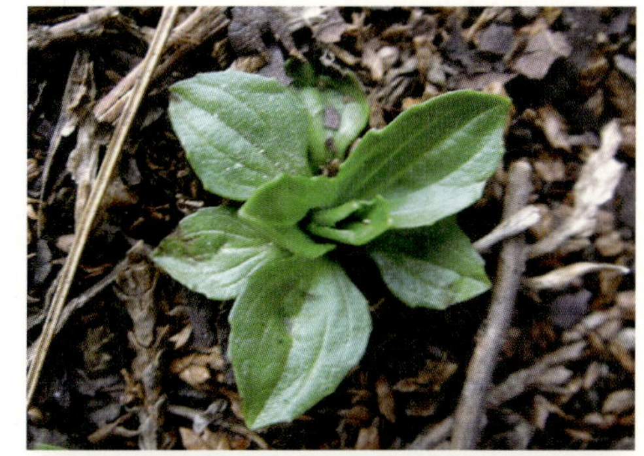

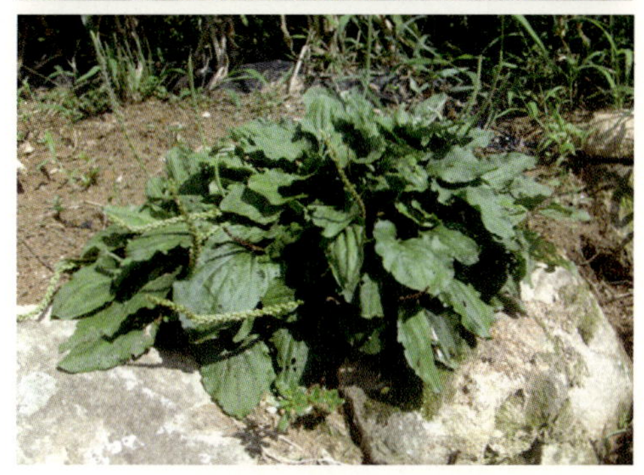

질경이 새순(위)과 성장한 질경이 전초(아래)

기라. 쫄깃한 것이 달콤한 맛도 돌면서 몸에도 그리 좋다네.", "이 나물을 질경이라 부르
는데 피를 맑게 하는 데는 최고라고 합니더. 새싹 막 올라 올 때만 부드러워서 나물로
먹지예?" 한창 대화가 길어집니다. 할머니가 옛날 처방해서 먹는 온갖 민간요법이 다
동원되고 둘은 죽이 척척 맞아 한나절 시간가는 줄 몰랐습니다.

질경이는 마차바퀴 아래 수없이 깔려도 끈질긴 생명력으로 버틴다고 하여 '차전자', 척
박한 길가나 자갈밭에서도 잘 자란다고 하여 '길장군' 등 별명도 많은 풀꽃입니다. 여름
에 꽃이 피면 학교 길에 모여앉아 긴 꽃대를 뽑아 '꽃씨름' 놀이를 하던 친근하고 정겨
운 질경이는 우리 민족의 끈기를 많이 닮았다고 표현하기도 합니다.

올 봄에는 질경이로 문명병에 지친 몸을 달래보는 것을 어떨까 제안합니다. 우리 발아
래서 밟히고 밟히면서 더욱 꿋꿋하게 꽃피우는 질경이의 꽃말은 그래서 '발자취' 랍니
다. 질경이의 삶을 살펴보면 그 의미가 더욱 심장해질 것입니다.

🌿 **효능** : 한방과 민간에서는 뿌리를 작약이나 익모초와 같이 산후출혈·토혈·적리(赤痢)·월경과다 등과 같은 부인병에 사용한다. 그 밖에 창종·습진·충독 등에도 썼으며 민간에서는 개에게 물렸을 때 뿌리를 찧어 붙이기도 하였다.

타닌 성분이 많아서 지혈효과가 있는데, 특히 화상을 입었을 때 전초를 찧어서 붙이면 화기를 빨아내고 2차 감염을 막는데 효과가 좋다고 한다. 오이풀차는 해열에도 효과가 좋다고 전해진다.

🌿 **어떻게 쓰이는지** :

이른 봄에 나는 부드러운 잎은 따서 나물로 먹기도 하고 순은 따서 볶아 차를 만들어 마시면 건강에도 좋다.

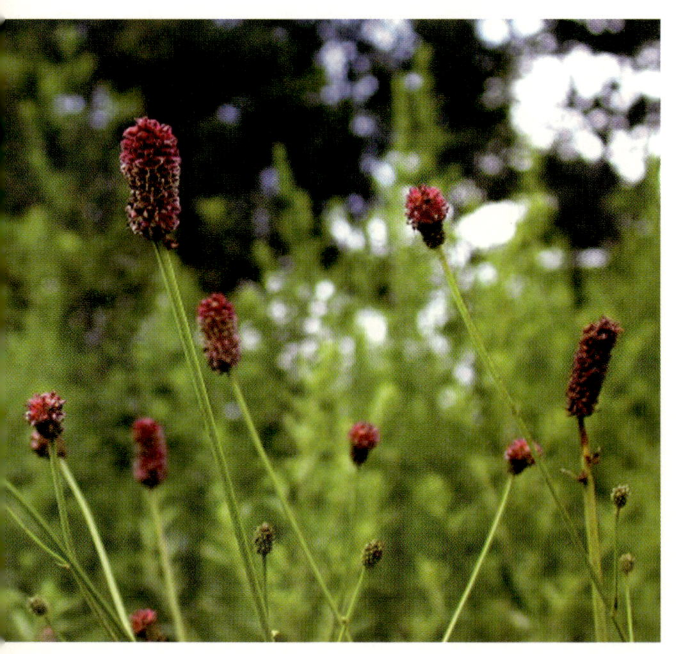

오이풀

엊그제 눈비가 온 후 날씨가 한결 포근해졌습니다. 무학산 등성이는 아직 희끗희끗한데도 추위가 느껴지지 않고 마음에 봄물이 듭니다. 온갖 생명들이 꿈틀대는 듯 한 생기를 느끼며 서릿발 녹아서 부드러워진 산밭의 흙을 만져 봅니다.

등산길에서 돌아오는 사람들은 겨울 산에 피는 눈꽃이 봄꽃보다 아름답더라고 자랑입니다. 죽은 듯 바람 소리만 가득한 겨울 산이 품고 있는 수많은 생명들. 땅 속에서 잠잠히 숨쉬며 푸른 물 긷는 뿌리들, 눈 녹은 물로 촉촉이 씨앗 불려 싹을 준비하는 작고 작은 생명들의 소리를 가끔씩 들으려 애써

122

보세요. 그래서 겨울산은 혼자 오르는 게 좋습니다. 잔디밭에 누워 보기도 하고 숲길에 가만히 엎디어 흙냄새를 맡아 보면 어디쯤 봄이 오는지 온기가 느껴질 겁니다. 말라버린 꽃대를 더듬어 뿌리를 찾아 헤쳐 보면 살이 오른 뿌리 근처 털복숭이 새순이 푸른 잎을 돋울 준비를 하고 있답니다. 여름에 꽃 피었다 꽃 핀 모양 그대로 말라 있는 오이풀의 줄기를 찾아 밑동을 헤쳐 보니 막 봄을 준비하고 있는 새살이 느껴집니다.

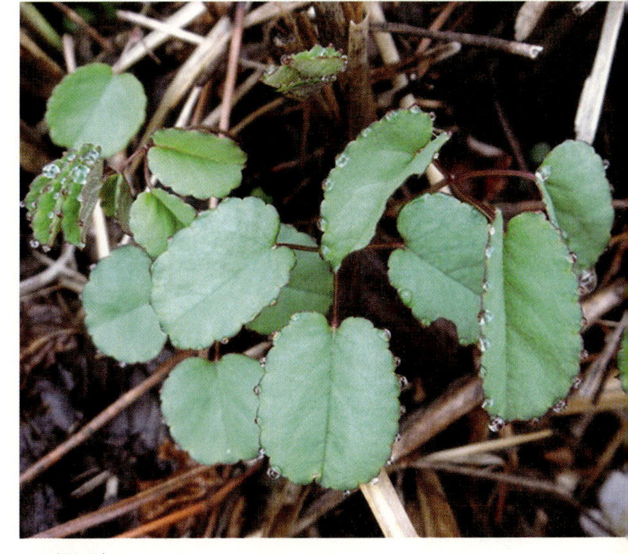

오이풀 잎

약명으로 '지유초(地榆草)'라 불리는 오이풀은 장미과의 여러해살이로 약재에 많이 쓰인답니다. 그래서 오이풀은 들꽃으로 부르기보다는 약초로 불리는 것이 맞습니다. 지유초 이파리와 줄기를 따서 손바닥에 탁탁 두드려서 냄새를 맡아보면 수박 냄새에 가까운 짙은 오이향이 나서 '오이풀'이라는 이름이 붙었다 합니다. 어린 날 소먹이러 가면 오이풀 줄기 따서 "오이냄새 난다. 수박냄새 난다."라고 주문을 외며 잎이 시들할 때까지 탁탁 치면 와락 안겨오던 짙은 오이향의 싱그러움에 매료되곤 했지요. 늦여름이 되면 긴 줄기에 몽글몽글 오리나무 열매 모양의 작은 솔방울 같은 꽃을 피웁니다. 꽃의 빛이 아주 짙은 자색이라 고동색에 가깝게 보입니다. 솔방울 같이 딱딱한 수백 개의 꽃받침이 꽃술을 하나하나 싸듯이 피어나는데 그 모습이 아주 신기하면서도 앙증맞습니다.

이 꽃의 이삭은 염료로도 씁니다. 야산에서 피는 오이풀 꽃 모양은 이런데 고산 지대에서 피는 산오이풀은 꽃 모양이 많이 달라서 길쭉한 이삭 모양의 꽃이 강아지풀처럼 휘어져 진분홍빛으로 핍니다.

작은 방울 같은 오이풀꽃이 피어 바람에 흔들리는 모습이 굉장히 귀엽고 앙증맞은데 '애교'라는 꽃말이 참 어울리는 꽃입니다.

● **효능** : 한방에서는 '대정초(大丁草)'라 하여 물에 달여 먹거나 술을 담가 먹으면 습기를 없애고, 해독·마비 증상에 약재로 쓰기도 한다.

● **어떻게 쓰이는지** :

햇볕이 잘 드는 곳이면 어디서나 잘 자라므로 관상용으로도 인기가 높다. 작은 화분에 심어서 베란다에 놓고 키우기도 좋은 꽃인데 야생은 잘 키우기 힘들기 때문에 적응 재배해 놓은 것을 길러야 좋다. 어린 잎은 나물이나 떡을 해서 먹기도 한다.

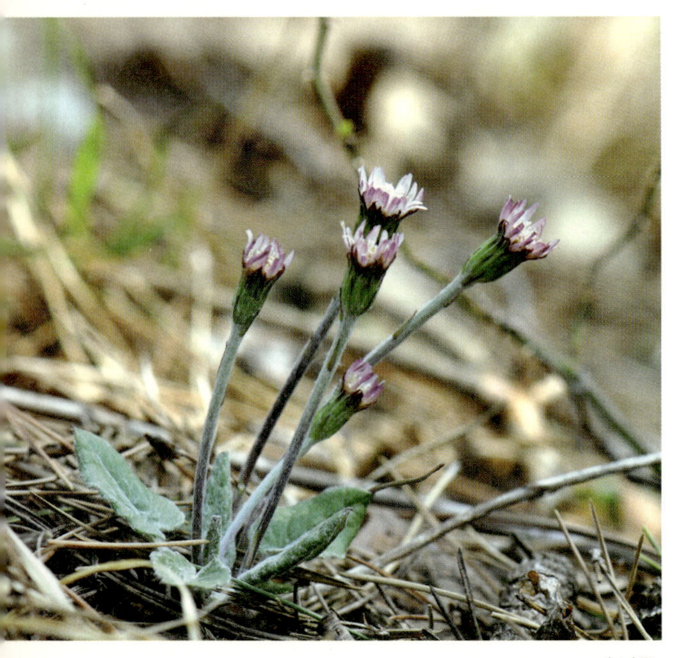

솜나물

비 온 후 깨어나는 온 산과 들이 어린아이의 웃음소리 같기도 하고 아장대는 걸음걸이 같기도 하고 옹알이 같기도 합니다. 그제는 고성 들판으로, 어제는 창원 봉림산으로, 내일은 고성 연화산을 둘러볼까 합니다. 훈훈한 온기 따사로운 개울에는 도롱뇽 알이 가득하고 습지 고인 물에는 비단개구리의 짝짓기가 한창입니다. 도롱뇽 알이 개울 한가운데 떠 있는 모양을 보니 올해는 가뭄이 들겠다고 기후 예측을 하는 환경연합 임국장님의 설명은, 물이 풍부해서 물살이 셀 가능성이 높을 때는 물가의 나뭇가지나 돌 가장자리에 알집을 접착하고 알을 낳는데 가뭄이 예상될 때는 물 가운데 알을 낳는다고 합니다.

양지쪽 무덤가 평지에는 온갖 꽃들의 봄 잔치가 한창입니다. 가슴을 땅에 대고 낮게 엎디어 양지꽃·애기풀·제비꽃들이 피어나는 모습들에 흠뻑 취해봅니다.

버들강아지는 한 주 사이에 익어버려 쓴 맛이 돌고 원추리잔대 싹이 먹기 좋게 돋았습니다. 산 길가 풀섶에 무리지어 솜나물 꽃 피었습니다.

납작한 잎 사이로 길게 꽃대를 올리고 다홍빛 꽃송이 수줍게 벌고 있고 하얗게 핀 모습은 별처럼 예쁩니다. 국화과의 다년생 풀인 솜나물은 이름 그대로 잎 뒤에 솜 같이 하얀 털이 거미줄처럼 얽혀 있어 솜나물이라는 이름이 붙었다는데요. 옛

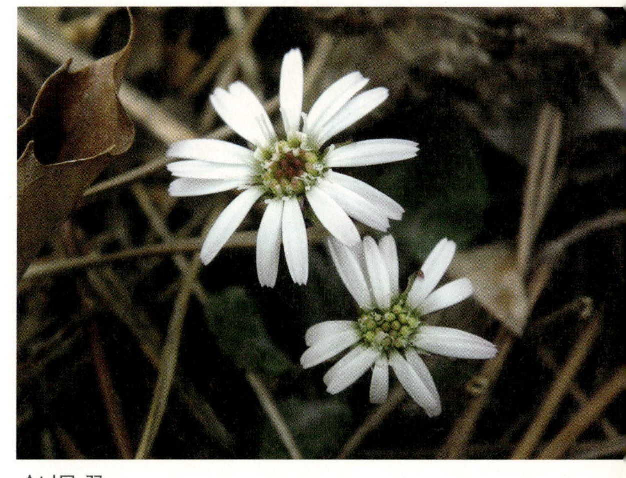

솜나물 꽃

날 솜이 귀하던 시절에는 잎을 말려 부싯깃으로 썼다고 하여 '부싯깃나물' 이라고 부르기도 했답니다. 쑥이나 수리취처럼 잎에 솜털 성분을 많이 갖고 있는 풀들은 대개 떡을 해서 먹는데요. 솜나물과 함께 떡쑥·솜방망이·솜다리 등은 떡을 해먹으면 쫄깃한 맛을 냅니다. 이 솜나물은 또 재미있는 특성을 갖고 있는데 이른 봄에 피는 꽃은 씨앗을 맺지 않고 10~20cm의 나지막한 키로 자라 꽃잎을 활짝 벌려 피는데, 8~9월 한여름 지나 피는 꽃은 50~60cm의 높은 키로 꽃대를 길게 뽑아 올려서 꽃잎은 벌리지 않는 폐쇄화로 피어 열매가 익으면 민들레처럼 홀씨를 퍼뜨려 번식한답니다.

장유계곡 참나무 숲에 노루귀가 피었다가 벌써 졌고 얼레지가 한창 꽃대를 올리고 있다는 소식을 접하며 고성 연화산 밤밭 고개에 산을 온통 덮으며 피어나는 얼레지 꽃바람을 맞으러 가 볼 예정입니다. 봄꽃이 더욱 아름다운 것은 너무 짧은 기간에 피었다 져버리는 아쉬움 때문일 겁니다. 해가 갈수록 짧아지는 봄을 일상에 매달려 보내 버릴 수는 없다는 마음 때문에 다른 일이 손에 잡히질 않는데요. 지금 어디쯤에는 지난해 피었던 복수초가 피었을 것이고 깽깽이풀이 솟아났을 것이고, 그 계곡의 동의나물은 올해도 무사히 피었는지 여러 풀꽃들의 안부가 근질거려서 자꾸 떠도는 마음을 아예 채비 차리고 나다니며 봄기운에 지쳐 보내 볼 양입니다. 이 또한 나이 듦에 대한 아쉬움과 짧은 봄에 대한 덧없음을 위안하는 마음 아닐까요.

● **효능** : 전초를 '압척초' 라 하며, 청열 · 지혈 · 토혈 · 혈변 · 혈뇨 · 이질 · 타박상에 효능이 있다. 또 물로 달여 먹으면 이담 작용과 혈당을 강하시키는 작용을 한다. 생잎과 줄기는 종기를 치료하는데 쓰기도 했고 한여름 무성한 줄기더미는 걷어서 그늘에 말려 뒀다가 달여 먹거나 꽃을 덖어 차로 마시면 당뇨에 좋다하여 약으로도 쓰인다. 강인한 생명력 만큼 약효가 좋다.

● **어떻게 쓰이는지** :

어린 순은 나물로 먹을 수 있으며 깨끗한 곳에서 자라는 잎은 따서 샐러드를 해 먹어도 좋다.

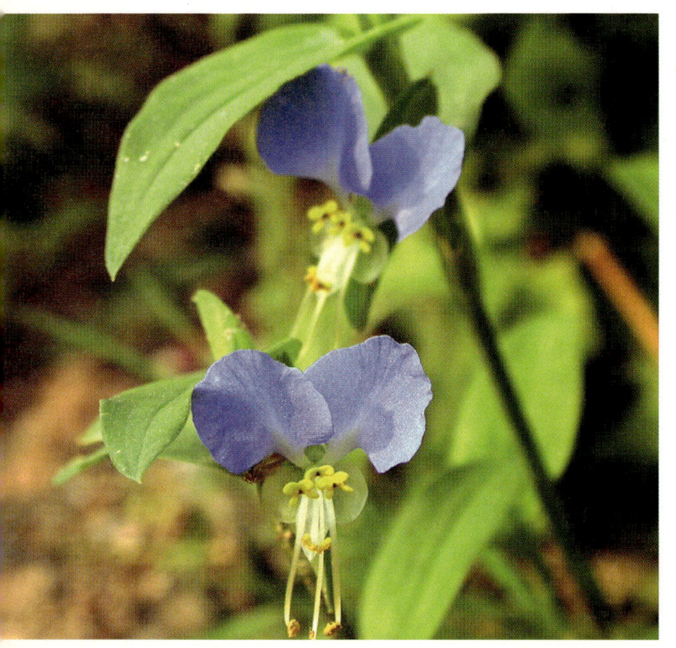

닭의장풀 꽃

연초록의 세상이 오월을 더욱 싱그럽게 합니다. 발밑에 채이는 것이 모두 저마다의 이름을 갖고 옹찬 생애의 환희를 펼치는 푸른 들풀들입니다. 발걸음을 떼놓을 수 가 없는 풍경들이 곳곳에 펼쳐져 있어 숫제 쪼그리고 앉아 오리걸음으로 산책을 합니다.

아직 이슬을 채 털지 않은 꽃송이들이 마치 말을 걸어 달라는 듯 꽃잎을 벌립니다. 곁을 지나는 사람들도 쪼그리고 앉아 무얼하나 싶은지 고개를 주억거리다가 갑니다. 습기가 있는 곳에서 사는 개구리자리나 미나리는 꽃을 맺느라 한창이고 모래땅에서도 잘 자라는 질경이는 꽃대에 털이슬을 가득 달고 있습니다.

오월의 아침 풍경은 찬란한 신의 작품이 아닐까 생각합니다. '저 풀잎처럼 저토록 싱그러웠던 시간들이 내게도 있었을까?' 반문해보며 하나하나 이름을 불러 줍니다. "쥐꼬리망초야, 민들레야, 주름잎아, 애기똥풀아, 달개비야… 너 참 아름답다."

달개비로 불리는 닭의장풀은 청보랏빛 푸른 꽃송이가 햇빛에 스러질 듯 연약한 꽃잎 아슬하지만 곧추선 꽃대는 당당하고 의연합니다. 닭의장풀은 수분이 많은 식물이라서 날씨만 따뜻해지면 마을이나 들길 산과 들을 가리지 않고 천지 사방에서 피어나는데요.

닭의장풀과의 일년생 풀로 전국 들판 민가 주변 어디서나 힘차게 잘 자라는 이 꽃은 꽃 핀 모습이 닭볏처럼 생겼다고도 하고 닭장 가에 주로 많이 핀다고 하여 '닭의장풀'이라는 이름이 붙었다고 하는데요. '달개비'라는 이름으로 더 많이 알려져 있습니다. 부드럽고 윤기 나는 잎을 따서 풀피리를 불기도 하고 어릴 때 소꿉놀이 반찬재료로도 많이 썼답니다.

갖고 놀다가 버려두고 얼마 후 보면 그 자리서 바로 뿌리를 내리고 자라고 있어 우리를 놀라게 했던 번식력 강한 풀입니다. 부드러우나 강인하고 줄기찬 번식력이 지독한 닭똥 무더기 옆에서도 잘 자라나서 닭장가에 유난히 많은 것이 아닐까 싶습니다. 다른 풀들은 닭똥거름이 독해서 자라지 못하거든요. 여름이 시작되면 무리지어서 청보랏빛 꽃을 피우는데 그 색깔이 신비롭고 아름다워서 제가 무척 좋아하는 꽃인데요. 너무 흔하디흔해서 사람들이 밟고 지나는 천덕꾸러기 들풀이기도 합니다.

우리집 창가 화분에는 겨울에도 달개비 순이 올라옵니다. 저는 멀리 있는 봄을 화분에 나는 잡초에서 느끼며 행복에 젖곤 하는데요. 이웃 아주머니들 오시면 잡초 그거 뽑아 버리라고 성화 할 때마다 마음이 조마조마 합니다. 누군가가 저 화분에 대고 부지런을 떨면 어쩌나 하고 말입니다.

그렇게 자란 닭의장풀·괭이밥·주름잎 등의 풀들이 화초보다 더 사랑스럽고 애잔하여 정성을 다해 길러줍니다. 그래서 사계절 내내 우리 화분에는 닭의장풀이 자라곤 한답니다. 함께 살아가기 참 좋은 친구 같은 이 풀들이 있어 저의 생태적 감수성은 늘 촉촉합니다.

● **효능** : 8~9월에 익는 열매는 '구맥(懼麥)'이라 하는데 말려서 이뇨제로 처방해 쓰기도 했다. 옛날 할머니들은 어린 아이가 신장염을 앓아 통통 부어오를 때 패랭이꽃의 씨앗을 달여 먹였다고 한다. 식물 전체에 늑막염 · 치질 · 인후염 · 파혈 · 통경 · 혈뇨 · 무월경을 치료하는 효능이 있다.
특히 요즘은 혈압강하와 항균에 효능이 있다하여 약초로도 인기가 높다.

● **어떻게 쓰이는지** :
어린 순은 나물로 먹기도 하였다. 요즘은 관상초로 도로가에 조성해 놓은 모습을 자주 볼 수 있다.

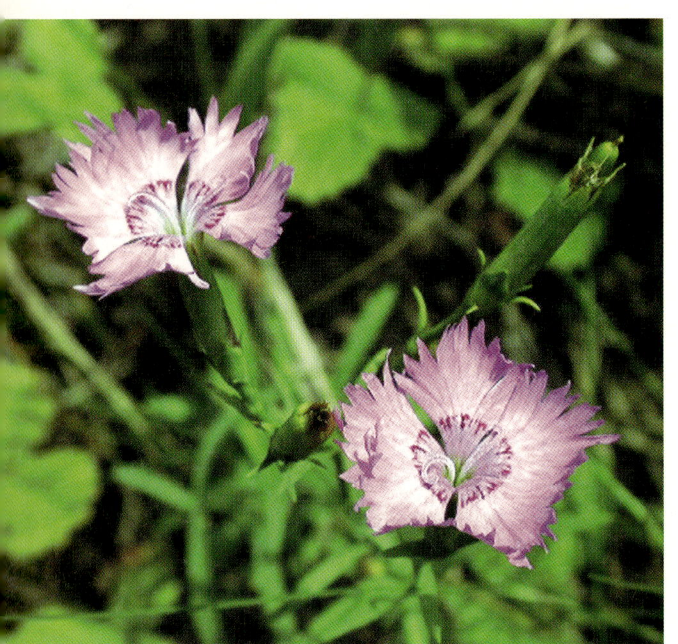

패랭이꽃

한낮의 햇살이 따갑습니다. 못자리 논의 모가 쑥쑥 자라겠습니다. 올 봄에는 비가 잦아서 벌써 물을 잡아 놓은 논들이 눈에 띕니다. 벼들을 심기에는 모가 아직 어려 빈 논에는 구름이 한가롭게 노닙니다. 모내기철이 시작되기 전의 들판은 큰 행사를 앞둔 전날처럼 정갈하고 고요합니다. 논둑에는 메꽃이 피어 한창이고 야산 기슭이나 연못 언덕에는 엉겅퀴와 솜방망이가 무리무리 피어 흐드러졌습니다. 진초록 들길을 걷다 보면 유독 햇살처럼 강렬한 꽃무리가 눈에 안깁니다. 패랭이꽃이 피어나는 계절이 되면 초여름이 시작되고 모내기하느라 들판이 분주해지곤 했던 어린 날이 떠오릅니다.

128

낮은 언덕이나 야산 초원지에 주로 피어
나는 석죽과의 패랭이꽃은 종류도 많고
모양도 아름다워서 사람들에게 사랑을
많이 받는 꽃입니다. 구름패랭이나 술패
랭이 같은 종류는 연분홍빛을 띠고 있어
또 다른 아름다움이 있습니다. 초록빛 들
판에 진분홍 꽃송이가 한들한들 피어 있
는 모습은 멀리서도 사람을 끌어들일 만
큼 매력이 있습니다. 자세히 살펴보면 꽃
송이의 모양이 옛날 양반을 수행하던 남
자 종들 머리에 쓰던 '초랭이'와 닮았다
하여 '패랭이'라는 이름이 붙었다고 전해
집니다.

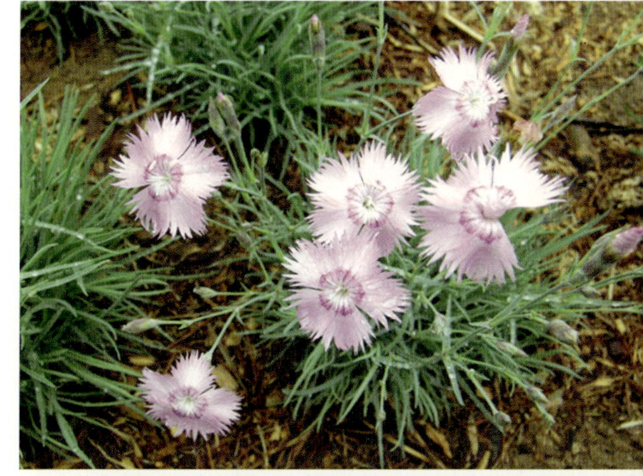

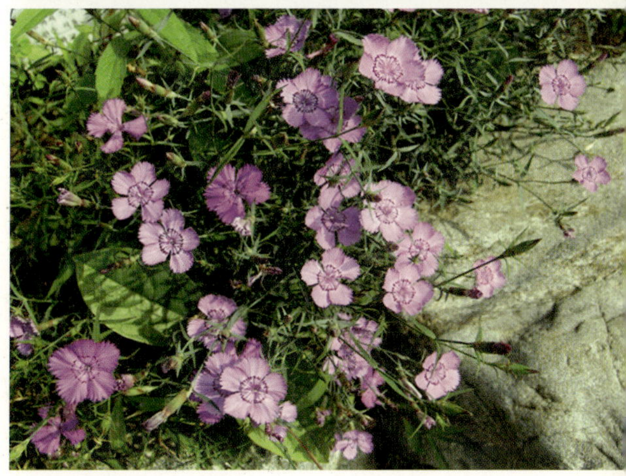

패랭이꽃 전초

나즈막히 바닥을 타고 줄기가 뻗어 꽃을
피우는데 모양을 자세히 살펴보면 카네
이션과 닮아 있음을 알 수 있습니다. 어
버이날 부모님 가슴에 달아주는 꽃이 왜
외국에서 들어온 카네이션인지 아쉬운
생각이 듭니다. 우리의 원예 기술로 패랭이꽃을 개량해 상품화할 수도 있었는데 하는
아쉬움입니다. 어버이날에 카네이션 대신에 예쁜 풀꽃카드 만들어 드리면 훨씬 더 의미
있는 선물이 되지 않을까 생각합니다. 흰캔트지에 책갈피에 넣어 말린 패랭이꽃을 양면
테이프로 예쁘게 배치하여 아이들과 함께 들꽃엽서 만들면서 은혜로운 시간 보내보시면
어떨까요?

멀리서 붉게 피어 손짓하듯 흔들리는 모습이 아픈 손자의 위급을 알리는 할머니의 손짓
같았을까요? 아니면 초여름 숲 뱀을 조심하라는 신호였을까요? 꽃말의 사연을 궁금하
게 하는 '위급'이라는 꽃말이 붙어 있답니다.

엉겅퀴

국화과.
Cirsium japonicum var. ussuriense
꽃 : 6~8월 열매 : 7~9월
키 : 50~100cm

🌿 **효능** : '대계'라는 약명을 갖고 있으며, 민간에서는 어린 잎이나 뿌리를 찧어서 창종과 지혈에 쓰기도 했고, 또 여성들의 대하증과 안태 등에 사용하였다. 가장 큰 약효는 어혈을 푸는 능력이다. 때문에 한방에서는 출혈·지혈·토혈·금창·심한 외상에 다른 약재와 처방해 애용했다고 한다. 요즈음에는 혈압 강하와 결핵의 항균 작용을 한다하여 많은 사람들이 약용으로 애용하기도 한다.

실팍한 뿌리를 캐어 푹 삶은 물로 식혜를 만들어 먹으면 감기나 대하증에 좋은 약효를 낸다 하여 이 집 저 집에서 민간요법으로 쓰기도 하였다.

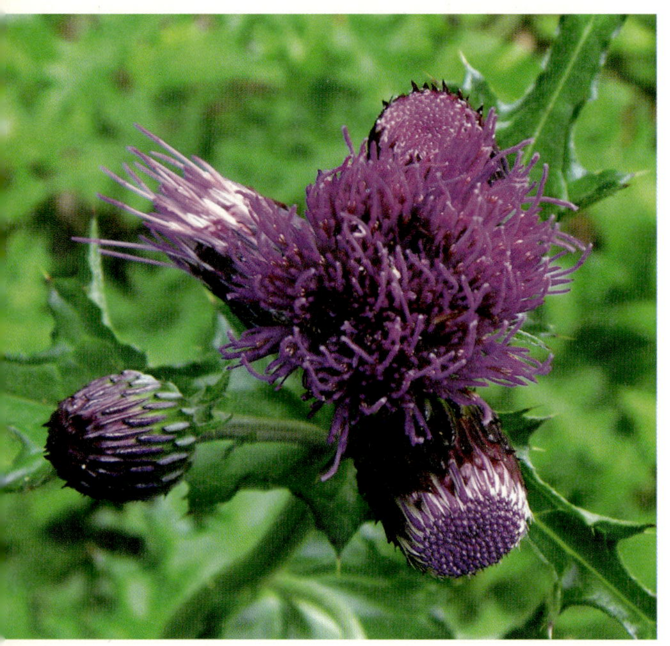

엉겅퀴

오월 한낮 들길을 걸으면 온갖 생물들 무성하게 성장하느라 숨가쁜데 정작 소리는 고요합니다. 찔레꽃 구름처럼 흐드러진 데 윙윙대는 벌떼 소리 아득하고 간간이 먼 숲에서 뻐꾸기 울음 고요를 깨뜨립니다. 숲길을 걷는 한가한 마음이 미안해집니다. 저마다 무르익고 피어 한창인 둑길 언덕에서 유난히 큰 키로 흔들리는 엉겅퀴를 만납니다.

멀쑥한 키에 힘도 세서 농사일 다부지게 하던 옆집 언니처럼 씩씩하게 웃고 섰습니다. 장미처럼 예쁘지도 않으면서 무엇이 그리 두려운지 앙상한 가시로 중무장을 한 채 근접도 못하게 하는 꽃대를 손가락 찔려가며 애써 꽃잎을 따서는 흙으로 빚은 국수에 고명으로 얹으며 놀던 어린 시절이 떠오릅니다.

일 안하고 장난질한다고 야단치는 엄마
에게 힘들어서 못한다고 악다구니하면
나더러 꼭 저 논둑에 핀 엉겅퀴 같이 앙
살 맞다고 지청구하시곤 하던 일들이 생
각나 웃음 머금게 하는 이 꽃은 국화과의
여러해살이풀입니다. 사실 엉겅퀴라는
이름은 '엉긴 것을 푼다'는 약성이 만든
이름입니다.

이른 봄에 새싹이 올라오면 가시가 연할
때 캐서 잘 비벼 씻어서 쑥처럼 국을 끓
여 먹으면 맛이 별미입니다. 또 뿌리는

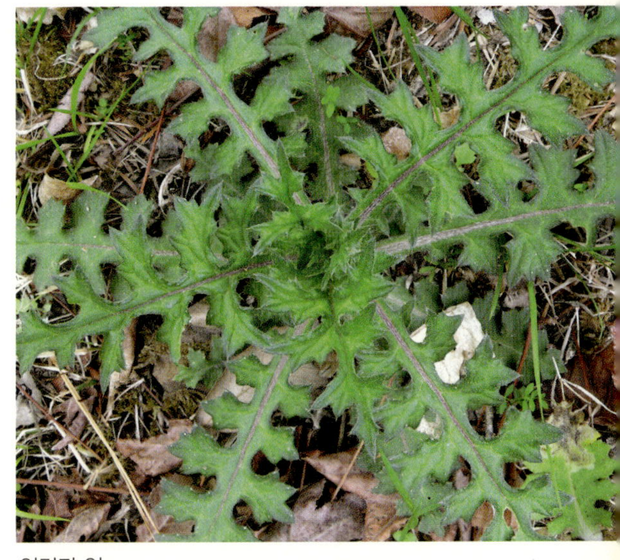

엉겅퀴 잎

우엉처럼 양념으로 쓰기도 했답니다. 4월이 지나면 잎새의 가시가 왕성해지고 5~6월이
면 꽃대를 쭉 내밀고 붉은 보랏빛 꽃을 피우는데, 늠름하게 서있는 모습이 꼭 갑옷 입은
장수를 연상케 하는데요. 그러나 가까이 다가가 살펴보면 여리디 여린 실꽃잎을 보호하
기 위해 온몸으로 방어하며 선 모습이 행주치마에 돌 싸서 성을 지키려던 행주대첩의 여
인 같이 장하고도 아리땁습니다.

그래서 나는 이 꽃을 제일 좋아하는데요. 사람들은 거세다고 근접도 않는 꽃이지만 부
드럽고 여린 꽃잎을 지키려 철저하게 방어하며 서 있는 자존의 모습이 당당해서 좋습니
다. 우리의 어머니들도 꽃잎처럼 여린 자식들을 이렇게 보호하며 키워내지 않았나 싶습
니다. 공해에 비교적 강한 풀이라 도시 근처에서도 자주 볼 수 있는데요 흰엉겅퀴를 비
롯해 수십 가지가 된답니다. 풀잎하나 뿌리하나 버릴 것 없이 영약이 되는 이 엉겅퀴는
이른 봄 약초꾼들에게도 인기였지요.

만약 누군가 나에게 지어 보라 한다면 '여걸'이라 붙여주고 싶습니다. 유관순 열사나 제
주부자 만덕 같은 우리네 씩씩하고 당당했던 옛 여성의 위엄을 엉겅퀴 꽃을 보며 상상해
보는 것도 의미 있는 감상이 아닐까 해서요.

● **효능** : '방풍' 이라는 이름은 '중풍을 방지한다' 는 의미에서 지어졌다고 한다. 그 의미처럼 갯기름나물은 고혈압과 중풍을 예방하고 풍질·거풍에 좋은 약효를 발휘하며, 관절염이나 협심증의 심장 수축을 억제하는 작용도 있다고 한다. 한방이나 민간에서는 뿌리를 물에 달여 아침저녁으로 복용하였다고 전해진다. 현대 한방의학에서 중요한 약용식물로 연구되고 있으며 항바이러스, 항균, 항알레르기, 항궤양 작용도 뛰어나다고 한다. 현대 문명병에 유용하게 사용되는 우리 약용 식물이다.

● **어떻게 쓰이는지** :

어린 순은 삼사월에 채취하여 나물로 먹는데 그 향이 아주 강해서 입맛을 돋우고 비타민과 섬유질이 풍부하여 봄 보양식으로도 으뜸이다.

봄 가뭄이 심해서 파종해놓은 농작물의 싹이 안 나서 걱정이라는 어머니의 목소리가 봄비를 불렀나 봅니다. 하루 종일 흥건히 젖은 산야는 노래 같은 빗소리로 들썩였습니다. 들판이 생명의 약동으로 부산해지고 나무들은 잎 피울 자리 꽃 피울 자리 찾아 환해지겠습니다. 이쯤 되면 골목시장 할머니네 나물소쿠리에 싱싱한 산나물 가득 나오겠지요.

지난주는 화개장터에서 갓 솟은 산나물을 봉지봉지 사서 한 주 내내 머위·참취·넘나물 등을 넣어 밥을

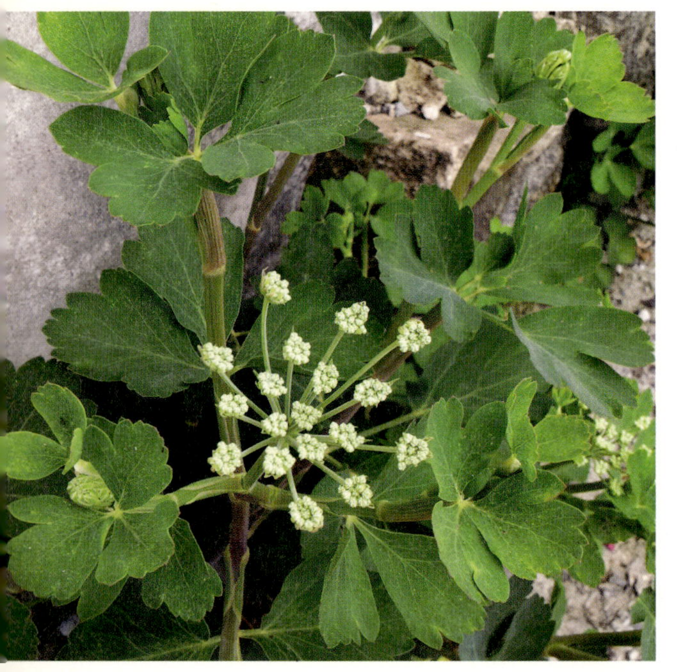

갯기름나물

비벼먹고 춘곤증도 모르고 지냈습니다. 엊그제는 제주도서 왔다는 갯기름나물 어린 순을 한 소쿠리 사서 나물 무쳤는데 강한 향 때문에 작은 아이는 이맛살을 찌푸렸고 남편은 안 먹어 본 나물이라 겁난다고 망설여서 혼자 포식했습니다.

몇 년 전 제주도 여행지 일출봉 바닷가에서 나물 따던 할머니에게 사와 무쳤던 그 화하고 아릿한 향이 온 식탁을 행복감으로 채웠는데요. 바닷가 언덕이랑 벼랑 바

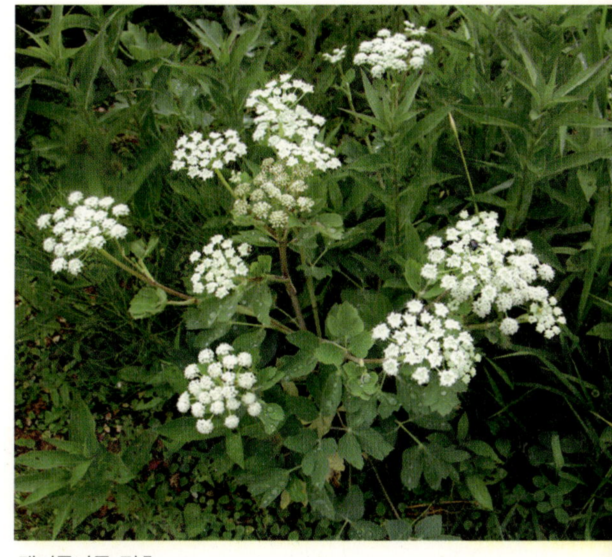

갯기름나물 전초

위틈에서 나풀나풀 자라는 어린 순을 생으로 따서 먹기도 하며 야생의 추억을 만들었었습니다.

경남지역에는 거제도나 섬지방의 산골짝 바위틈이나 산기슭에서 주로 자라나는 귀한 식물인 이 갯기름나물은 미나리과의 여러해살이풀로 방향성 식물이며 6~8월 사이에 하얀색 꽃이 피는데 한 꽃대에 여러 개의 가지가 나와 그 위에 수백송이의 작은 꽃이 막대사탕처럼 모여서 핍니다. 제주도나 남부지방의 바닷가에서 주로 자라며 방풍의 한 종류입니다. 석방풍이라고도 부르며, 뿌리는 목방풍이라 하여 주로 약재로 썼습니다.

도시의 삶은 공해와의 전쟁이고 자연이 사라진 공간 속에서 수많은 문명병을 앓고 사는 날들입니다. 봄비가 흠뻑 내리고 난 후면 산과 들로 나가 숲의 가슴에 한번쯤 안겨 자연이 들려주는 원초적 냄새와 소리에서 지친 몸을 위로받고 건강한 생태리듬을 회복하시기 바랍니다.

이번 주에는 갯기름나물의 꽃대가 올라 세어버리기 전에 한 소쿠리 사다가 맛있게 무쳐 드시고 건강한 봄을 보내시기 바랍니다.

뻐꾹채

국화과.
Rhapontia uniflora
꽃 : 5~8월 열매 : 8월
키 : 30~70cm

🌿 **효능** : 민간과 한방에서는 뿌리와 잎을 다른 약재와 처방하여 위장병을 치료하는 치료제나 진정제로 사용했다고 한다.

🌿 **어떻게 쓰이는지 :**
쫄깃한 식감이 있어 쑥떡처럼 떡을 해먹어도 맛있고 국을 끓이거나 나물로 먹어도 향기롭다. 요즘은 관상용으로 많이 심어 들꽃 화원 같은 데서 자주 볼 수 있다.

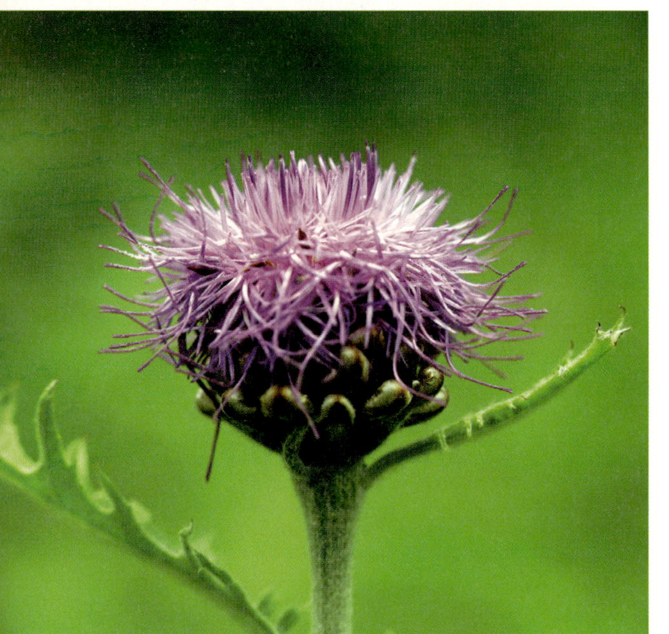

뻐꾹채

올해는 유난히도 철쭉꽃이 예쁘게 피었습니다. 아카시아 꽃향기 날리는 들판에서 못자리 만들고 볍씨뿌리는 농부들의 손길이 분주합니다. 산기슭 덤불아랜 찔레순 탐스럽고 가지 끝엔 하얀 꽃이 막 피어납니다. 산산 천지마다 꽃들의 잔치입니다. 개구리 울음소리 나른한 들판을 지나 산으로 오르는 길가엔 눈길 돌리는 데마다 지천으로 널려 있는 산나물을 뜯습니다. 쑥부쟁이순에서 버드생이·제비쑥까지. 어디 참취만 나물이던가요. 고사리는 숲이 너무 깊어져서 오히려 야산에서 더 많이 납니다. 깊은 산에서 나는 고사리가 대도 굵고 맛도 그만인데 숲이 자꾸 짙어지는 바람에 햇빛을 볼 수 없어 사라진다고 합니다. 부엽토층이 두터워서 소나무씨앗이 앉을 자리가 없다던 말이 실감 납니다. 어디선가 꿩이 울면 잎갈나무 숲 떨기나무 아래 어디쯤에 꿩알이 소복이 놓여 있던 옛날 생각이 나 숲 속을 휘휘 뒤져 봅니다.

산꿩이 알을 품고 이 꽃들 이지러지고 나면 이 산 저 산 화답하듯 뻐꾹새 울음소리 낭랑해질 텐데요. 봄이 가는 아쉬움에 잎새 하나 꽃 한 송이 꼭꼭 눈에 담아 봅니다. 산 숲의 꽃들도 구슬봉이·애기나리·둥글레·노랑제비 같은 봄꽃에서 패랭이·골무꽃·꿀풀·석잠풀·엉경퀴 같은 여름꽃으로 이어 피는데요. 건조한 양지나 볕바른 들판 언덕에 무리지어 피어나는 뻐꾹채의 모습이 참 아름답습니다.

국화과의 여러해살이풀인 뻐꾹채는 이름 그대로 초여름 뻐꾸기가 울어 댈 때 많이 피어난다고 지어진 이름입니다. 언뜻 보면 엉경퀴를 닮았으나 나지막한 키에 풀 전체에 새하얀 털을

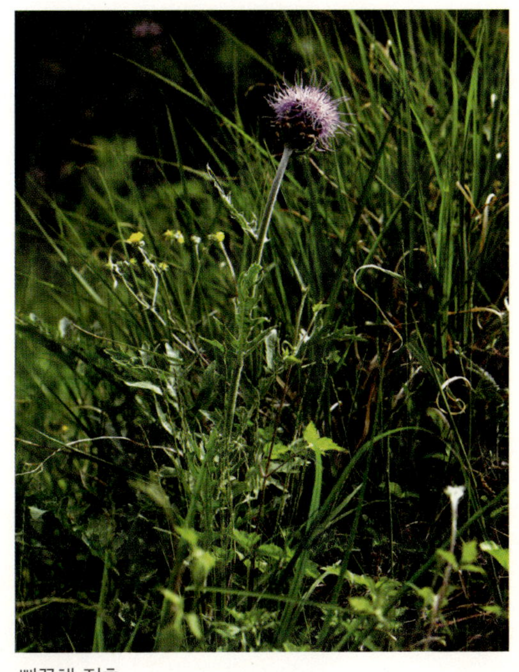
뻐꾹채 전초

잔뜩 달고 있는 모습을 자세히 살펴보면 많이 다르다는 걸 알 수 있습니다. 엉경퀴는 가시가 있지만 뻐꾹채는 잎 가장자리 끝이 둥글고 가시가 없이 폭신하고 부드럽습니다. 또 새순이 올라올 때는 강아지털처럼 뽀송뽀송해서 잎을 따 보면 털이 실 같이 쭉쭉 늘어집니다.

긴 꽃대가 오르고 꽃송이를 맺을 때의 모습을 보면 마치 솔방울처럼 고기비늘 같은 포가 겹겹이 겹쳐 있는 특이한 모습이 눈을 끄는데요. 이어 홍자색 실낱같은 꽃잎이 솔방울 같이 단단한 꽃받침을 열고 예쁘게 벌어지면 비로소 화려한 꽃무리를 이룹니다. 우리 지역에서 자주 볼 수 있는 흔한 꽃은 아닌데요. 울산이나 양산 동부 쪽 산야에서 더러 피는 모습을 볼 수 있습니다. 연초록 숲이 점점 짙어가고 숲은 많은 것들을 품고 키우며 번성합니다.

뻐꾹새도 탁란할 때까치나 개개비 둥지를 찾느라 울음소리 더 구성지겠지요. 뻐꾹채 꽃 예쁘게 피어나는 모습을 보면 어디선가 화답하듯 울어줄 뻐꾸기 소리를 떠올리며 지었을 꽃말 '초원의 소리'는 초여름의 싱그러운 향수에 푹 빠지게 합니다.

🌱 **효능** : 한방에서는 전초를 '낭미파화' 라 하여 약으로 쓴다. 조경 · 산어혈 · 해열 · 소종의 효능이 있고, 월경불순 · 월경통 · 인후종통 · 화농성유선염을 치료하는데 쓰인다. 민간에서는 구충제로 쓰기도 하였다.

🌱 **어떻게 쓰이는지** :

이른 봄에 올라오는 어린 순은 나물을 해서 먹는데 기름에 마늘 넣고 볶아 먹으면 향을 함께 즐길 수 있어 좋다.

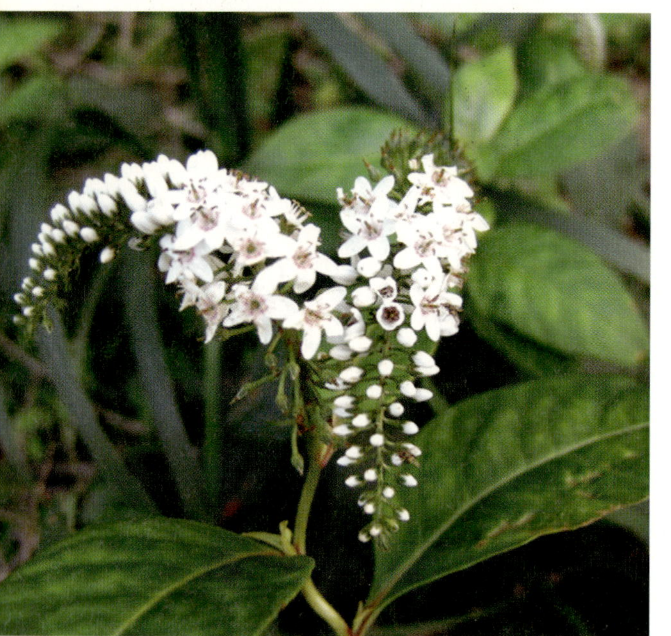

까치수염

엊그제는 공원 하나 제대로 없는 마산의 큰 휴식처인 무학산에서 숲 탐방로 개장식이 있었습니다. 수많은 사람들의 발길로 닳고 닳은 오솔길을 따라 깊은 숲으로 이르는 무학산 등산로는 마산시민의 큰 위안이자 자랑거리입니다.

그곳에 등산로가 아닌 탐방로를 만들고 꽃 이야기 · 새 이야기 · 나무 이야기 안내판을 설치하고 나무들에게 이름표를 달아줘 무심코 오르내리던 등산객들에게 또 다른 숲의 의미와 이야기를 들려주고자 하는 것에 그 뜻이 있습니다. 이를 통해 생태 환경과 숲의 생명성에 대한 중요성을 알리기 위해 시민단체인 '생명의 숲 운동본부' 에서 만들었답니다. 이 단체의 설립 취지처럼 시민들과 함께 더불어 숲이 되기를 기원하는 마음 가득합니다.

개장식 후 서어나무 숲 가득 울려 퍼지던 아이들의 함성 소리와 함께 오르는 무학산은 여름이 한창 깊어 숲 사이로 뚫고 들어오는 햇빛을 받으며 꽃을 피우는 풀들을 만날 수 있어 좋았습니다.

노루 발자국 같은 잎을 가졌다하여 '노루발'이라 부르고 꽃에서 노루오줌 냄새가 난다 하여 '노루오줌'이라 부르는 꽃들 제일 많았는데요. 아이들은 나의 설명에 냄새를 맡아 보고 찡그리기도하며 재미있어 했습니다. 꽃 이름에 동물 이름을 붙인 많은 꽃들을 생각하며 오늘은 길섶에 유난히도 크고 눈에 띄는 까치수염 이야기를 할까 합니다.

앵초과의 여러해살이풀인 이 까치수염은 꽃 모양이 마치 까치 목덜미의 흰 부분을 닮았다하여 붙은 이 이름 말고도 여러 다른 이름을 갖고 있는데요. '까치수영'으로 표기되는 경우가 많아 같이 쓰고 있기도 하고요. 이삭처럼 생긴 꽃이 밑으로 휘어지는 모습이 마치 개꼬리처럼 보인다고 '개꼬리풀', 그러니까 한자로는 낭미화(狼尾花)가 되겠습니다. 꽃이 지고 나면 구슬 모양으로 작은 열매가 달린다 해서 진주채(珍珠菜)라고도 한답니다. 6월 중순 시작해 8월까지 피어나는 이 꽃은 산과 들 길가나 초원에서 주로 자라며 무리를 지어 피는 특성이 있습니다. 이삭 모양 꽃대에 작은 별 같은 꽃 수백 송이가 밑에서부터 줄줄이 피어오릅니다. 길섶에 가득 떼 지어 피고 일제히 같은 방향으로 휘어져 있는 모습이 매우 이채롭습니다. 9월에 열매가 익으면 숙였던 꽃대가 곧추섭니다. 그리고 가을이 되면 노랗거나 불그스름한 단풍이 드는데 그 모습 또한 멋진 풍경이 된답니다.

지금쯤 전국 곳곳의 산지 기슭에 무리 지어 가득 피어 있을 이 까치수염을 무학산을 오르며 감상하는데 어디선가 멧비둘기가 구슬프게 울어댑니다. 함께 탐방하던 아이들과 함께 가락에 맞춰 비둘기타령을 읊으며 까치수염 이야기에 흠뻑 빠졌습니다. 아이들은 수십 송이의 작은 꽃을 보며 마치 하늘에 사는 별들이 내려와 한 자리에 모여 있는 것 같다고 저마다 한 마디씩 합니다. 아이들 눈에 정말 영기가 있는 것 같다는 생각을 하며 놀랐습니다. 꽃말이 바로 '잠든 별', '동심'이었거든요. 아이들의 자연을 보는 마음이 꽃처럼 아름다워서 행복한 숲 탐방이었습니다.

● **효능** : 꽃에서는 지린내가 나지만 뿌리에서는 향기가 나는데 그 뿌리는 '길초(吉草)'라 하여 민간과 한방에서 히스테리·진경·신경과민·불면증 등에 다른 약재와 처방하여 썼다.

● **어떻게 쓰이는지** :
다홍빛으로 몽글몽글하게 피어오른 꽃송이를 따서 데쳐 나물로 먹으면 독특한 맛이 나며, '꽃나물'이라 불린다.

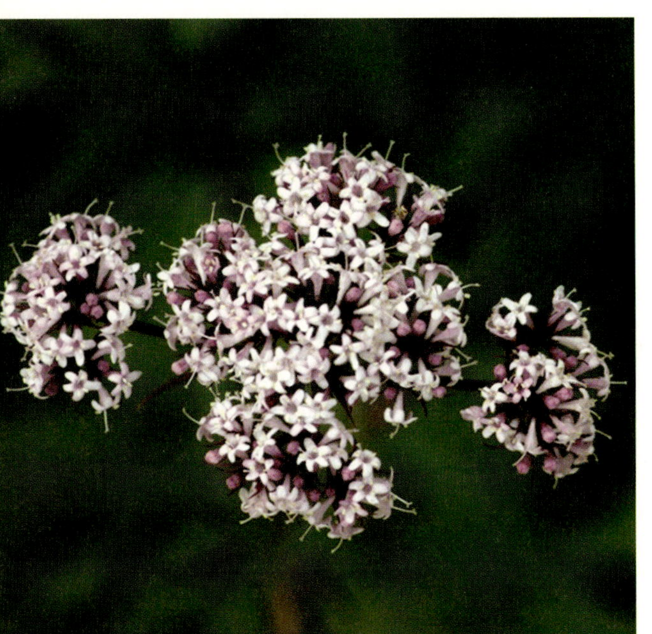

쥐오줌풀

소풍의 계절입니다. 저 푸른 산을 두고 놀이 공원이나 도심으로 놀러가는 학교도 많지만 뒷동산을 오르더라도 이 계절의 산만큼 좋은 데가 있을까 싶은데요.

가끔씩 가르치고 있는 아이들에게 학교 돌아오는 길에 무엇 무엇이 있는지 글로 한 번 써보자는 주문을 합니다. 그러면 자기가 평소 관심을 갖고 있던 오락실·비디오 가게·빵집 같은 몇 곳만 꼭 집어서 써 놓고는 그 밖에는 아무것도 기억이 안 난다고 합니다. 분명 눈감고 지나다니지는 않을 텐데요. 그러면 오가는 길에 가로수는 있더냐? 지금은 어떤 모습이더냐? 하고 물으면 아리송한 눈빛을 지으며 뭔가 나무가 있기는 있었는데 무슨 나무인지 지금 잎이 피었는지 아닌지 기억이 안 난다고 말합니다. 자기가 보고 싶은 것 말고는 아무것에도 관심이 없는 아이들에게 이루 말할 수 없는 연민을 느끼곤 합니다. 그래서 집 부근 공원이나 학교 화단 같은 데로 데리고 다니며 풀꽃과 나무를 관찰하고 그 생명과 함께 교감

해보기를 권합니다. 그러면 아이들은 그런 거 들여다보고 있지 말고 달리기나 게임을 하자고 보챕니다. 그럴 때마다 느끼는 안타까움 때문에 내가 꽃 이야기를 멈추지 못하는지도 모르겠습니다.

이 아이들만 했을 때의 나는 학교 가는 일보다 엄마랑 산에 들어가 나물 캐는 일이 훨씬 더 즐거웠고 많은 시간을 산에서 보냈습니다. 집 뒤 야산에서 참취 · 미역취를 캐기 시작해 중턱으로 오르면서 고사리 · 지부나물 · 넘나물 · 다래순 · 고추나무순 등 눈 돌리는 데마다 가득 산나물 천지입니다. 고사리 · 다래 순 같이 한 번 데쳐서 해먹는 나물 따로, 뿌리로 캐는 나

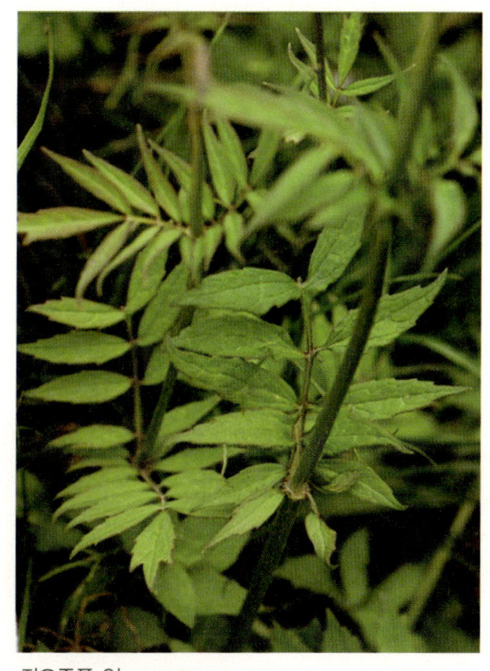

쥐오줌풀 잎

물 따로 나누며 산을 누비다보면 어느덧 허리에 찬 보자기가 넘칩니다. 그때쯤 되면 온 산을 발갛게 덮고 있는 산철쭉나무 숲인 정상에 다다라 있지요. 엄마 놓치지 않고 나물 따기도 바빴지만 나는 가는 곳곳마다 흐드러진 꽃들 보는 재미에 빠져 엄마를 놓치기 일쑤였습니다. 그중에서도 꽃을 나물로 쓰던 '쥐오줌풀' 은 제일 즐겨 찾던 나물이었지요. 다른 나물들은 대개 어린 순을 따서 나물로 쓰는데 유독 이 풀만은 꽃을 나물로 써서 '꽃나물' 이라고 일렀는데요. 주로 산 숲 음지에서 자라는 마타리과의 여러해살이풀인 이 쥐오줌풀은 이름 그대로 꽃에서 지린내가 난다하여 붙은 이름입니다. 그늘에서 꽃피우고 수정해야하는 특성 때문에 벌과 나비보다는 개미나 파리 같은 곤충이 필요했기 때문이지요. 4~5월에 꽃이 피며 송이를 따면 그 자리서 또 곁가지가 나고 꽃이 피고 하여 꽃을 따주면 한여름까지 피고 또 핍니다. 작은 꽃잎 뒷부분이 다홍빛인 반면에 앞면은 흰 빛이 나며 꽃이 질 때는 하얀색으로 변한다하여 '은대가리' 라고도 부릅니다.

'수초(睡草)' 라는 이색적인 꽃말은 아마 진정제로 쓰는 풀뿌리의 약효에서 연유한 듯 한데요. 이 꽃 한송이가 주는 추억으로 편안한 안식을 줍니다.

모싯대

초롱꽃과.
Adenophora remotiflora
꽃 : 6~8월 열매 : 10월
키 : 40~100cm

● **효능** : 잔대 뿌리와 흡사하다고 '제니'라 하는 뿌리는 말려서 감초처럼 다른 약의 독성을 풀어주는 해독제로 많이 쓰이고, 경풍·진해·거담·인후염 등에도 좋은 약재로 쓰인다.

● **어떻게 쓰이는지** :
어린 잎은 나물로도 좋지만 쌈이나 생잎 무침을 해도 좋다. 꽃 모양이 아름다워서 관상용으로도 뛰어난데 풀 전체의 쓰임새가 많아 널리 사랑받는 우리 풀꽃이다.

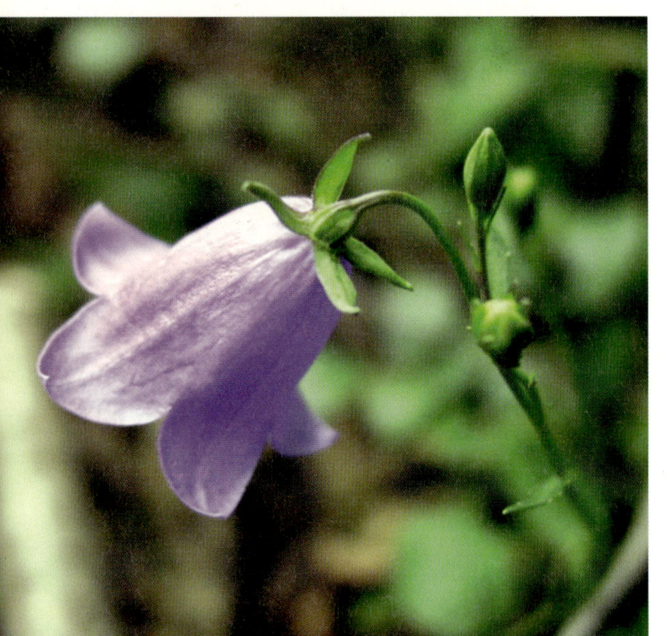

모싯대

단오를 막 지난 초여름 들판은 온통 먹을거리로 가득 찼습니다. 어제는 한시 공부하는 회원들과 함께 들판에 나가 뽕잎·모시풀잎·왕고들빼기·초피나무 잎, 손 닿는 곳마다 지천으로 널린 풀잎들을 따다가 삼겹살 구워 소주잔 기울이며 여름 맞이를 했습니다.

지칭개가 흐드러진 들길을 지나 야산 오솔길을 걸으며 청미래덩굴 잎도 따먹어보고 으름덩굴 잎도 따서 먹으며 치열한 도시 살이의 각박함을 잊어 보았습니다. 태어나고 자랐던 시골로 들어가 살고 싶은 마음이 자주 드는 걸 보면 자연에서 와서 자연으로 돌아가는 생명의 회귀 본능이 우릴 부르는 것 아닌가 싶습니다.

신갈나무 잎을 따서 향내를 맡아보면 그 풋풋함에 가슴이 뛰고 잔대 순 따서 맨입에 그냥 먹어도 달디 달아서 몇 날 며칠이고 이 숲에서 살아낼 것 같습니다. 찔레꽃 만발한 덤불 아래서 슬금슬금 가지를 넘는 뱀 한 마리도 동네 길에서 만나는 강아지처럼 친근합

140

니다. 저도 그 그늘 아래서 달콤한 꿀 향
에 취해서 놀다가는 거겠지요. 모든 것이
용서되고 이해될 것 같은 너그러운 마음
으로 나를 변화시켜버리는 이 숲에서 사
람과 짐승이 함께 모여 살았다는 원시 그
어느 때가 아득히 그립습니다.

오늘은 모싯대 이야기를 할까 합니다. 도
라지과로 분류하기도 하고 초롱꽃과로
분류하기도하는 이 모싯대는 보는 사람
역시 혼동되는데요. 풀잎을 보면 초롱꽃
이요, 뿌리나 꽃을 보면 도라지과기 때문
입니다. 잎이 살구와 닮았다고 '행엽채

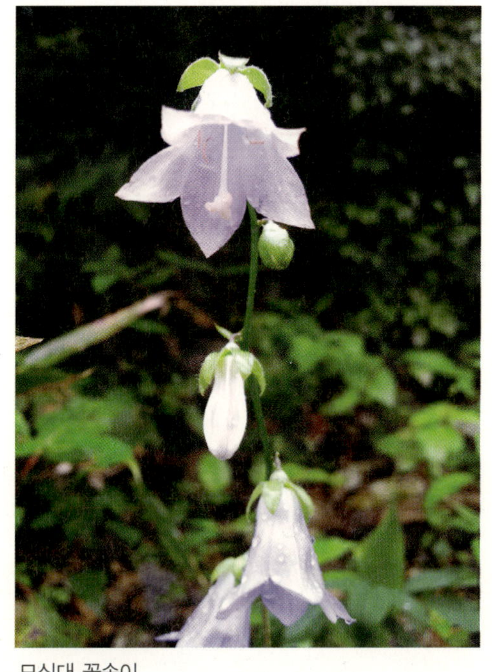

모싯대 꽃송이

(杏葉菜)', 더덕이나 잔대 같다고 '행엽사삼(杏葉沙蔘)' 이라고도 한답니다. 여름이 지나면
긴 꽃대에 청보라색 종 모양의 꽃이 여러 송이 달려 피는데 아름답기 그지없습니다. 특
히 도라지모싯대는 한국 특산물로 꽃 모양이 더 빼어납니다. 봄에 피는 새싹은 산나물
로 유명하여 중부 이북 지역에서는 특용작물로 재배하기도 하는 모싯대는 지리산 기슭
이나 높은 산 중턱 이상에서 주로 자랍니다.
'모성애' 라는 꽃말을 갖고 있는데 이는 줄기를 따면 흰 즙이 나오는 데서 유래한 것이
아닌가 생각됩니다. 자연에서 난 모든 생명들은 다 그만의 의미와 가치가 있음을 알기
위해 조근 조근 사람들의 가슴을 두드렸습니다. 인간만이 생명의 중심이라는 생각에서
벗어나 스스로 자연이 될 수 있는 삶을 위해 작은 풀꽃의 이름을 하나하나 정성스레 불
러 왔습니다.
새만금이, 천성산이 인간의 가치로만 판단되고 풀과 나무가 제 푸름을 잃어버리지 않기
를. 수많은 생명의 숨소리를 외면한 대가로 우리의 생명이 위협 받지 않기를. 그런 세상
포기하지 않기를 기원하는 마음 가득합니다.

● **효능** : 한방에서는 말린꽃과 줄기를 '자반풍령초'라 하여 청열·해독·지통에 치료약으로 쓴다. 특히 인후염과 두통을 치료하는데 좋은 약재로 쓰였다. 잘 말린 초롱꽃과 물을 1 : 7로 섞어 반이 되게 달여서 아침저녁으로 먹으면 좋다고 한다.

● **어떻게 쓰이는지** :

이른 봄에 올라오는 어린 순은 나물로 이용한다. 6~7월이 되면 아름답게 꽃을 피우는데, 한번 피면 열흘씩 피어 있어서 오랫동안 감상하기 좋아 관상용으로 이용한다.

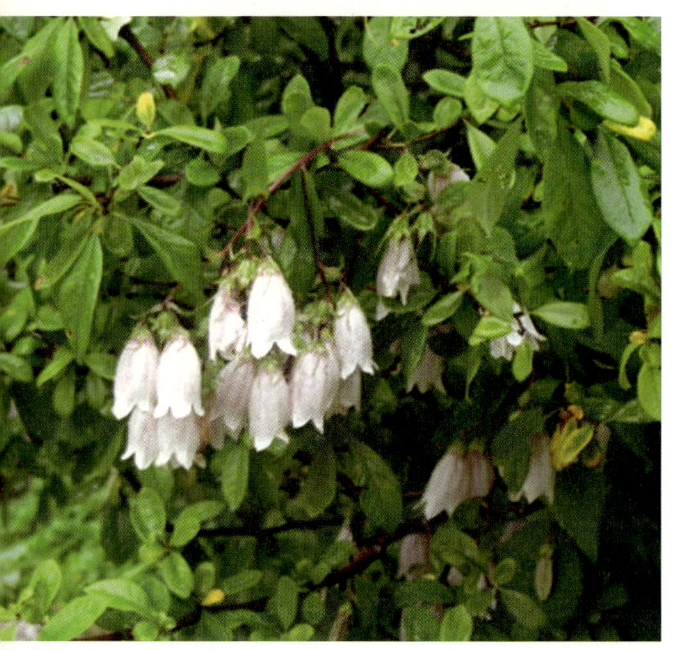

초롱꽃

비 또 비, 연속으로 내리는 비속에서 산야는 허물허물 흐느끼다가도 한나절 개면 야무지게 열매들을 키워 갑니다. 깃털 접고 웅크렸던 새들이나, 쏟아지는 비에 집 단도리하던 벌들도 제각각 날개 짓 한번 해보지만 먹이를 찾기에는 너무 젖어버린 숲입니다. 아무리 덥더라도 땡볕 내리쬐는 맑은 날이 기다려집니다. 성급하게 꽃대를 피워 올렸던 마타리 노란 꽃은 봉오리 벌려보지도 못하고, 코스모스 여린 꽃대는 비바람에 꺾여 안쓰럽습니다. 씨앗을 향한 꽃들의 희망이 애절합니다. 꽃이 없는 숲은 쓸쓸합니다.

식물의 꽃은 감상하고 즐기기 아름답기만 할 뿐 아니라 식용 약용으로 쓰임새도 다양합니다. 진달래꽃 화전을 시작하여 온갖 봄꽃과 국화는 차를 만들어 그 성분의 효용도 즐기고 그 향도 즐깁니다. 그 중 말려서 약으로 쓰는 꽃들도 많은데요. 지난번에 소개했던 능소화 꽃은 말려 쓰면 좋은 약재지만, 생즙이 눈에 들어가면 해롭다는 독성을 소개한 적이 있습니다. 옛날에는 아이들 이 꽃잎을 따서 소꿉놀이를 자주 하곤 해 서 그 독성에 해를 입을 수도 있었겠지만 지금은 꽃잎으로 소꿉 노는 아이들 없겠 지요? 능소화의 독성 때문에 관상용으로 심으면 위험하냐는 전화를 받았는데요. 그건 아닙니다. 과학적으로 검증된 독성 이라기보다는 민간에서 할머니들이 들려 준 독성이라 확실치 않으니 심으셔도 좋 을 것입니다.

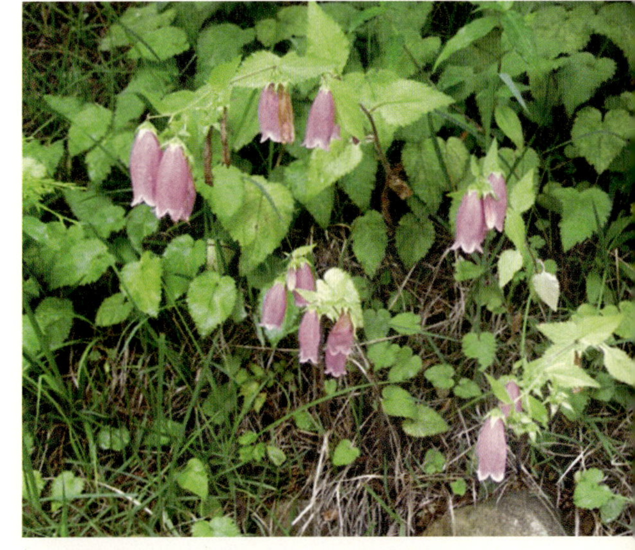

자주초롱꽃

능소화처럼 꽃잎을 말려서 약으로 쓰는 좋은 식물 중에 초롱꽃이 있습니다. 몇 포기 심 어 놓으면 해마다 번식을 하며 꽃을 피우는 여러해살이풀인데요. 요즘 같은 장맛비에도 두꺼운 꽃잎 더 도도하게 펼치며 꽃을 피워서 더욱 돋보입니다. 주로 도시의 화단이나 정원에 많이 심는 관상초인데요. 야생은 중부 이북 쪽에서 많이 핀답니다. 짙은 자주색 으로 피는 꽃은 자주 초롱꽃, 잎이 두껍고 윤채가 나며 꽃받침의 맥이 뚜렷한 것은 섬초 롱꽃입니다. 우리 주변에는 주로 섬초롱꽃이 많습니다. 옛날 결혼식 신방 처마에 걸어 두었던 청사초롱과 흡사하여 초롱꽃이라는 이름이 붙었겠죠? 어릴적 소꿉놀이 할 때 초 롱꽃대 따 들고 "각시방에 불밝혀라 초롱꽃 피었다."라고 노래하면 놀았습니다. 정말 환 하게 초롱등에 불이 들어올 것같은 행복한 상상을 하며 놀았던 기억이 새롭습니다.

마치 둥글고 긴 종처럼 생긴 이 초롱꽃에는 시간을 알리는 종지기가 영주의 명령에 의해 종을 칠 수 없게 되자 떨어져 죽은 자리에 피었다는 전설이 있답니다. 그래서 꽃말이 '충직'과 '정의'라고 하는데요. 경종을 울리는 종의 모습처럼 우리의 마음속에 뎅그렁 뎅그렁 종소리 울려 나올 것 같은 초롱꽃이 지금 한창입니다. 감상하며 지루한 장마도 즐겁게 보내시기 바랍니다.

석잠풀

꿀풀과.
Stachys riederi var. japonica
꽃 : 6~9월 열매 : 10월
키 : 30~60cm

● **효능** : 북한의 〈약초도감〉이나 중국의 〈본초도감〉에는 좋은 약효를 많이 가지고 있다고 기록되어 있다. 주요 성분으로 사포닌 · 알칼로이드 · 유기산 · 플라보노이드 등을 갖고 있으며, 뿌리에는 쿠마린 성분이 나타날 뿐만 아니라 비타민 성분과 4당류인 스타키오스를 함유하고 있다고 한다.

전초는 혈압을 내리며 진정작용이 탁월하다. 그 약효가 익모초보다 두 배나 세다고 한다. 한방에서는 혈압내림 · 진정 · 고혈압 · 심근질병에 주로 쓰며, 민간에서는 사독이나 피부질병, 신경쇠약 치료약으로도 썼다고 한다. 뿐만 아니라 구풍 · 기침 · 지혈 · 종양의 치료약으로도 다양하게 쓰인다.

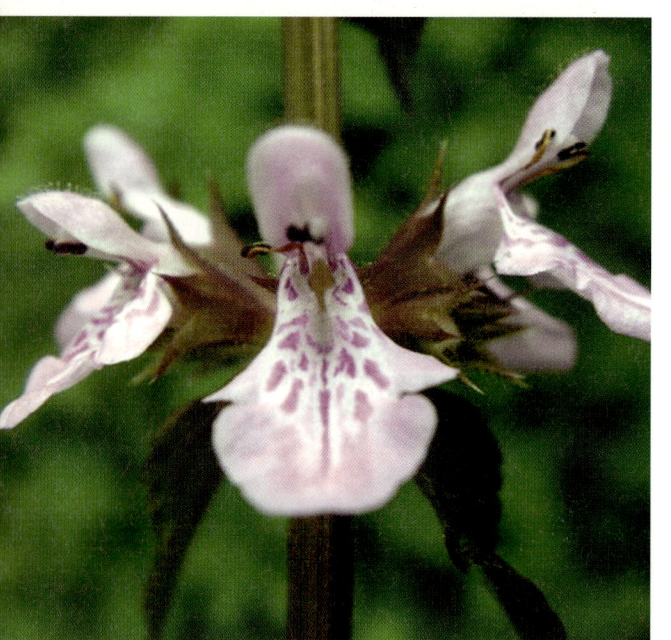

석잠풀

초여름의 산야는 짙어가는 초록으로 생기 무성합니다. 눈부신 연두의 계절이 지나고 희고 붉고 노란 꽃들의 색깔을 더욱 청초하고 화려 하게 만들어주는 진초록 숲의 하모니가 더욱 싱그럽습니다. 논이나 밭두렁. 오솔길 가 어디든 초록… 초록… 초록의 윤기 나는 생명들이 저마다 이름 하나씩 달고 환하게 안겨옵니다.

손끝으로 풀잎. 줄기를 쓰다듬으며 이름 하나씩 불러 봅니다. 버드생이, 벼룩아재비, 꽃마리……. 저마다 마른 땅에서 자라는 것들은 그것들대로 고개 맞대고 꽃피우고 잎 피웁니다. 습기 찬 곳에서는 또 지들끼리 촉촉한 물가를 푸르게 푸르게 적시고 있습니다. 개구리자리, 미나리, 논냉이……. 이름을 불러 나가다가 아슴아슴한 이름 앞에서 한참을 뒤척입니다.

144

부처꽃 어린 순 같기도 하고 뾰족한 이파리가 쉽싸리 같기도 한데 쉽싸리가 자랄 만한 곳은 아니고, 기억의 언저리를 더듬다가 "아! 석잠풀이구나." 합니다. 개울가나 논둑 습기 어린 곳에 무리지어 자라는 여러해살이풀로 해마다 이맘때쯤이면 잎을 피우고 사람들은 봄나물로 순을 뜯어다가 나물해먹고, 또 자라서는 여름에 긴 줄기를 올리며 껑충하게 솟아올라 층을 이루며 피는 석잠풀입니다.

한창 꽃이 피어 있을 때 보면 층꽃풀과 착각하기 쉽지만 석잠풀은 일정한 간격으로 층을 이루고 피어있어 이내 구별이

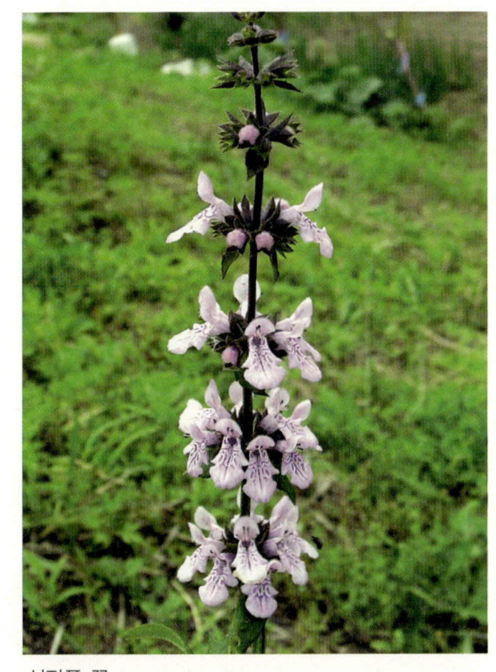

석잠풀 꽃

가능합니다. '토석잠' 이라 불리기도 하는 석잠풀은 우리나라 산야에서 흔히 자라는 야생초인데 요즘은 '초석잠' 이라는 이름으로 중국에서 들여와 재배되는 약용식물과 같은 종류인데 그 효용이나 모양도 많이 흡사합니다. 초석잠은 뿌리가 마치 굼벵이나 섶에 오르기 전의 잘 익은 누에와 같이 생겨서 '누에잠' 자를 써서 '석잠', '초석잠' 등으로 불리는 것이 아닌가 생각됩니다.

얼마 전 지인으로부터 '초석잠' 을 몇 킬로그램 선물로 받고는 주스를 갈아 먹었는데 신기하게도 혈압이 정상으로 돌아왔습니다. 경계성 고혈압이어서 여러 방면으로 관리를 하는 중이었는데, 열흘 정도 먹고 정상으로 되돌아오는 체험을 하면서 거듭 놀랐습니다. 이 체험은 개울이나 길가에 무성히 자라는 들풀들에서 우리 건강의 미래가 있다는 생각을 몸소 증명해 주었습니다. '숲은 의사 없는 병원' 이라는 말의 의미를 되새기며 들풀들 이름 하나 하나에 귀하게 스며있는 공존공생의 희망을 찾습니다. 산야에 무성히 솟은 들풀들을 통하여 건강을 보전하며 자연에 감사하고 보호할 줄 아는 지혜로, 함께 자연공동체가 되어가는 길을 연두 빛 푸른 들판에서 발견합니다.

● **효능** : 뿌리를 잘 말려서 분말을 내어 차로 달여 마시면 감기를 예방하고 치료하며 허약체질을 보호하는데 좋은 약효를 발휘한다.

● **어떻게 쓰이는지** :

뿌리는 또 음식 재료로도 많이 쓰이는데, 술과 차를 만들어 마시며 고추장 양념을 발라서 구이를 해 먹으면 최고의 맛을 즐길 수 있다. 장아찌를 담가서 밑반찬으로 먹기도 한다.

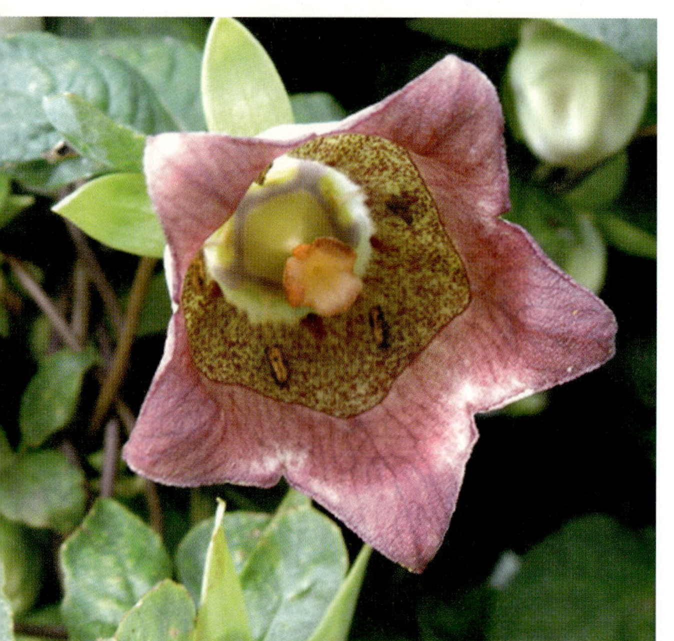

더덕 꽃

초여름 숲 연두빛 이파리가 진초록으로 물들어가면 싱그럽게 일렁이는 바람결에 알싸하게 퍼져오는 더덕 향기를 맡을 수 있습니다. 그래서 푸른 숲에서 비교적 찾기 쉬운 약초입니다. 겨울이나 초봄에 캐는 것이 좋지만, 여름 숲에서 더덕 한 포기 캐어 먹는 재미도 산 숲에서의 큰 재미 중 하나입니다.

봄이면 앞산 산밭의 보리순이 파랗게 너풀거리고 할아버지는 약초 망태를 짊어지고 산으로 오르십니다. 새봄 첫 순이 오를 때가 뿌리에 가장 많이 살이 올라 있고 약효나 향기가 뛰어나기 때문입니다. 서릿발 녹아서 푹신해진 땅을 뚫고 막 새순이 나려는 약초들은 송이버섯 찾듯 손으로 더듬어 만져보기도 하고, 대개는 줄기나 마른 잎을 보고 찾아냅니다. 삽주 · 오이풀 · 당귀 · 도라지 · 더덕 · 지치 · 시호 · 초오 같은 풀들을 마른 줄기나 잎이 흩어진 곳을 찾아 캐냅니다.

한창 물오른 약초들은 부근에만 가도 짙은 향기를 뿜어내기도 합니다. 당귀나 더덕은 그 향이 강하게 피어나므로 향내를 통해서 줄기를 찾아내기도 합니다. 더덕은 특히 귀한 약재라서 한 포기 발견하면 큰 수확인데요. 할아버지는 줄기와 뿌리를 더듬어 보면 몇 년생인지 아십니다. 그래서 어린 뿌리는 그대로 두고 삼사년은 더 자란 뿌리들만 골라서 캐시곤 했습니다. 할아버지가 캐다 놓은 약초망태에서 풍겨나오는 더덕의 그 알싸하고 쌉싸래한 냄새는 도시 살이에 지칠 때 생기를 되찾게 해주는 향이기도 합니다.

도라지과의 다년생 초본인 더덕 뿌리는 한방에서 '산해라(山海螺)'로 불리며 산속 깊은 곳에서 주로 자라고 인삼처럼 사포닌 성분이 많이 들어 있어 향이 뛰어나고 맛이 왜하면서도 쌉싸래합니다. 여름이 되면 미색과 자색이 섞인 초롱등 같은 꽃이 덩굴을 타고 피어나는데요. 그 자태가 아주 우아하고 단아합니다.

그럴 때면 어시장에 나가 잘 자란 더덕 몇 뿌리를 사다가 양념 발라서 구이를 해먹기도 하는데요. 할아버지 망태에서 나던 그 냄새는 되살리기 쉽지가 않습니다. 요즘은 인삼을 기르듯 밭에서 더덕 재배를 많이 하기 때문에 도라지처럼 흔히 볼 수 있는 식품이 되었습니다. 옛날에는 야생 더덕 몇 뿌리만 캐도 수입이 괜찮았을 뿐더러 더덕주를 담거나 말려서 집안 상비약으로 쓰기도 그만이었습니다. 줄기나 꽃에서는 흰 즙이 많이 나오며 그 성분이 많은 약효를 가지고 있다고 합니다. 뿌리에서 아름다운 꽃까지 어느 것 하나 귀하지 않은 것이 없는 약재인 더덕은 폐질환으로 말미암은 기침이나 편도염·인후염 등에 특효를 보이며 강장제나 부기를 빼고 고혈압을 치료하며 허약한 사람을 치료하는 보약재로도 아주 많이 쓰입니다.

특히 겨울에는 더덕에 들어 있는 사포닌 성분이 가래를 삭이고 기침을 멎게 하며 기를 돋우는 등 인삼에 버금가는 효과를 낸다는데요. 주의해야 할 점이 있다면 폐질환을 통한 기침이나 해소·가래에는 좋은 효과를 내는데 냉기나 풍기 때문에 생긴 기침에는 큰 효과를 보이지 않는다고 합니다. 어느 모로 봐도 버릴게 없는 쓰임새 많은 이 약초가 야생에서는 찾아보기가 점점 귀해진다고 합니다. 숲이 너무 짙어져서 자랄 곳이 줄어든다는데요. 텃밭이나 화단에 심어두고 꽃과 향도 즐기면서 함께하면 좋은 듯합니다.

노루오줌

범의귀과.
*Astilbe rubra Hook.f. & Thomson
var. rubra*
꽃 : 7~8월 열매 : 9~10월
키 : 30~70cm

🌿 **효능 :** 민간에서는 뿌리를 '적승마(赤升麻)'라 하여 충독·
해열·동상·소염 등에 다른 약재와 처방하여 약으로 쓰기도
한다.

🌿 **어떻게 쓰이는지 :**
4월이면 붉게 올라오는 어린 순을 뜯어 나물로 먹는다. 꽃 모양
이 예뻐 관상초로도 인기가 있다.

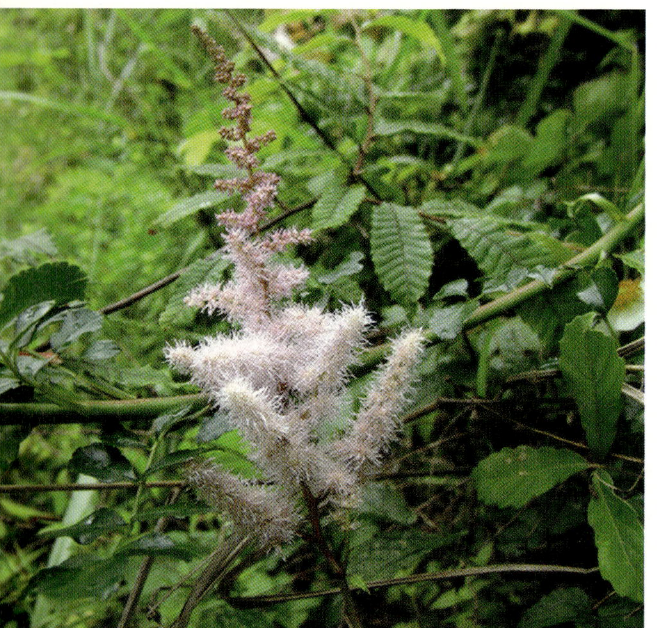
노루오줌

태풍이 지나간 다음날의 하늘이 가
을날처럼 맑습니다. 뭉게구름도 무
리지어 산등성이 넘나들고 산야의
신록은 검푸른 보석처럼 햇볕을 받
아 반짝입니다. 연일 내린 장맛비에
가려 빛을 잃었던 꽃송이들도 물기
를 털고 볕살에 몸을 말립니다. 경쾌
하게 산길을 오르는 사람들의 밝은
모습과 함께 웃음처럼 퍼지는 매미
소리 우렁찹니다.

길섶에 한창으로 피어난 까치수염
바람에 흔들흔들 매미소리 리듬에
맞춰 춤추는 듯 한 장유계곡 바위 틈

새에 노루오줌 탐스럽게 피어 불어난 물줄기 부딪히는 거품을 달게 받아 먹고 있습니
다. 유난히 계곡 근처의 물가에 많이 피는 노루오줌은 이름만 들어봐도 그 이유가 궁금
해집니다.

분홍빛 솜사탕처럼 예쁘고 탐스런 꽃에 무슨 까닭으로 오줌이라는 이름이 붙었을까 단번에 궁금증이 일지요. 쥐오줌풀·계요등 같은 풀꽃에 오줌이 들어간 이유는 예상하듯이 꽃에서 쥐오줌 냄새가 나서 쥐오줌풀이고 잎을 비벼보면 닭오줌 냄새가 난다고 계요등입니다.

이 노루오줌 역시 뿌리에서 노루오줌처럼 지린내가 난다고 붙은 이름입니다. 쥐오줌풀처럼 예쁜 꽃송이에서 그 냄새 안 나는 것 다행이지요. 대개 볕을 볼 수 없

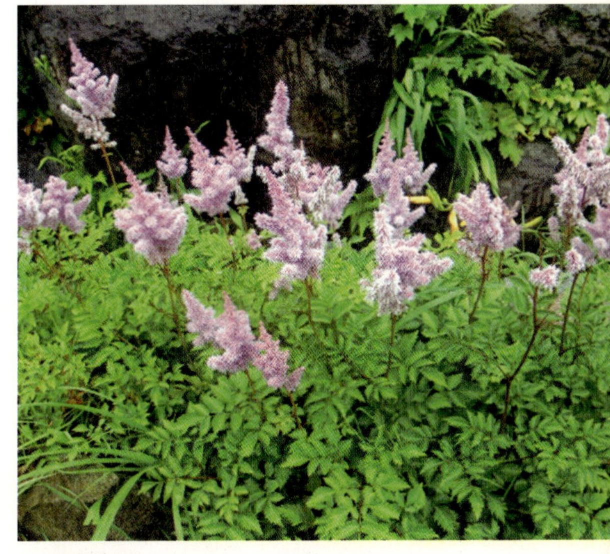

노루오줌 꽃무리

는 그늘에서 자라는 식물들이 꽃에서 암모니아 냄새를 풍기는 까닭은 향기로 벌 나비를 불러들일 수 없을 때 파리 같은 곤충들을 불러들이기 위해서라고 합니다. 쥐방울덩굴꽃 같은 경우는 생선 비린내를 풍기기도 합니다. 종족 번식을 위한 지혜가 놀랍습니다.

범의귀과 여러해살이풀인 이 노루오줌은 전국의 산지의 낮은 산기슭에 주로 자라며 7~8월에 솜사탕 같은 방망이 모양의 꽃을 피우는데 꽃송이가 크고 아름다워서 멀리서도 잘 보이며 무리지어 피면 구름 무리처럼 꽃동산을 이룹니다. 꽃송이는 지린내가 없기 때문에 벌과 나비가 많이 찾아 듭니다.

우리 지역의 산속 어디를 가나 쉽게 볼 수 있지만 무리 지어 핀 모습은 한우산에서 볼 수 있습니다. 지난해 한우산에 올랐을 때 중턱쯤 초원에 산나리와 노루오줌이 한데 어우러져 화려한 꽃 마당을 펼치는 모습이 장관이었는데 올해는 또 사라져 버리고 없지나 않은지 걱정이 됩니다. 분홍 꽃송이가 가득 핀 모습을 보며 누군가 '붉은 설화' 라는 꽃말을 붙였습니다.

한여름 뙤약볕 아래 핀 노루오줌 꽃을 보며 설화를 상상하는 즐거움 또한 피서의 한 방법 아닐까요?

효능 : 가는 줄기에 새끼손가락 마디 모양의 뿌리를 달고 있는데 이 뿌리는 한방과 민간에서 소염·이뇨·강장 등에 약재로 쓰인다. 꽃은 따서 살짝 찐 후에 말려 차로 우려서 마시면 소화를 촉진시키고 눈을 맑게 한다고 한다.

어떻게 쓰이는지 :
어린 순은 4~5월에 캐는 인기 산나물이다. 할머니들은 '넘나물'이라 했으며 난초 잎처럼 새초롬한 순을 뜯어 취나물과 함께 무쳐먹으면 쫄깃함이 별미이다.

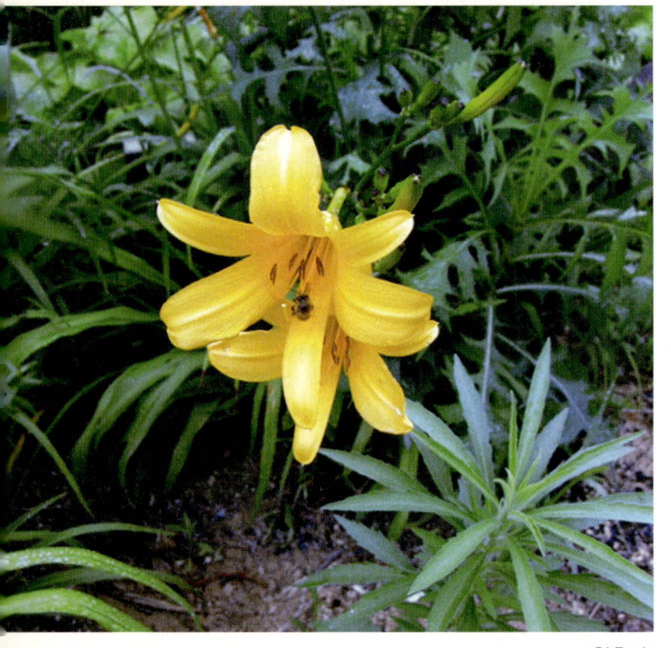

원추리

올해는 장마가 일찍 시작된다고 합니다. 한낮 더위가 한여름의 열기를 더하며 후텁지근해지니까 들판의 꽃들 장마를 대비하느라 갈무리가 바쁩니다. 만발했던 꽃잎들 지우고 푸른 씨앗 씨방 안에서 살을 찌우기 위해서지요.

장마가 지면 꽃이 아무리 피어 본들 날아와 줄 벌 나비 한 마리 없다는 것을 잘 아는 꽃들의 영민함이 감탄스럽기도 합니다. 장마가 시작되면 산은 푸름 무성하고 온 산야는 비에 젖어 몸을 불리고 키를 키웁니다. 그런 중에도 간간이 햇살이 난 틈을 타서 산속을 밝히며 꽃을 피우는 풀들이 있으니 원추리가 그 으뜸입니다.

원추리가 피고 장마철이 지나가면 잇따라 한여름의 꽃들이 앞 다퉈 피기 시작합니다. 지금은 시내로 내려온 원추리가 이미 피어 만발했지만 산속의 꽃 소식은 이렇답니다.

도로변이나 화단에는 벌써 샛노란 원추리가 피었다 지고 있는데요. 지열로 달궈진 온도 때문에 계절을 앞당긴 것으로 보입니다. 유월 중순을 넘어서야 피던 꽃을 도시에서는 일찍 봅니다.

6~7월에 주로 피는 백합과의 이 원추리는 오염에도 비교적 잘 견디고 꽃 모양이 마치 어린 소년이 나팔을 부는 모습처럼 청초하고 예뻐서 요즘 들어 보고 즐기는데 알맞아 인기가 많은 꽃입니다. 주로

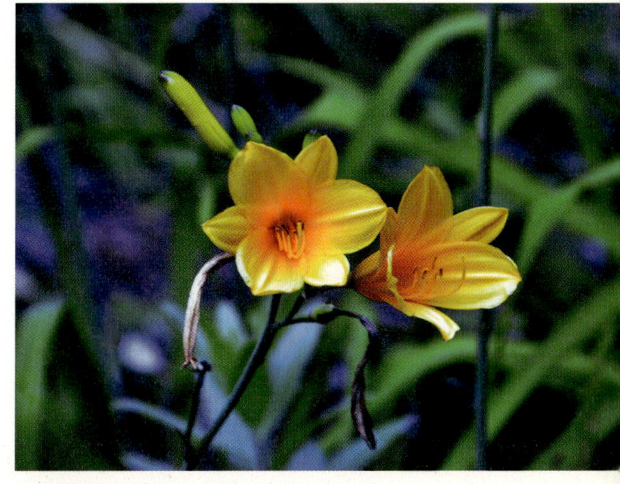
각시원추리

산속 숲 풀밭이나 산기슭 길섶에서 많이 피어나며 초여름과 한여름을 이어주는 꽃이랍니다. 꽃의 색깔과 크기에 따라 원추리는 여러 가지로 나뉘는데 시내 주변이나 야산에서는 주로 붉은 빛을 띤 왕원추리가 피고 깊은 산으로 들어가면 맑고 짙은 노랑 빛깔의 큰원추리 · 각시원추리 · 애기원추리 들이 많이 피어납니다. 백합처럼 크고 노란 꽃이 나팔꽃이나 분꽃처럼 아침에 피었다가 저녁이면 져버린다고 하여 '망우초' 라고 이르기도 하는데요. 우리 자랄 적에는 '비새' 라는 이름이 붙어 있었습니다. 비속에 피어 있으면 비 맞은 새처럼 보인다고 붙은 이름 같기도 한데요. 어감이 참 좋아 입 속으로 자주 읊어 봅니다.

산속 숲에 빗방울을 달고 함초롬하게 피어 있는 원추리를 보노라면 나팔 같은 꽃송이에서 음악이 흘러나오고 어디선가 요정들이 나와서 춤이라도 출 것 같아 마음이 행복해지는데요. 그에 견줘 지고 난 꽃은 피로에 지친 노인의 잠든 모습처럼 안쓰럽습니다.

꽃말이 '시들어가는 청춘' 인데요. 하루만에 피었다 져버리는 성질에 대한 아쉬운 마음의 표현인 듯합니다. 원추리 꽃을 사랑하며 바라보는 많은 이들의 아쉬움을 표현하지 않았나 생각합니다. 곧 장마가 끝나고 뜨겁게 타오르는 태양처럼 온 산야를 꽃피울 여름 꽃의 향연을 기다리며 지루한 장마를 견뎌보면 어떨까요?

참나리

백합과.
Lilium lancifolium
꽃 : 7~8월 열매 : 9~10월
키 : 1~2m

🌿 **효능 :** 한방과 민간에서는 비늘줄기를 '권단(倦丹)'이라 하여 자양 · 강장 · 건위에 다른 약재와 처방하여 쓴다.

🌿 **어떻게 쓰이는지 :**
화단과 정원에 심어 관상용으로 이용한다.

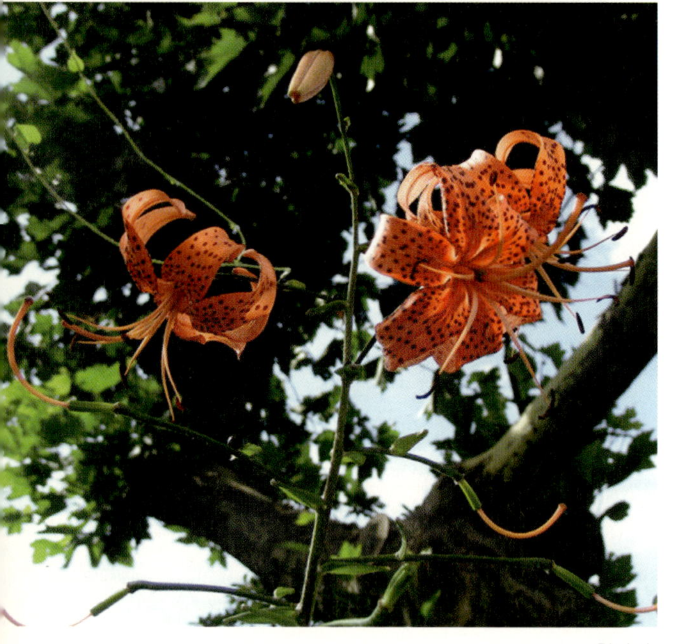
참나리

장마의 서곡처럼 비가 내립니다. 숲에는 풀들이 초여름 피워 올렸던 꽃잎을 떨구고 푸른 열매를 키우느라 빗물이 달디 달 것입니다. 과수원엔 지난 봄 꽃을 지웠던 복숭아 · 자두 열매가 불긋불긋 제법 맛이 들어갑니다. 곧 학교 앞 문구점에 풋과일이 나오겠지요. 우리가 어릴 땐 배탈 나게 하던 주범이었는데 요즘 나오는 불량 식품들에 비하면 오히려 자연 식품이 되었죠. 가끔씩 그 시큼한 맛이 그립기도 합니다.

지금쯤 야산 언덕 덤불엔 산딸기 푸른 열매가 붉게 살이 오르고 있을 텐데요. 이맘때쯤이면 한적한 야산 기슭에 산나리 꽃 한두 송이 빨갛게 피어 있는 모습을 볼 수 있습니다. 짙푸른 풀숲과 빨간 나리꽃이 김소월의 시 산유화에서처럼 저만치서 피어 있는 모습은 너무 매혹적이어서 발길을 멈추게 하는데요.

산나리라고 총칭하는 나리들은 꽃 모양과 크기·빛깔에 따라 이름이 다릅니다. 6월 중순에서부터 피는 꽃은 주로 하늘나리·말나리이고, 7월이 돼야 피는 꽃은 중나리·털중나리·참나리·땅나리 들입니다. 다른 나리들은 주로 야산에서 많이 피는 데 반해 참나리는 민가 근처의 동구 밖이나 화단과 정원에 관상용으로 많이 심어 꽃이 핀답니다.

백합과의 참나리는 다른 나리들과 달리 키가 매우 큰 것이 특징이며 커다란 꽃송이가 한 줄기에 십여 개씩이나 달려 피는 모습은 그 아름답기가 장관입니다. 붉디붉은 꽃송이에 흑자색 점이 깨알 같이 박혀 있어 마치 호랑무늬 같다고 호랑나리라고도 이릅니다. 흑자색 점무늬가 꽃잎 가장자리에서 안쪽으로 들어갈수록 밀도가 좁아지는데 이는 벌과 나비를 유인하기 위한 활주로 역할을 한다고 합니다. 길고 위엄 있는 꽃술을 내밀어 꽃가루를 피워 올리며 벌 나비를 불러들이는 밀원(蜜源)식물이기도 합니다.

소꿉놀이하던 어린 시절에는 화분(花粉)이 가득 핀 수술을 따서 눈썹을 그리며 놀기도 했습니다. 돌담가나 동구 밖 길가에 헌칠한 키로 피어 있는 모습을 보면 주근깨박이 순박한 소녀가 마을버스 타고 들어올 애인을 기다리는 듯합니다. 고개 숙이고 피어 바람에 흔들리는 모습이 꼭 수줍음 타는 소녀 같기도 하거든요.

이 참나리는 다른 여러 나리와 달리 잎겨드랑이에 까만 주아(珠芽)를 줄줄이 달고 있는데요. 특이하게도 씨앗은 잘 여물지 않고 이 주아로 번식을 한답니다. 꽃대에서 꽃이 막 피어 날 때 주아도 함께 자라서 땅으로 떨어지면 뿌리내리고 싹을 틔운답니다.

색깔이 강렬하고 모양이 커서 멀리서도 눈에 잘 띄는 참나리 꽃이 피어 동네의 풍경을 한결 아름답게 하던 시골에 가면 옛날 함께 놀던 동무나 갈래머리 인정 많았던 언니들이 생각납니다. 여름이 익어가던 시골 풍경의 한가운데 담장가 참나리 꽃무리가 추억 속으로 우리를 불러들입니다. 빌딩 숲 아래서 핀 참나리를 보는 지금은 그 큰 키 작아 보이지만 그 올곧은 줄기와 위엄 있는 꽃술·향기는 여전히 매혹적입니다.

그러나 아무래도 '순결·존엄'이란 꽃말이 더 어울리려면 시골집 담장 가에서 멋지게 피어야 하겠지요?

● **효능** : 한방과 민간에서는 풀 전체를 '대연교(大連翹)'라는 약명으로 부르며 연주창 등의 외상에 다른 약재와 처방해 썼다. 특히 잎을 찧어 나온 즙은 억새 잎에 베인 손가락에 흐르는 피를 멈추게 했고 부스럼이나 종양에 쓰기도 하였으며, 산과 들에 나가서 생기는 작고 큰 외상에도 쑥이나 뱀고사리처럼 비상 연고 역할을 하였다.

● **어떻게 쓰이는지** :

꽃이 아름다워서 관상용으로 인기가 많다. 어린 순과 잎은 털이 없고 윤이 나며 매우 부드러워 나물해서 먹으면 별미이다.

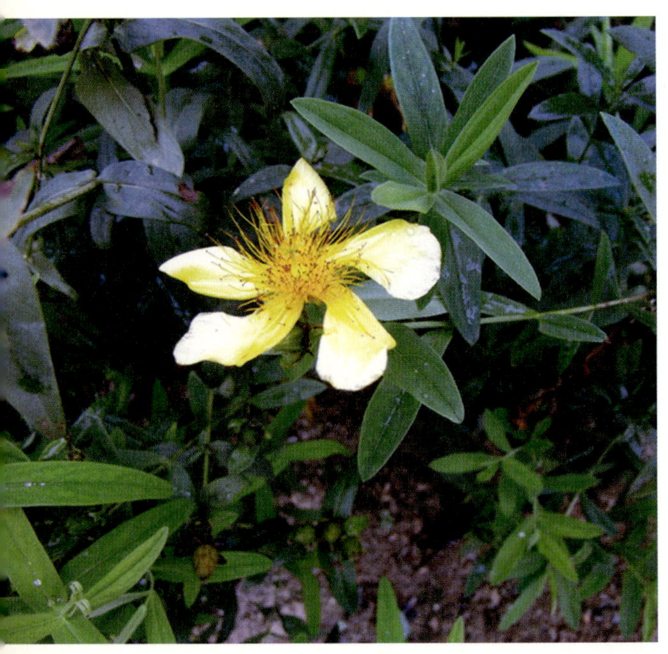

물레나물

지루한 장마 속에서도 꽃은 피고 아이들은 방학 이야기로 웃음꽃이 핍니다. 한여름 휴가 계획을 짜느라 부산하게 전화가 오고 가는 걸 보니 장마가 곧 끝이 나지 않을까 생각됩니다. 신록 짙은 숲에서는 빗줄기 그칠 때마다 경쾌한 매미 울음소리 울창합니다. 아직도 비에 젖은 숲은 벌나비 요동 없이 고요하고 무럭무럭 꽃대 올린 여름 꽃들은 이글거리는 태양빛을 기다립니다.

여기저기서 태양을 마주보며 정열적으로 핀다는 금불초가 벌써 피어 뜨거운 여름을 예고합니다. 한여름의 노란꽃은 태양빛을 닮아 더욱 강하고 장해 보입니다. 햇볕 뜨거운 길가에 노랗게 피어 흔들리는 솜방망이, 뚱딴지도 해바라기와 함께 도도히 태양을 향해 피어나겠지요.

지금쯤 산지 숲 양지쪽엔 샛노란 물레나물 몇 송이 피어 바람개비 같은 꽃잎 흔들리고 있을 텐데요. 진노랑꽃잎이 푸른 숲에 피어 있는 모습을 보면 마치 크고 노란 나비 한 마리가 날아 앉은 모습처럼 아름다운 이 물레나물은 6~8월에 꽃을 피우는 물레나물과의 꽃입니다.

여름이 시작되면서부터 가을이 올 때까지 줄곧 피어나며 노랑나비 같은 꽃잎에 자주색 금실 같이 반짝반짝 윤기 나는 꽃술을 가졌다 해서 '금사호접(金絲蝴蝶)'이

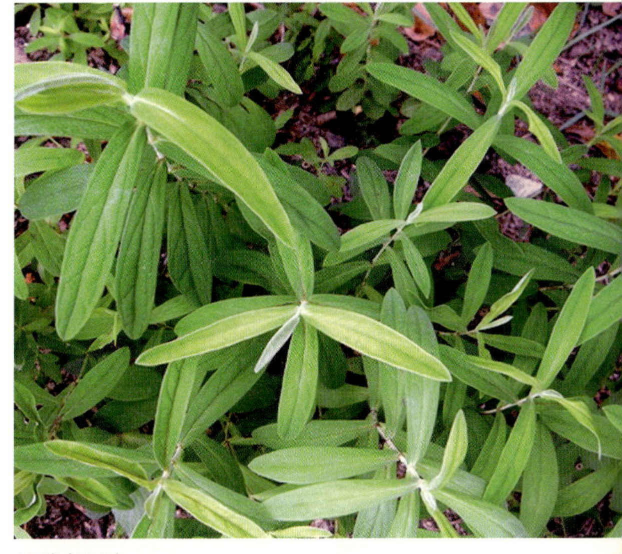

물레나물 잎

라 이르기도 했고 노란 해당화 같이 생겼다 하여 '황해당'이라고도 했습니다. 물레나물이라는 이름은 꽃잎이 바람개비 모양으로 생긴데다가 잎 조각이 낫과 같이 한쪽으로 휘어져 꽃이 핀다고 붙었다고 합니다.

옛날엔 방학이 시작되면 소 먹이는 아이들은 산으로 갑니다. 산 숲에 소를 풀어 놓고는 억새 잎으로 물레방아도 만들어 돌리고 감자도 캐다가 구워 먹으며 공기놀이나 짚풀 놀이에 신을 내며 놀았지요.

억새 잎을 어긋나게 물려 만든 물레방아가 흐르는 물 따라 도는 모습을 보며 소꿉질 하는 여자 아이들은 꽃을 따다가 물레방아 집을 장식하곤 했는데 물레나물 피어 한들거리는 모습을 보면 아련한 마음이 소 먹이던 어린 시절로 돌아가는 이가 많을 겁니다. 그래서 꽃말이 '추억'인 물레나물. 풋밤에 살이 오를 때쯤 물레나물의 추억을 따라 숲으로 떠나보는 여름휴가가 어떨까요?

비비추

백합과.
Hosta longipes
꽃 : 7~8월 열매 : 9~10월
키 : 30~40cm

● **효능** : 한방에서는 '자옥잠'이라 하는데, 말린꽃을 달여 먹으면 몸을 보호하고 대하증을 치료한다. 꽃차를 만들어 우려먹어도 좋다. 뿌리는 위통과 치통에 좋으며, 뱀에게 물렸을 때도 찧어 바르면 해독하는데 도움이 된다.

● **어떻게 쓰이는지** :

잎을 비벼서 독기를 뺀다고 하여 '비비추'라 부른다. 참취 · 미역취와 함께 인기 있는 산나물로 할머니들은 '지부나물'이라 하여 뜯어 나물로도 많이 썼지만, 근대처럼 여리고 부드러운 순을 살짝 비벼서 쌀뜨물에 된장을 풀고 국을 끓여 먹으면 더 별미이다.

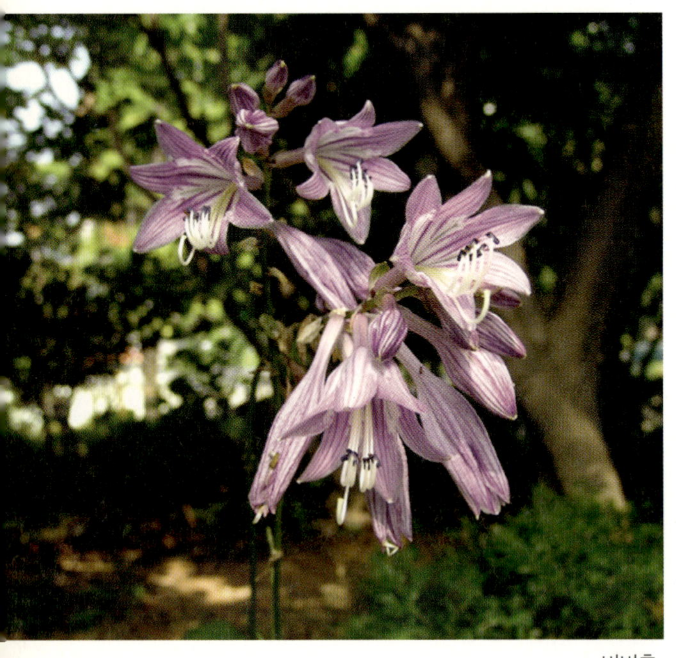

비비추

온종일 비가 내립니다. 장맛비 눈물 비입니다. 세상이 온통 비에 젖어 하염없이 흐릅니다. 빗속을 뚫고 연자줏빛 꽃송이 주저리 열리며 비비추가 피었습니다. 벌도 나비도 찾아들 수 없게 적신 몸 애잔하게 고개 숙여 피었습니다.

이 꽃을 보면 늘 고개 깊이 숙이고 걷던 친구 정임이가 생각납니다. 들꽃 같이 가녀리고 예뻤던 그녀가 너무나 짧은 생애를 살고 떠나든 날 두고 떠나는 자식 생각에 발걸음을 못 떼고 서성이듯 처연하게 피어 있는

거 같아 이 계절 비 오는 날 피어 있는 비비추만 보면 내 친구 정임이가 생각납니다. 그곳 하늘에도 가득 꽃들이 피었겠지요. 오늘처럼 비가 내릴지도 모르겠네요.

전국의 비 소식에 물가의 사람들 쓸려 내
려갈 가슴을 걱정하듯 비비추가 다소곳
이 피었습니다. 전국 산야 그늘 계곡이나
습지 부근에서 잘 자라는 백합과인 이 비
비추는 7~8월 주로 피어 10월에 꼬투리
모양으로 열매를 맺습니다.

새순이 날 때 잎 모양이 예쁘고 자생력이
강해서 일찍이 관상용으로 심어지는 덕
분에 이젠 도시에서도 익숙한 꽃입니다.
흰 비녀 같은 꽃을 피우는 옥잠화와 잎이
매우 비슷해서 혼동하기도 하지만 옥잠
화보다 잎 색깔이 짙고 길이도 더 길쭉합
니다. 종류에 따라 꽃 모양도 갖가지여서

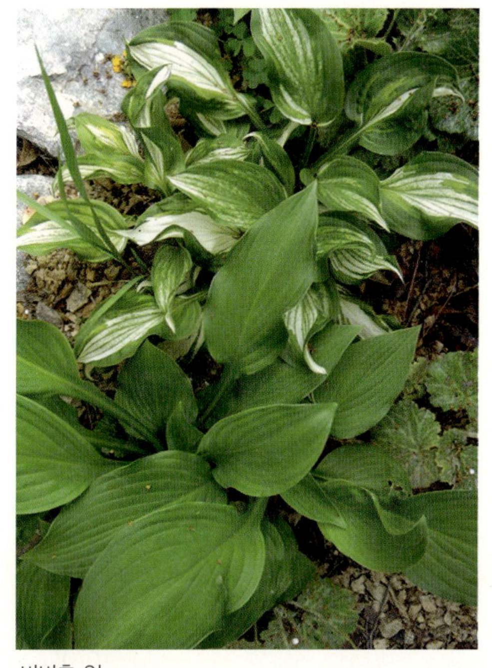
비비추 잎

십수 가지 비비추가 다양한 모습으로 피어난답니다. 가장 많은 종류가 참비비추이고요.
그 밖에 좀비비추 · 주걱비비추 · 일월비비추 등이 있는데요. 종류가 귀하기도 하거니와
모양이 아름답기에는 일월비비추가 으뜸입니다. 긴 꽃대에 자줏빛 꽃이 대여섯 송이 모
여서 피어나는데 그 모습이 마치 우아한 여인이 자색 한복 곱게 입고 산 숲에 서 있는
모습이 아름답습니다. 특히 희귀종인 흰일월비비추는 마치 살풀이 춤추는 여인처럼 고
아한 자태를 뽐내기도 합니다. 우리 지역에는 어딜 가나 많이 피는데 황매산, 한우산 등
지에 무리지어 자생합니다.

이제 곧 장마가 그치고 나면 금불초 · 이질풀 · 원추리 · 중나리 · 노루오줌 등 수많은 꽃
이 가득 피어날 텐데요. 한여름 뜨거운 태양과 맞서 빛살에 맞춰 피어나는 꽃의 향연을
바라보며 고단한 삶의 피로를 위로받겠지요. 비비추가 그늘 풍성한 초록 숲에서 보랏빛
으로 피어 있는 모습을 보면 신비한 아름다움을 느낄 텐데요. 누군가 그 모습을 보며 꽃
말을 붙였나 봅니다. '신비로운 사람' 이라는 꽃말을 가졌답니다.

하늘말나리

백합과.
Lilium tsingtauense
꽃 : 7~8월 열매 : 8~9월
키 : 1m 안팎

● **효능** : 주로 관상용 · 약용으로 쓰이며, 비늘줄기나 꽃봉오리는 살짝 데쳐서 우려낸 후 나물로 먹거나 초고추장에 찍어 먹기도 한다. 민간에서는 뿌리는 달여서 창종(瘡腫)이나 부인병에 약으로 쓰기도 한다.

비늘줄기는 유방염 · 강심 · 백일해 · 강장 · 기관지염 · 후두염 등 수십 종의 병 증상에 좋은 약효를 발휘하므로 한방에서 인기가 좋은 약재이다.

● **어떻게 쓰이는지** :

주로 관상용으로 이용한다. 봄에 어린 순과 잎을 살짝 데쳐 나물로 무쳐 먹거나 참기름에 볶아 먹는다.

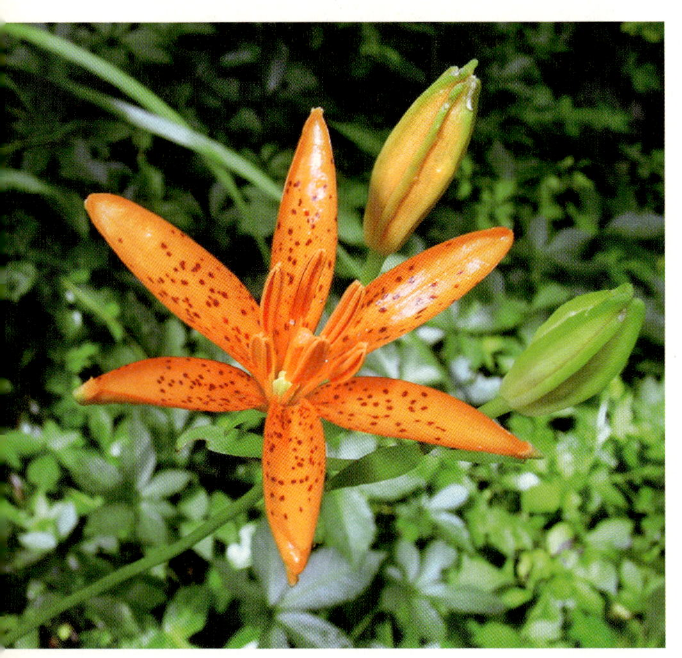

하늘말나리

올 장마는 적셨다 말렸다 반복하니까 지루함이 덜합니다. 하늘은 옥상 위에서 나풀대는 빨래처럼 쾌청한데 일기예보는 또 비 소식을 전합니다. 도시 밖으로 잠시 벗어나면 동네길 화단에 여름 꽃들이 신나게 피고 땅 내음을 맡은 벼들은 녹음 짙게 어우러져 하늘이 비치던 고랑이 보이지 않습니다.

헤엄치며 놀던 올챙이들도 이젠 다 개구리가 되었겠지요. 밤이면 그 울음소리가 계곡 물소리처럼 요란합니다. 밤하늘엔 별이 보이는데 청개구리가 애타게 울어 댑니다. 낼 아침에는 비가 올 테니 그리 알라는 신호로 일제히 울어대는 거겠지요. 비가 오는 7월의 산야는 수많은 생명의 씨앗들 풍성한 물기 빨아올려 살을 찌우고 있습니다. 때죽나무 가지마다 주렁주렁 열매가 물방울을 달고 있고 감나무 잎사

귀 사이에는 오종종하니 감꽃이 폈던 자
리에 뾰족 뾰족 풋감들이 자라고 있습니
다. 벌 나비가 날개 접고 움츠린 숲에서
그래도 도도하게 피어 눈길을 끄는 하늘
말나리 붉디붉은 꽃을 보면 축축했던 마
음이 경쾌해집니다.

백합과의 여러해살이풀인 하늘말나리.
어디에서 만나도 깜짝 놀랄 만큼 짙고 붉
은 꽃송이로 나 보란 듯이 하늘 향해 활
개 펼치며 핍니다. 일반 참나리나 중나리
꽃은 송이가 땅을 보며 꽃잎이 뒤로 젖혀
지는데 반해 하늘말나리는 하늘을 바로
보고 꽃잎이 곧게 뻗어서 핍니다.

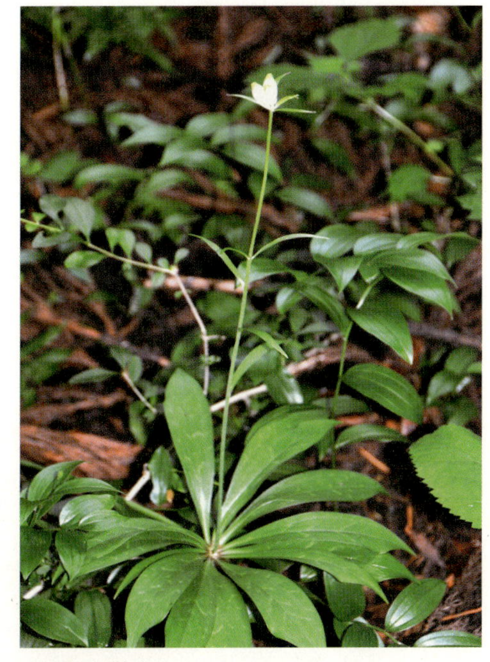

하늘말나리 전초

하늘을 바로보고 핀다 하여 '하늘말나리' 라는 이름이 붙었으며 꽃잎도 일반 나리꽃과
다르게 잎이 우산처럼 돌려나서(윤생) 피는데요. 그래서 '우산말나리' 라고도 하며 붉은
백합처럼 핀다 하여 '홍백합' 이라 부르기도 한답니다. 7~8월에 걸쳐 녹음이 짙은 숲에
서 피어나는데 유난히 붉고 윤기 나는 꽃빛이 돋보이는 야생나리입니다. 꽃잎에 자주색
반점이 없는 것은 '지리산하늘말나리' 라 구분하고, 짙은 노란 꽃이 피는 것은 '누른하
늘말나리' 라 부른답니다.

장미가 아름다운 건 가시가 있기 때문이라는 말은 이 하늘말나리 앞에선 무색합니다.
자기 보호를 위한 무기나 독성을 갖지 않고도 최고로 아름다울 수 있는 위엄이 있어 더
욱 아름답다는 생각을 들게 하는데요. 장맛비가 내리는 산길을 걷다가 이슬 가득 머금
고 멋지게 피어 있는 하늘말나리꽃을 만나거든 잠시 발을 멈추고 그 아름다움과 교감의
여유를 가져 보시기 바랍니다. '존엄' 이라는 꽃말의 의미를 알게 될 것입니다.

● **효능** : 민간과 한방에서는 풀 전체를 말려서 발한 · 이뇨 · 수종 · 폐결핵 등에 다른 약재와 같이 처방하여 쓴다고 한다.

● **어떻게 쓰이는지** :

어린 순은 나물로 먹으며 꿀이 많은 밀원(蜜源)식물이기도 하다. 말린 잎에서는 향내가 나서 향료로도 쓰며 꽃이 아름다워서 관상용으로도 인기가 좋다.

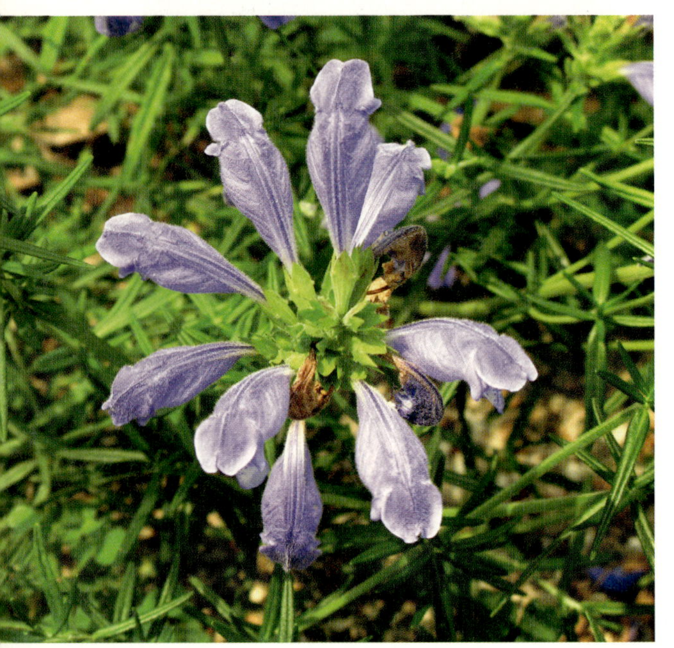

용머리

연일 젖어 있던 날씨였는데 모처럼 파란 하늘을 드러냈습니다. 어디 마른 땅이 있어 부지런히 허물을 벗었는지 매미 한 마리가 창가에 붙어 힘차게 울어댑니다. 마음이 경쾌해져 나들이하고 싶은 여름날입니다.

주춤거리던 장마 기운을 힘차게 몰아내듯 울어대는 매미소리를 들으며 온통 비에 젖어 있다가 꽃잎을 털고 있을 산야의 안부가 궁금해집니다. 산림청에서 여는 숲 지도자 연수과정에서 독실한 기독교 신자인 산림청장이 강의 중에 했다던 말이 가슴에 남습니다. 하나님께 나무가 제발 말을 좀 하게 해달라고 며칠에 걸쳐 간절히 기도를 했는데 응답으로 받은 깨달음이 "네가 대신 나무의 말을 전해 주어라."는 말이었습니다. 도시가 번창할수록 죽어가야 했던 나무들이 우리에게 무슨 말을 하고 싶었을까요?

'숲속마을' 이라는 이름을 붙였던 아파트 단지 이름 속의 숲은 무슨 숲을 말하는 것인지, 아파트 숲을 말하는 비유어인지 아니면 숲을 연상하면 아파트도 숲으로 느껴 질 수 있다

160

는 말인지 아리송했던 적이 있는데 나무
는 빌딩 숲에서 어떤 숲을 꿈꿀지 아연해
지는 마음입니다.

이런 날은 갖가지 생명의 소리를 들으며
산에 올라보면 장마를 겪으면서도 끊임
없이 피고 지는 여름 꽃들의 생생한 모습
을 볼 수 있어 더 없이 좋을 것입니다. 지
난여름 경북 고령 가야산 기슭에 자리 잡
은 야생화 학습원에서 장마 중에 물기를
가득 품고 휘청거리면서도 푸르게 피어
있던 용머리 꽃이 생각납니다.

중부 지역 이상의 산지에서 잘 자란다는
용머리는 고원지대의 초원과 숲 가장자

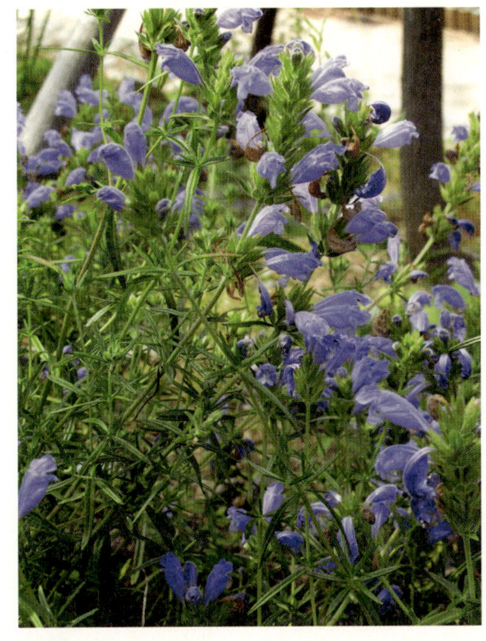

용머리 꽃무리

리 풀밭에서 주로 자라는 꿀풀과의 여러해살이풀입니다. 주로 무리지어서 꽃이 피는데
7월의 백두산에 가면 청보랏빛 아름다운 꽃무리를 감상할 수 있다고 합니다. 피침형의
얇고 가는 잎과 줄기에 비해 꽃은 둥실하니 커서 꽃이 피는 7~8월이면 꽃들만 모아 놓
은 것처럼 꽃 양탄자를 만드는데 그 아름다움이 신비하기까지 한데요. 보라색 꽃잎 입
구가 꼭 용이 입 벌린 것처럼 보인다 해서 '용머리'라는 이름이 붙었다고 합니다. 꽃과
풀 전체에 부드러운 잔털이 나 있고 키가 작으며 꽃이 푸른 보랏빛이라 하여 '청란(靑
蘭)'이라 이르기도 하는데요. 흰색으로 피는 '흰용머리'가 있으며 9월에는 계란형의 미
끄럽고 윤기 나는 열매를 맺습니다. 요소요소 쓰임새 많고 아름다운 우리 꽃입니다.

7월의 숲에 가면 진녹빛 풀잎들 사이로 피어나는 꽃들 중에 보랏빛이 가장 아름답습니
다. 이 용머리꽃이 가득 피어 있는 모습을 내려다보고 있으면 용이 입 벌린 듯한 꽃잎
가운데에 빨간 여의주하나 물려주면 좋겠다는 상상을 합니다. 누군가 여의주 없어 승천
하지 못한 용머리 꽃의 안타까움을 나처럼 공감했을까요? '승천'이라는 꽃말은 무릎을
치게 합니다.

능소화

능소화과.
Campsis grandiflora
꽃 : 7~8월 열매 : 9~10월
키 : 10m 안팎

● **효능** : 꽃은 피를 생성시키고 어혈을 풀며 월경불순이나 대하증, 산후통 등을 해소하는 좋은 성분을 가지고 있다. 뿌리는 '자위근'이라 하여 양혈·거풍·산어의 효능이 있으며, 피부소양이나 인후통을 치료하기도 한다.

하지만 꽃 화분을 만지고 눈을 비비면 눈이 먼다는 말도 있을 정도로 좋은 약효만큼이나 독성이 있으므로 조심해야 한다. 특히 임산부는 먹어서는 안 되는 약초이다.

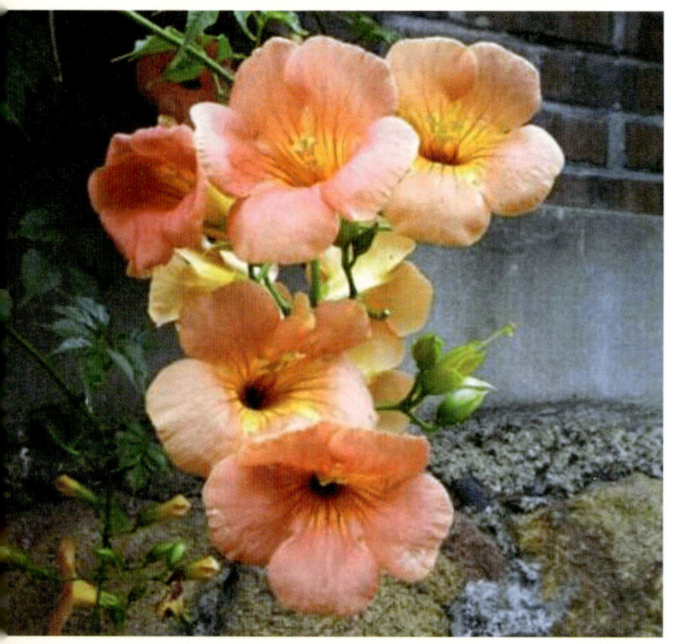

능소화

한바탕 폭우가 쏟아진 후의 도시는 나른하게 드러누웠다 정신 차리고 머리감은 사람처럼 싱그럽습니다. 장맛비가 오다가다 한다더니 신명나게 소나기를 퍼붓는 창밖을 보면서 지쳤던 마음도 헹구어봅니다. 이맘 때 쯤 이면 들판의 꽃들은 봄과 여름 사이에 피었던 꽃을 거두고 풋 열매를 한창 키웁니다.

감·복숭아·밤 같은 과실들은 장마철을 지나며 한창 열매의 속살들을 찌운답니다. 그래서 6월 말과 7월 사이에 수정이 힘들기 때문에 장마철이 끝나기 기다리는 것이지요. 이 시기의 꽃들은 민가나 도시에서 화려하게 핍니다. 시골집 돌담이나 도시의 담장 가에 한창 피었던 장미가 지고나면 이어 뜨거운 태양 아래 능소화가 가득 피어나지요.

능소화는 원래 7~8월에 주로 핀다고 하나 요즘은 온난화의 기운 때문인지 6월 중순이면 다 피어납니다. 갈잎 덩굴나무인 능소화는 중국 원산으로 우리나라 중부 이남에서 주로 피는 꽃으로 관상용이기 때문에 야생에서는 보기가 힘듭니다. 담쟁이나 장미처럼 주로 집 담벽 가에나 울타리에 자주 심는데 4~5월에 줄기를 뻗기 시작하여 6월 중순쯤이면 황홍색의 아름다운 꽃을 피우는데 그 모습이 너무 장관이라서 가는 길을 멈출 수밖에 없습니다.

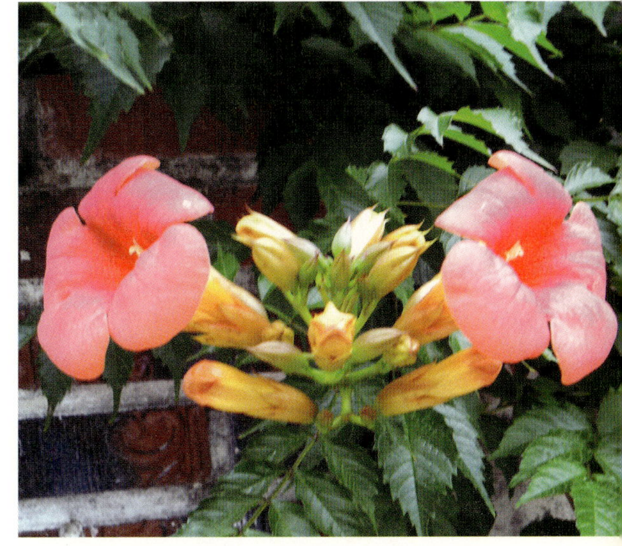

미국능소화

멀리서 바라보아도 눈에 띄는 강렬할 빛깔에 이끌려 다가가 보면 마치 트럼펫 같이 생긴 큼직큼직한 꽃송이가 덩굴이 휘어지게 늘어져 피어 있는 걸 볼 수 있습니다. 정말 손으로 잡고 "뚜우~" 하고 불면 음이 울려 나올 것 같은 모습으로 피어 있답니다.

그러나 꽃송이가 아름다운 만큼 꽃에는 치명적인 독성이 있어 잘못하면 눈을 멀게도 한다지요. 그래서 생으로 입에 넣거나 지나치게 가까이서 감상하는 것은 조심해야 한답니다. 그러나 꽃과 잎, 줄기는 여름에 채취하여 잘 말려 두었다가 귀한 약재로 씁니다.

거리를 지나가다가 담장을 넘는 능소화 꽃무리를 만나면 이제 '네가 능소화' 구나 라고 한번쯤 이름 불러주세요. 장마철 불쾌지수 높아지고 짜증나기 쉬운 날들이지만 물기 머금고 함초롬히 피어 있는 능소화 꽃 넝쿨 아래서 여름이 추억 하나 쯤 만들어 보시면 어떨런지요. 우리를 둘러싸고 피어나는 꽃들의 향연에 눈길을 주는 여유로 무더운 여름 이겨 가시기를 바랍니다.

갈퀴나물

● **효능** : 7~9월에 전초를 햇볕에 말려 관절통과 풍습동통에 쓴다. 통증 부위에 개어 붙이기도 한다. 음낭습진과 독기제거에도 쓰인다.

● **어떻게 쓰이는지** :

어린 순은 나물로 먹으며 꽃에 꿀이 많이 들어 있어 밀원(蜜源) 식물로 인기가 좋다. 가축 사료로도 많이 쓰인다.

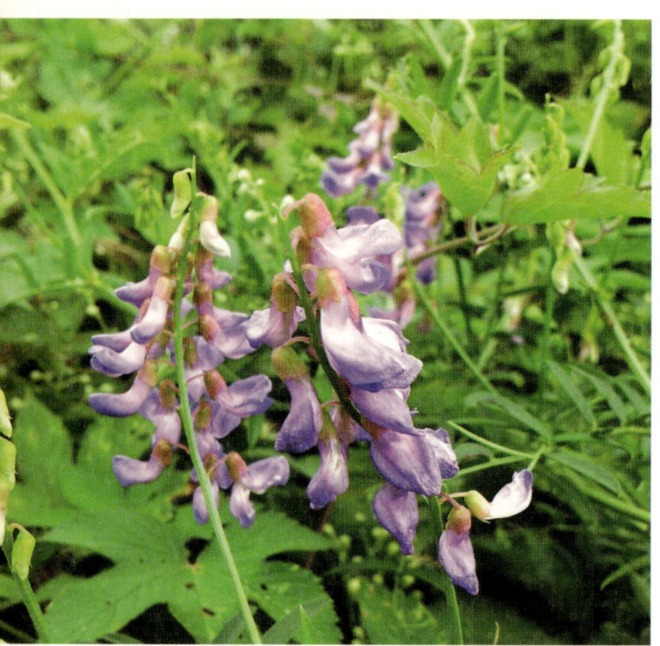

갈퀴나물

무겁고 구름 낀 하늘이 빗줄기를 한 바탕 쏟을 듯 하면서도 무더위만 계속됩니다. 올 장마는 마른장마여서 농작물 해갈이 안 된다고 걱정하시는 부모님의 이야기를 들으며 올 모심기가 가물었냐고 물었더니 숫제 우리가 관심조차 없다고 서운해 했습니다.

옛날에는 가뭄이 들거나 밭작물이 말라가면 신문이나 방송에서 걱정이라도 해줬는데 그런 소식 한 번 없이 콩밭이 말라서 김매기를 할 수 없었다고 합니다. 그래서 올 장마는 무척

기다렸다고 하늘을 보셨는데 엊그제 내린 비에 마른논의 올챙이랑 콩밭이 제대로 물맛을 봤는지 모르겠네요.

7월의 시작인데 벌써 한여름의 열기를 뿜는 온난화와 빌딩 숲을 달구는 에어컨 환기통의 뜨거운 김, 비 머금은 날씨는 사람들을 찜 쪄 먹을 것 같은 지독한 고온다습한 날씨를 연일 만들어 냅니다.

사람들은 실내로 모여들어 더 에어컨을 틀어대는 통에 찜통더위의 악순환은 계속될 전 망입니다. 지율스님의 강연회에서 에어컨 없이 강의를 들었습니다. 더위를 견디며 자연의 마음을 알고 그 성질을 통해 여름을 이기는 지혜를 찾자고 했는데요. 조금만 더워도 못 참고, 추워도 못 참고, 힘겨워도 못 참는 사람들의 조급한 마음이 모두 자연의 이치를 거슬러 살기 때문이라는 의미심장한 말씀 속에서 우리의 현주소를 봅니다.

한여름 뙤약볕 아래서 온갖 시련 겪으며 꽃을 피우는 들꽃 한 송이의 인내를 가지지 못한 우리가 세상에서 가장 위대하다고 말할 자격 있는지 깊은 깨달음을 갖게 합니다. 칠월 언덕에서 함께 얽히고설켜 태양과 맞서며 송이송이 붉은 혀 내밀 듯 무리지어 피는 갈퀴나물이 떠오릅니다. 세상이 가장 뜨거울 땐 풀잎들도 지쳐 늘어지는데 서로를 부축하며 엉켜 있는 갈퀴나물의 어깨동무를 보면 어린 날 먼지 나는 운동장에서 편짜고 '우리 집에 왜 왔니? 왜 왔니?' 하고 놀던 그 놀이가 생각납니다.

말너울·산완두 등 이름도 많은 이 갈퀴나물은 콩과의 여러해살이풀입니다. 덩굴성 식물로 함께 엉켜서 덤불을 짓는데 그 덩굴손이 갈퀴처럼 구부러졌다 해서 갈퀴나물이라는 이름이 붙었다고 합니다. 갈퀴라는 사나운 이름과는 전혀 다른 부드러운 풀잎과 꽃 모양을 가졌으며 전국에 널리 분포하고 있어 야산 언덕이나 못 둑 등 여러 곳에서 쉽게 볼 수 있는 꽃입니다. 낮은 지대에서 잘 자라며 7월이 되면 덩굴 마디 잎겨드랑이에서 이삭처럼 한 꽃대에 수십 송이 꽃이 붉은 보랏빛으로 피어 주렁주렁 매달려 피는데요. 그 모습이 매혹적이어서 차를 타고 달리다가도 멈추고 바라볼 정도로 아름답습니다. 꽃송이가 한 쪽으로 쏠려 있어 자세히 보면 솔빗 같기도 하고 말갈퀴 같기도 하여 말너울이라는 이름이 붙지 않았나 싶은데요.

야산에서 들판에서 한더위를 당당하게 나는 이 꽃무리를 보면 힘차게 자리를 털고 일어나 산등성이를 넘을 것 같은 야생마의 힘이 불뚝불뚝 느껴집니다. 그래서 꽃말도 꽃 이름처럼 '말너울'입니다. 지율스님의 강연 의미처럼 자연은 이제 보호의 대상이 아니라 목숨 걸고 지켜 내야 할 우리의 보금자리임을 깨닫고 갈퀴나물처럼 어깨동무하고 초록 세상을 만들어 가야겠습니다.

부처꽃

부처꽃과.
Lythrum anceps
꽃 : 7~8월 열매 : 9~10월
키 : 1~1.5m

🍃 **효능** : 풀 전체는 그늘에 잘 말려서 다른 약재와 처방하여 방광염 · 이뇨 · 수종 같은 병 증상을 치료하는데 쓰인다. 항암 효과도 있는 좋은 약재로 인기가 많다.

🍃 **어떻게 쓰이는지** :
곧게 뻗은 꽃차례가 아름답고 수명이 길어 주로 관상용으로 이용된다.

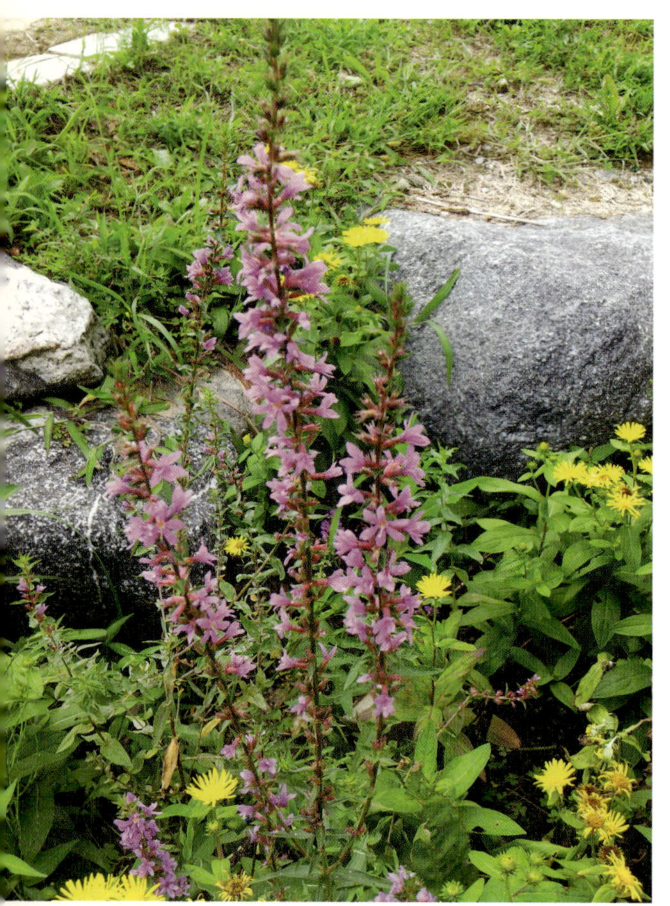

부처꽃

장마 속의 산야는 넘치는 물기로 몸살을 앓습니다. 습도 높은 바람이 땀을 자아내는 소벌(우포늪) 목포에 가래랑 마름 같은 부초들의 장마나기가 걱정이 됩니다. 뻘 속 땅에 뿌리를 내려야 하는 어리연꽃이나 가시연꽃은 통째로 물에 담겨 녹아버릴 지경이 될 텐데요. 이 장마를 잘 넘겨야 한여름 생기 있는 우포를 만날 수 있을 텐데 걱정입니다.

수파가 져도 곳곳에서 안간힘으로 버틴 부초 무리들은 한여름이 시작되는 7월 중순부터 시작해서 마름이나 가래 들이 꽃을 피우고 나면, 가시연 · 자라꽃이 꽃피우고 열매를 맺으며 꽃들의 잔치가 벌어지는 늦은 더욱 아름다워집니다.

낮은 습지 가에 무성한 풀들 사이로 우렁이 빈껍데기들이 떠다니는 걸 보면 황새들 노니는 사연을 알 듯 합니다. 빨라진 더위 탓인지 한여름에 피는 꽃들이 벌써 꽃잎을 벌고 나옵니다. 물옥잠 줄기도 만져보니 도톰하니 꽃송이를 배고 부처 꽃은 불긋불긋 피어났습니다.

한방에서 '천굴채(千屈菜)'라 불리며 널리 쓰이던 부처꽃과의 여러해살이풀인 이 부처꽃은 전국의 강이나 산 계곡 물가나 초원 구릉지·들판의 연못가 같은 습기 많은 지역에서 주로 자랍니다. 키가 크고 붉은 꽃의 색이 강렬해서 멀리서도 눈에 잘 띄며 7~8월 물놀이가 한창인 강이나 계곡 둘레에서 흔히 볼 수 있는 아름다운 꽃인데요. 1m가 넘는 꽃대에서 자잘한 꽃이 수백송이 달려서 빨갛게 핀 모습은 한여름 강가에서 만나는 꽃 중 으뜸이 아닐까 싶습니다.

그래서 그런지 요즘은 관상용으로 심어 가꾸는 걸 자주 볼 수 있는데, 메마른 화단이나 길가에 심어 놓은 모습을 보면 안타까운 생각이 들기도 합니다. 물기가 없으면 살지 못하는 꽃의 생리를 잘 모르고 심어 놓은 탓에 얼마 못살고 죽을 게 뻔해 주인을 찾아가 습지로 옮기라고 말해 준적도 있습니다.

창포나 부들이 잘 자라는 연못가에 심으면 제일 멋진 꽃이 아닐까 싶은데요. 몸에 털이 많이 나 있는 것은 털부처꽃이라 하고, 키가 작고 얕은 들판에 잘 자라는 것은 좀부처꽃이라 불립니다. 중부 이북의 구릉지 같은 데에서도 많이 핀다고 하며 휴전선 부근이나 백두산에서 무리지어 피어 있는 모습이 절경이라고 합니다.

푸른 우포사람들 집 앞에 심어놓은 부처꽃은 몇 년 전이나 지금이나 그 모양 그 크기로 매해 꽃을 피우는데 연못가 가득 번식해서 피어줬으면 좋겠는데 아쉬운 마음이 듭니다. 소벌(우포) 주변 여러 곳에 부처꽃을 많이 심어주면 한여름의 풍경이 훨씬 더 아름다울 것 같다는 욕심도 부려보는데요. '호수'라고 지어 놓은 꽃말이 숲 속 연못가 빨갛게 피어 있는 부처꽃무리의 아름다움을 상상하게 하여 마음이 들뜹니다.

한련초

한련과.
Tropaeolum majus
꽃 : 5~8월 열매 : 8~9월
키 : 1.5m 안팎(덩굴)

🌿 **효능** : 한련초와 살짝 볶은 살구씨 · 숙지황을 찧어서 밀기울과 섞어 환을 만들어 따뜻한 술과 함께 먹으면 흰머리가 검어지고 새 머리카락이 난다고 한다. 그 외에도 민간과 한방에서는 항암 · 진통 · 종기 · 충독 · 지혈 등에 처방해 쓴다. 종기나 깊은 상처가 났을 때 달여 먹거나 찧어 붙여도 응급처치도 되고 치유력이 뛰어나다고 전해진다.

🌿 **어떻게 쓰이는지** :
꽃이나 줄기를 꺾으면 진액이 나오는데, 공기와 만나면 산화하여 까맣게 변한다. 이것을 염색에 이용하기도 하였다.

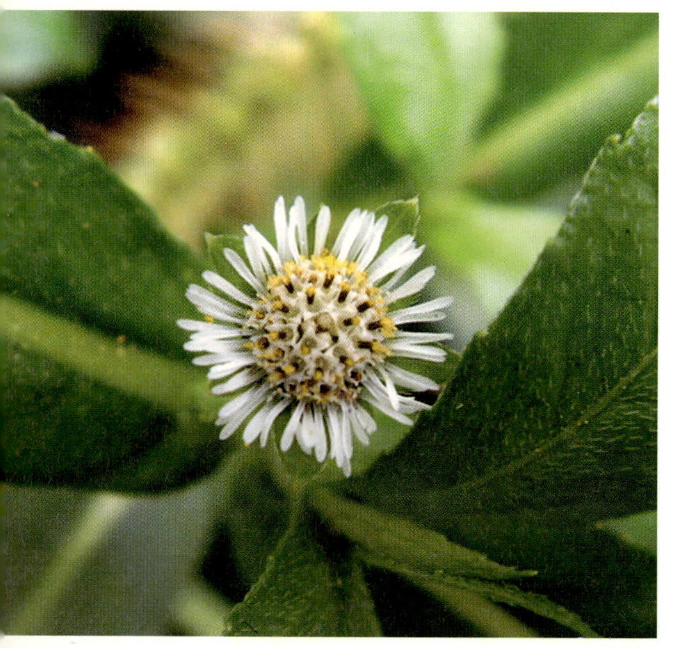

한련초

지난주엔 땅 냄새를 제법 맡은 벼들이 올챙이 개구리 떼를 키우며 구름 그림자 한가로운 들녘을 지나 소벌 (우포)에 갔습니다. 온 늪을 가득 덮고 있는 생이가래 · 네가래 · 노랑어리연꽃 · 자라풀 · 마름들이 물 위를 가득 채워 멀리서 바라보면 초록빛 양탄자를 깔아 놓은 듯 신비한 아름다움을 자아냅니다. 6월의 소벌이 가장 아름다운 이유는 물위를 촘촘히 덮은 온갖 물풀들의 잔치 때문입니다. 갯버들 무리무리 섬을 만들고 사이사이로 유유자적 노니는 논병아리 · 황새 몇 마리 그림 속의 한 장면이 펼쳐집니다. 저 많은 물풀들 푸르게 푸르게 살찌워 두면 겨우내 철새 떼들 날아와 풍성하게 먹을 먹이가 되어주겠지요. 크고 작은 늪지 언덕마다 색색으로 피어나는 풀꽃들이 곳곳에서 발길을 붙듭니다. 창포 · 줄풀 · 고랭이 · 매자기 · 부처꽃 온갖 습지 식물들 모여 제각각 힘찬 꽃대를 올리고 있습니다.

그 아래로 숨은 듯 숨은 듯 수염가래. 한
련초 하얀 꽃들 점점이 피어 기어코 무릎
꿇려 입 맞추게 합니다. 한련초 흰 꽃무
리 실팍하게 네모진 꽃대에 주저리주저
리 열려 한창 피기 시작하는데요.

국화과의 이 한련초는 늪가나 논둑 같은
습지에서 잘 자라는 1년생 초본으로 7~9
월 사이에 와이셔츠 단추 같은 작은 크기
의 하얀 꽃을 피우는데 진기한 약효를 많
이 가진 약초로 요긴하게 쓰인다고 합니
다. 줄기를 자르면 흘러나온 즙액이 까맣

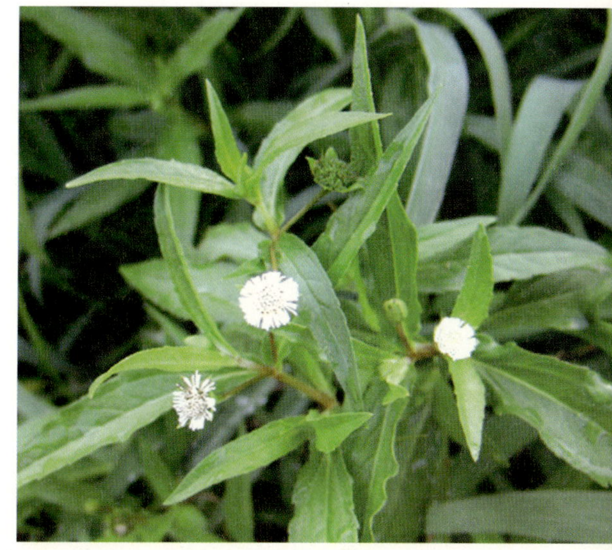

한련초 전초

게 변한다 하여 '묵한련(墨旱蓮)', '묵연초(墨烟草)' 또는 '묵채(墨菜)'라고도 불립니다.
옛날 사람들은 그 즙을 흰 머리카락에 발라 염색을 하기도 했다는데요. 실제로 한련초
즙이나 진하게 달인 물을 먹으면 흰 머리카락이 검게 나고 숱도 많아 져서 대머리를 치
료하는 약재로 쓰인다고 합니다.

우리 들판에 흔히 자라는 풀꽃인데 이렇게 뛰어난 약효를 갖고 있다는 사실이 놀랍습니
다. 한의학에서 대머리치료제로 이 한련초를 연구하여 성공한다면 세계적인 명약을 만
들어 낼 수 있지 않을까 즐거운 상상을 해봅니다. 흰 꽃이 지고나면 작은 씨앗이 해바라
기씨 처럼 여무는데 이 또한 새들의 좋은 먹이가 되겠지요. 늪과 늪을 이어주는 샛길을
산책하며 길섶에 늘어선 풀꽃들 하나하나 이름을 부르며 걸어 봅니다. 옹굿나물·하고
초·비수리·개망초…….

수 없는 이름들에 그 의미를 담아봅니다. 수억년을 숨 쉬며 깊고 깊은 진흙에서 피어 올
린 꽃 한 송이 한 송이가 경이롭고 숭고합니다. 나는 언제 한번 저 꽃들처럼 활짝 피어
본적 있었던가? 그 무한의 시간 앞에 내 작고 작은 발걸음 무색하여 숨죽이며 걸어본 한
나절이 한 점 구름처럼 덧없습니다.

🍃 **효능** : 관상용보다는 약용으로 많이 쓰이는데 독성을 띠고 있어 다른 약재로 해독 처방해서 쓴다고 한다. 민간과 한방에서는 몸속의 바람기를 내보내고 습기를 없애며 경락을 통하게 하고 통증을 멎게 한다고 하여 신경통·류머티즘·근육마비·통풍 그리고 무릎 시리고 아픈 데 쓴다.

🍃 **어떻게 쓰이는지** :

어린 잎과 줄기를 식용하며, 줄기째 잘라 염료로도 이용하였다. 울타리에 심는 관상초로 이용되기도 한다.

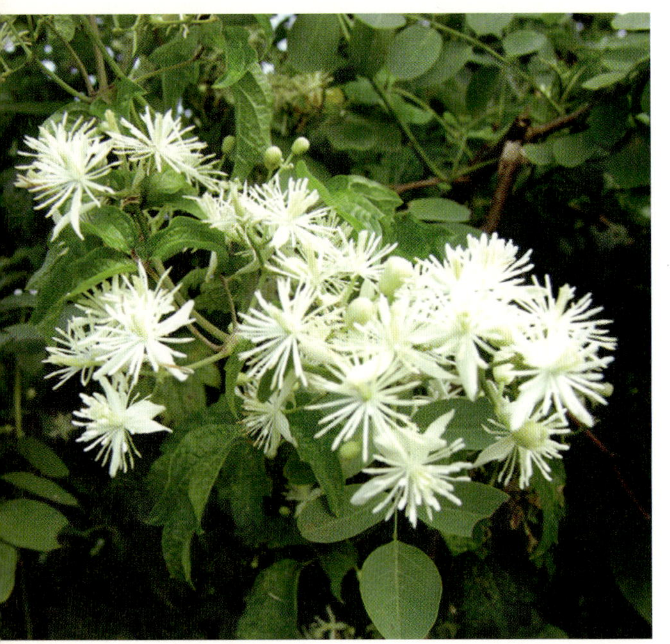

사위질빵

입추가 지났다지만 예전의 한여름 더위보다 더한 뜨거움이 한낮의 거리를 장악합니다. 한적해진 거리를 보며 더운 지역 사람들이 왜 게으르다는 소리를 듣는지 절실하게 이해가 됩니다. 꼼짝 없이 타들어가는 보도블록 틈새 풀꽃들의 생존 투쟁이 눈물겹습니다.

붉디붉은 오늘 해넘이를 보며 내일도 비 소식은 틀렸구나 싶어 한숨이 납니다. 그래도 밤바람엔 서늘한 기운이 돈다고 인사 건네는 이웃들은 맑기만 한 하늘 아래 돗자리 깔고 누워 유성우(流星雨) 쏟아지는 구경 하자고 불러냅니다. 이 밤기운이나마 없다면 메마른 들길에 무방비로 선 꽃들 잎도 못 피우고 시들겠지요. 그 안부를 걱정하며 지금쯤 야산 길가에서 이슬 기운 타고 덤불숲에 하얀 구름 내린 것처럼 피어 있을 사위질빵을 떠올려 봅니다.

지난번엔 며느리 꽃 이야기를 했는데 이번엔 사위 꽃 이야기를 해볼까 합니다. 우리 꽃 이름엔 재미있는 전설이나 유래가 담긴 꽃이 많은데 집안에서 제일 약자인 며느리의 설움에 대한 꽃이 여러 가지인 반면 사위에 대한 꽃은 귀한데요. 둘 다 남의 자식이지만 이야기 속 대접은 얼마나 다른지 모릅니다.

약명으로 백근초·위령선이라고도 하는 이 사위질빵은 미나리아재비과의 덩굴성 초본(갈잎 좀나무로 분류되기도 함)입니다. 산과 들 언덕배기나 울타리에서 많이 자라고 이른 봄이면 부드러운 잔털을 가진 잎이 솟아나는데 덩굴 끝이 갈라지면서 잎이 나는 모양이 꼭 주머니끈 같다 하여 '주머니끈 나물'이라고도 합니다. 어린 순은 따서 나물해 먹기도 하고 완전히 자라 성숙한 잎은 살짝 비벼 말려서 종이에 말아 담배처럼 피우기도 합니다. 노인들이 담배 대용으로 피우는데 미미한 환각효과가 있어 심심한 입을 달래는 용도로 쓰신 것 같습니다.

7~8월에 하얀색 꽃잎이 잔털을 달고 핀 모습이 꼭 현미경으로 본 눈꽃 모양 같아 이슬 머금은 모습을 보면 정말 눈이 내린 듯 아름답습니다. 꽃이 지고 9~10월에 씨앗이 달리는데 씨앗 하나하나마다 털이 난 긴 꼬리가 붙어서 바람에 날리는 그 모습 또한 예쁘답니다.

사위질빵이란 이름은 다른 덩굴성 식물보다 마디가 약해 뚝뚝 잘 끊어지는 성질에서 생겨났다고 합니다. 구박의 대명사인 며느리와는 달리 사위는 백년손님이라 농사철에 일이라도 거들라치면 남의 아들 데려다 일 시키기가 미안해 안절부절 못하는 장모님 마음이 담겼지요. 이 사위질빵으로 멜빵을 해서 체면치레만 하라는 장모님의 사랑이 담겨 유래된 이름이랍니다. 아들은 남의 사위 되면 이토록 대접 받는데 딸은 남의 며느리 되면 구박데기가 되던 옛날, 이런 풀꽃 하나하나에 지어진 이름들을 보며 여성 수난사의 한 면을 봅니다.며느리밑씻개·며느리배꼽·며느리장종지……. 이런 이름 뒤에 숨어 있는 이야기가 이 사위질빵과 유난히도 대비되는 데요.

이젠 바뀐 시대 따라 새로 쓰는 풀꽃 이야기 한 번 만들어 보면 어떨까 생각해 봅니다.

뱀무

장미과.
Geum japonicum
꽃 : 6~8월 열매 : 7~9월
키 : 20~60cm

● **효능** : 전초를 약용으로 쓰는데, 한방과 민간에서는 위궤양 · 해소 · 강심 · 고혈압 등과 잇몸에 피가 날 때 다른 약재와 처방하여 쓰면 효과가 좋다고 한다.

● **어떻게 쓰이는지** :
어린 순은 봄에 채취해서 나물로 먹는다.

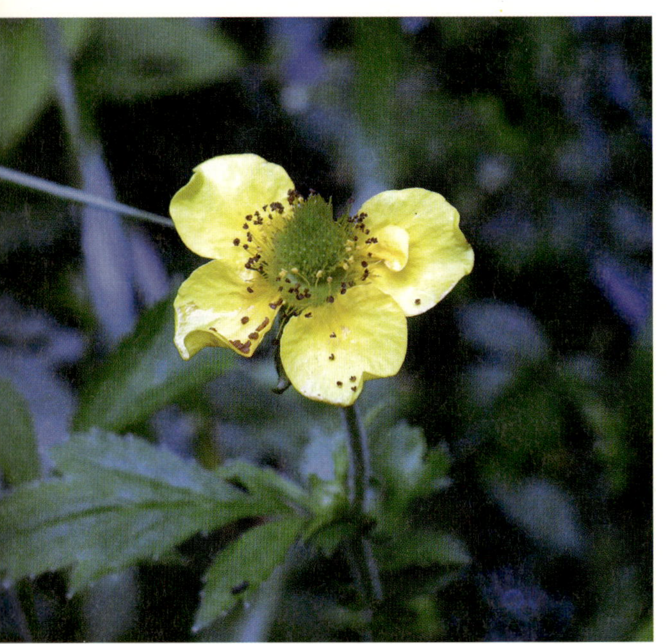
뱀무

태풍 북상에 졸였던 마음을 놓고 무사히 아침을 맞으며 눈에 안긴 하늘은 감동 그 자체였습니다. 윙윙대는 바람소리에 뒤척이며 잠들지 못하다가 새벽녘에 시내를 내려다보았는데, 도시를 밝히는 가로등과 네온등 불빛이 마치 꽃처럼 카랑카랑 맑았습니다. 하늘을 보니 별이 얼마나 초롱초롱하던지 지리산에서 보던 별빛과 다를 바가 없었습니다. 깜깜한 밤하늘도 저렇게 푸를 수 있고, 마산의 하늘에도 저런 별들이 뜨고 있었구나. 지금껏 얼마나 많은 공해 물질들이 하늘을 연막처럼 둘러치고 있었나를 새삼 깨닫게 됩니다. 이번 태풍을 대비하면서 요즘 사람들이 무서워하는 몇 가지 공포의 한가운데 태풍이 자리하고 있음을 알게 됐습니다. 호환 · 마마가 사라진 자리에 태풍 · 지진 · 천둥 · 벼락 등이 들어와 있다는 걸 깨닫습니다. 특히 이 지역에서는 매미의 기억 때문에 더한 현상이겠지요.

172

그러나 자연의 포효에 두려워 할 줄만 알
았지 정작 중독이 되어 있는 에너지 낭비
에 대한 경각심이나 온난화 방지에 대한
구체적인 실천은 할 생각을 하지 않습니
다. 교토의정서에 탈퇴해버린 미국이 이
시점에서 다시 생각해야할 문제들이 많
아 보이지만 정작 그들이 어떤 반성이나
할지 의문인 것처럼 우리 역시 마찬가지
로 온난화와 태풍의 관계를 거시적으로
바라보기만 할뿐 실천의 노력은 보이지
않고 그래도 개발·성장만을 되뇌는 고

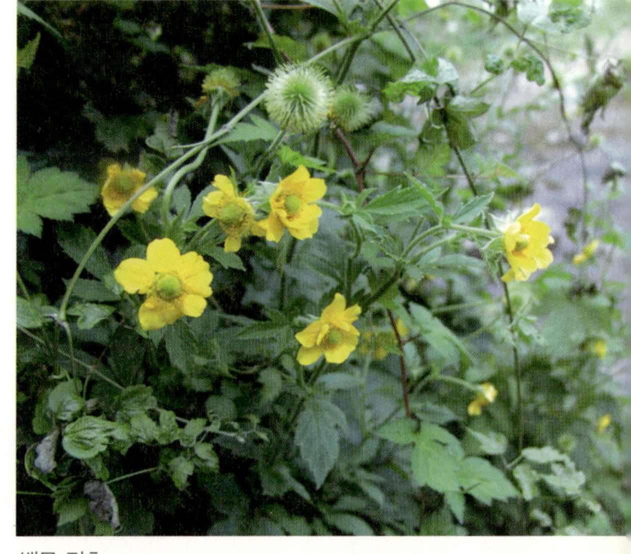

뱀무 전초

집이 안타깝습니다. 태풍이 바람을 몰고 지나간 곳곳에서 생잎 뜯긴 나무들이 지난밤의
흔적으로 남았긴 했지만 숲의 생기는 쾌청한 하늘아래 더욱 생생합니다. 산 중턱을 지
나는 길섶에 뱀무 샛노란 꽃이 더욱 아름답습니다. 지난 밤 하늘에서 반짝이던 별이 내
려앉은 듯 숲이 '화안' 합니다.

장미과의 여러해살이풀인 뱀무꽃은 뱀이 많이 사는 풀숲에서 잘 피어나며, 잎이 마치
무잎과 닮았다하여 붙은 이름인 듯합니다. 원래는 '일본수양매' 라고 불렀는데 꽃송이가
마치 매화꽃을 닮아서 붙었던 것 같습니다. 초여름에서 초가을까지 열심히 피고 지는데
작은 꽃대에 비로드 같이 고운 털이 나있으며, 다섯 개의 둥근 꽃잎이 꽃술을 둘러 피어
있는 모습은 눈에 띄게 아름답습니다. 야산보다는 중턱이상의 높은 지대에서 잘 자라며
뻣뻣한 털을 가진 공 모양의 열매가 달립니다.

간밤의 태풍은 쓰리고 아팠지만 상한 잎새 버팅기며 웃고 있는 꽃 한 송이에서 삶의 의
미를 새삼 발견합니다. 지난밤 모두 무사했냐는 인사처럼 미소 짓는 이 뱀무꽃의 꽃말
이 '미소' 랍니다. 자연의 섭리에 순응하고 질 때와 날 때를 따라서 싹이 나고 꽃피우고
열매 맺는 숲의 질서를 바라보며, 인간의 오만함을 되돌아보는 여유를 가져 볼 수 있었
으면 좋겠습니다.

며느리밥풀꽃

현삼과.
Melampyrum roseum
꽃 : 7∼9월 열매 : 9∼10월
키 : 30∼50cm

🍃 **효능** : 전초를 '산라화(山羅花)'라 하여 약용한다. 청열·해독의 효능이 있고, 옹종과 창독을 치료 한다고 한다.

🍃 **어떻게 쓰이는지** :
꽃이 아름다워 관상초로 심기도 하고 밀원(蜜源)식물로도 이용한다.

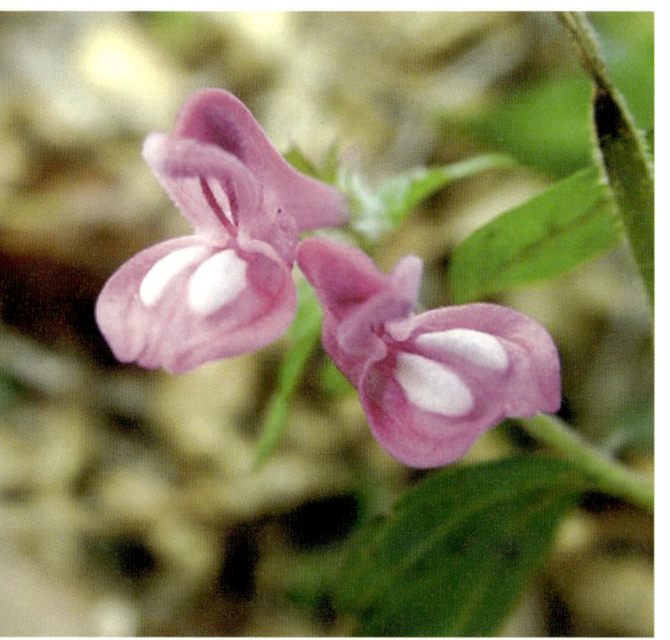
며느리밥풀꽃

아무래도 올해의 폭염은 인재이지 싶습니다. 여기저기서 헉헉대는 지친 모습들 가득합니다. 들판으로 나가나 그늘 아래로 가도 온통 메마른 땅과 축 늘어진 나뭇가지들입니다. 그 가지를 부여잡고 목 놓아 우는 매미소리도 덥습니다. 실내를 식히자고 뿜어대는 에어컨은 달군 아스팔트 위에 불을 뿜듯 열기를 쏟아 놓고, 집안과 바깥을 오가는 사람들은 냉방병에 감기까지 겹쳐 재채기를 해댑니다.

점점 여름나기가 힘들어질 것 같은 마음에 더위 덜타는 약이라도 나와야겠다고 중얼거려 봅니다. 도시의 열기를 감당할 수 없어 짐 싸 들고 시골로 피서 갔습니다. 나무 그늘을 찾아 도시에서 받았던 열기를 삭이며 장마 끝으로 한창 피어난 산꽃들을 찾아 사진을 찍었습니다. 아무리 날씨가 더워도 뙤약볕을 받고 더욱 도도해진 양지의 꽃들 금불초·마타리·뚜깔·꼬리조팝 바야흐로 꽃들의 천지가 펼쳐지고 있습니다.

더위를 피해 그늘숲에 앉아 쉬다가 길섶 잔솔 아래 다소곳이 피어난 며느리밥풀꽃을 발견했습니다. 지난여름 거창 수승대에 놀러 갔다가 물놀이는 젖혀두고 꽃에 빠져 온 산을 돌다가 돌아온 일이 생각납니다. 이 며느리밥풀은 현삼과의 한해살이 반(半)기생식물로 산지 숲 깊은 곳이나 정상 부근에서 7~8월에 붉은 자주색 꽃을 피웁니다. 꽃의 모양새가 특이한데 종(鐘) 같은 모양의 꽃받침에 마치 입술에 밥풀을 두 개 달고 있는 모양을 한 꽃송이가 피어나서 '며느리밥풀꽃'이란 이름이 붙었으며 며느리라는 이름이 붙은 데는 우리 여성사의 슬프디 슬픈 전설이 숨어 있습니다.

아들을 장가보낸 홀어머니가 며느리한테 자식을 빼앗겼다고 생각하여 아들을 멀리 일 보내 놓고 며느리에게는 하루 종일 일시키고 구박하는데다가 밥까지 굶겼다고 합니다. 죽자고 일만 하며 그래도 일부종사, 삼종지도를 따르느라 참고 참으며 시집살이 하던 며느리가 하루는 저녁밥을 짓다가 뜸이 잘 들었나 하여 솥뚜껑을 열고 몇 알 집어 맛을 보는데 그만 시어머니에게 들키고 말았다지요. 이에 화가 난 시어머니는 어른이 맛도 보기 전에 먼저 밥을 퍼 먹는다고 부지깽이로 때려 죽였다고 합니다. 이렇게 죽은 며느리가 묻힌 무덤에서 피어난 꽃이 바로 이 꽃이랍니다.

전설을 생각하며 꽃을 감상하면 절로 마음이 애잔해지는데요. 잘난 서방님은 어디서 뭘 했을까? 그 옛날에는 시어머니는 살인해도 무사한가? 절대 권력을 누리던 시어머니, 뒤에 섰던 남편은 또 새장가를 들었을 테고 두 번째 아내는 또 밥풀 물고 죽지는 않았을까? 그 시어머니도 누군가의 며느리였을 여인인데 남자를 하늘로 떠받들고 살지 않으면 안 되는 대가로 그렇게 피 터지는 싸움을 했나봅니다. 정작 남자인 아들은 아무것도 모른 척 점잖은 양 말이 없는데 말이지요. 그래도 꽃술 깊숙이 꿀을 담고서 벌 나비를 기다리는 밀원(蜜源)식물이랍니다. 간들간들한 줄기가 곧추 서서 빨간 꽃송이에 밥알 두 알을 입술에 물고 다소곳이 고개 숙여 서 있는 모습은 너무 가녀려 보여 속이 상합니다. 아직도 다 풀지 못한 며느리의 한이 서리서리 씨앗으로 맺히는 것일까요? 꽃말이 '여인의 한'이랍니다. 오뉴월에 서리도 내리지 못하는 슬픈 며느리의 한은 옛이야기가 되었지만 우리네 인습 속에 남아 있는 며느리의 존재에 대한 가벼움은 아직도 현재 진행형은 아닌지 이 꽃을 보며 생각해봅니다.

모든 걸 다 바치는
'모성애'

잔대

도라지과.
*Adenophora triphylla var.
japonica*
꽃 : 7~9월 열매 : 9~10월
키 : 40~120cm

🍃 **효능 :** 한방과 민간에서는 해독 · 거담제 · 경기 · 한열 · 감기에 다른 약재와 처방하여 썼다고 한다.

🍃 **어떻게 쓰이는지 :**
어린 순은 봄나물로 으뜸이며, 조금 자라면 생잎을 쌈으로 이용한다. 뿌리는 도라지처럼 쓴맛이나 더덕처럼 아린 맛이 없어 주로 생으로 이용한다.

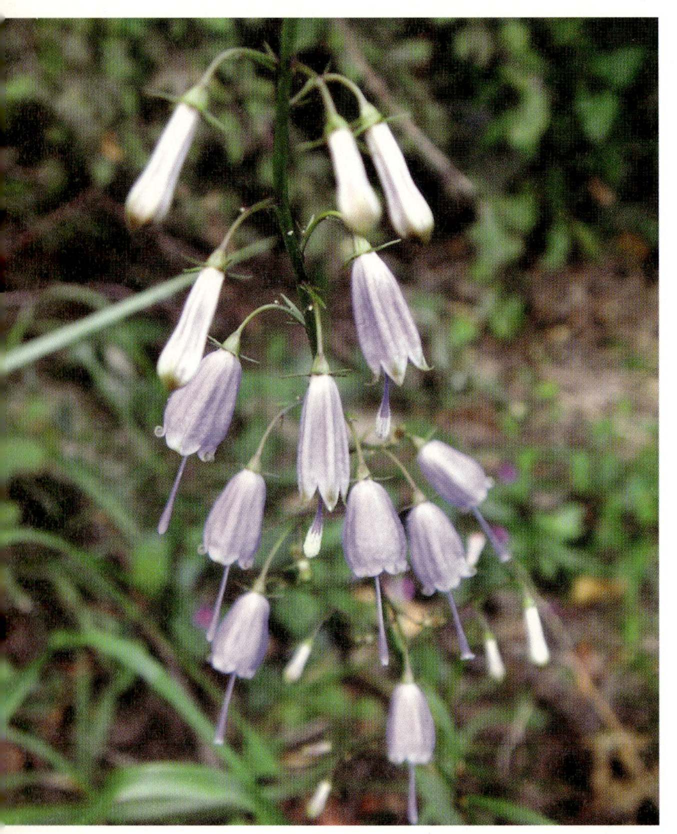

잔대 꽃

태풍 끝에 살짝 드러낸 푸른 하늘이 시처럼 아름답습니다. 높은 습도로 푹푹 쪄 대던 더위를 몰고 간 태풍이 사뭇 고맙기까지 합니다.

마산만을 바짝 긴장시키고 무당 춤 추듯 밤새 창문을 흔들다가 사라지고 난 흔적이 '매미' 처럼 아프지 않아 더욱 그런 마음이 드나 봅니다.

아침저녁으로 불어오는 바람의 싸아한 기운에 얼마나 힘이 나는지 노래가 흘러나옵니다. 귀뚜라미 울음소리 우렁찬 밤길에 산책을 나가봤습니다. 지독했던 더위만큼 그 서늘한 바람의 향기가 달콤했습니다. 사계절이 있는 우리나라가 왜 아름다운지 절감합니다. 함께 걷는 사람이랑 열대에 살면 얼마나 슬플까하는 대화로 가을바람을 예찬했습니다.

산야엔 서서히 습한 더위의 물기를 말리며 까슬까슬한 잎새들 사이로 가을 꽃 들이 피어날 텐데요. 요즘에 가장 많이 피는 꽃의 으뜸으로 잔대를 들 수 있습니다. 노란 마타리·하얀 뚜깔이 큰 키로 피어있고 그 아래로 중키의 잔대가 연 보랏빛 꽃송이를 수십 개씩 달고 조롱조롱 피어 있답니다. 초롱등처럼 매달려 피어 있는 모습이 정말 아름다운데요. 가운데 꽃술을 잡고 흔들면 마치 또롱또롱 종소리가 날 것처럼 앙증맞게 생겼답니다.

도라지과의 여러해살이풀인 이 잔대는 약명으론 '사삼(沙蔘)'으로도 불리는데요. 주로 나지막한 야산지대에 많이 자라며 예부터 우리민족과는 절친한 들풀로 어린 순부터 뿌리까지 하나도 버릴 것 없이 유용하게 쓰였답니다.

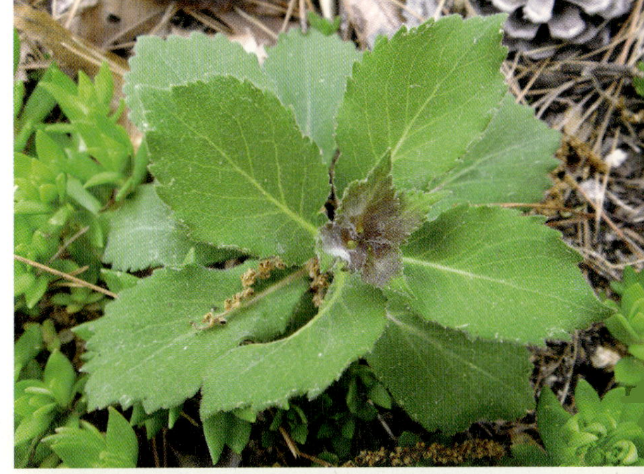
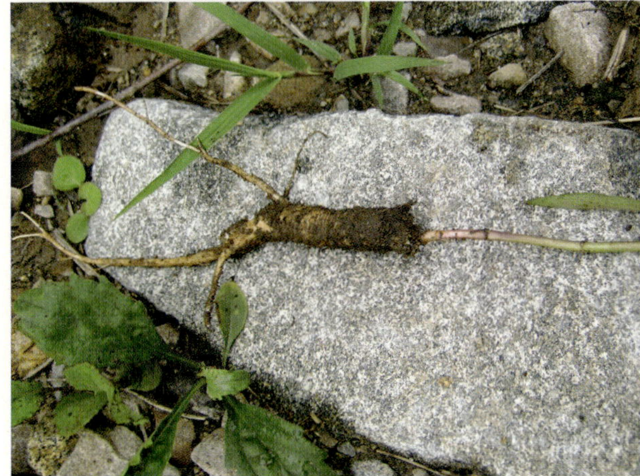

잔대 잎(위)과 뿌리(아래)

사십대를 넘긴 어른들이면 누구나 친숙한 들꽃인데요. 소먹이러 갔다가 뿌리를 캐먹으며 놀아 본 경험이 있을 겁니다. '딱주'라는 이름으로 부르며 캐서 줄기는 찔레순처럼 까서 먹고 도라지처럼 생긴 뿌리를 껍질 벗겨내고 먹으면 달큰한 맛이 그 가난했던 시절의 간식으로는 따라올게 없었으니까요.

옛날에는 잔대 꽃을 보기가 어려웠답니다. 미리부터 자꾸 캐 먹어버려서 미처 꽃필 사이도 없었을 정도였으니까요. 잎에서 꽃 뿌리 하나까지 우리에게 온갖 즐거움을 주고 사랑하는 마음을 갖게 하는 이 잔대에 '모성애'라는 꽃말이 붙은 건 너무나 당연한 것 같지요? 우리의 산과 들을 지키며 부지런히 피어나 어려운 시절 좋은 먹을거리가 되어 준 어머니 같은 꽃에게 정말 어울리는 꽃말입니다.

● **효능** : 한방과 민간에서는 안질·화상·청혈·부종·소염· 대하증 등에 다른 약과 처방해 쓰는데 그 약효가 좋다.

● **어떻게 쓰이는지** :
봄에 나는 어린 순을 나물로 먹으며, 꽃을 이용하여 차를 담거나 식초를 만들기도 한다.

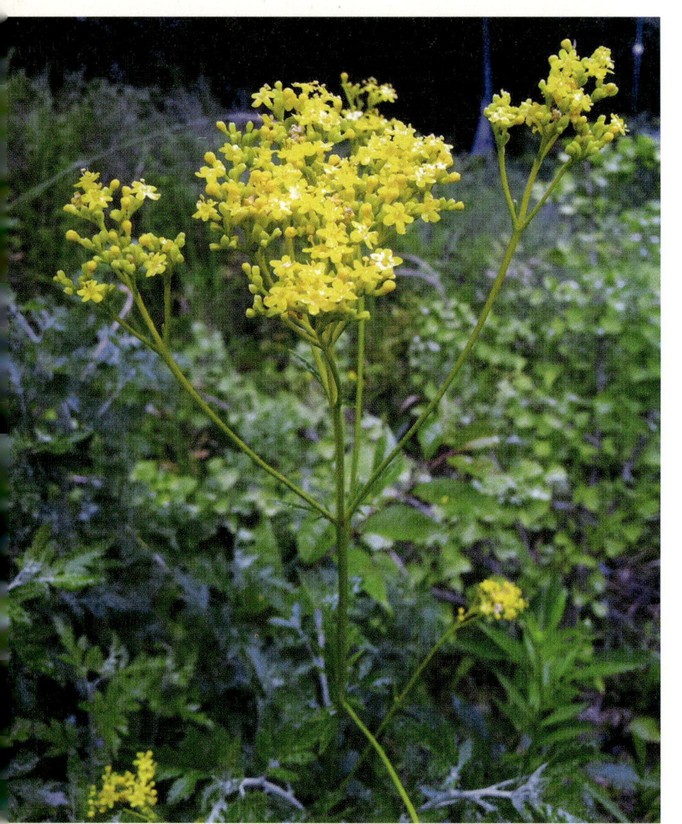

마타리

한낮은 이제 뜨거움마저도 칼칼합니다. 온통 무성하게 물오르며 생육하던 식물들이 흐드러진 매무새를 다지며 탱글탱글 알 차오르는 모습을 보면 우리 맘도 다져지지요.

고추밭의 고추가 붉디붉었고 밤송이도 헤집으면 잘칵거리던 풋밤의 물기도 제법 꼬드리해졌습니다. 가을은 와서 아침저녁으로 소슬바람을 불어주고 들판의 곤충들 풀들에게 갈무리 신호를 보냅니다.

한낮에 울어대던 매미 소리보다 노을을 등지고 울어대는 귀뚜라미 소리가 더 야무져서 스산한 걱정에 빠져 보기도 합니다. 산길 숲에는 이제 듬성듬성 가을꽃이 보이기도 하는데요. 본격적으로 들국화 무리가 피어나기 전 여름을 마무리하며 길섶을 밝혀주는 키다리 꽃 마타리는 멀리서도 눈에 확 뜹니다.

178

마타리과의 꽃들은 주로 우산을 펼쳐 거꾸로 놓은 산방형 모양을 하고 있는데요. 키도 큰데다가 꽃송이 수십 개가 몽글몽글 모여 피어나기 때문에 눈에 잘 뜨입니다. 8월이 시작되면 같은 과(科)의 뚝갈과 함께 가장 많이 피어나서 무성한 꽃 숲을 이루는 이 마타리 꽃은 주로 야산 길섶이나 초원지 풀숲에서 만날 수 있습니다. 어린 순은 먹을 수도 있으며 샛노란 빛깔의 꽃이 긴 줄기 끝에 가득 피어납니다.

약명으로는 뿌리에서 장(醬) 썩는 냄새가 난다 하여 '패장'이라 하는데요. 실제로 뿌리를 캐서 냄새를 맡아보면 역한 냄새가 진동을 합니다. 그래서 개미나 작은 날벌레들이 많이 붙어 있는 모습을 볼 수 있습니다. 향기보다는 악취로 수정하는 것이 유리하다는 번식 전략이겠지요. 쭉 빠진 키와 잘생긴 꽃의 뿌리에서 그런 냄새가 나니 꼭 멋진 여인에게서 지독한 발 냄새를 맡는 듯한 묘한 기분이 듭니다.

그러나 꽃가루가 많아서 벌 나비가 많이 날아들지만 그다지 향기롭지는 않은데요. 멋진 모습만으로도 제 역할은 다 했다는 듯 곧추서서 피어 있는 모습이 자못 오만스럽게 보이기도 합니다. 마타리라는 꽃 이름이 붙게 된 유래는 농사꾼의 지게위에 얹어 쓰던 '바다리(바작)'에서 왔다고 합니다.

바다리 같이 생겼다고 "바다리꽃, 바다리꽃"하다가 마타리가 되었다는데요. 어감으로 이름의 유래를 추론 하자면 재미있는 게 또 있습니다. 마타리, 마타리, 마타리 이렇게 입 속으로 부르다보면 2차 세계대전 당시 유명했던 미녀 스파이 '마타하리'가 연상돼 웃음이 나오는데요.

꽃 이름이 갖는 어감도 그렇지만 산기슭 수풀 속에서 큰 키로 서서 노랗게 피어 있는 모습은 마치 잘 빠진 여인 같이 의연하고 아름답답니다. 그래서 누군가 꽃 이름을 지을 때 마타하리를 상상하며 마타리라고 하지는 않았을까 하는 생각이 드는데요. 꽃말이 '미인'인 걸 보면 이 상상이 더 근거를 갖게 되지요.

숲 속의 미녀 마타리가 환하게 피어 늦여름을 밝히는 숲에서 두 계절의 풍요를 즐겨 보면 등산의 기쁨을 두 배로 얻지 않을까 싶습니다.

🌿 **효능** : 거담 · 폐결핵 · 백일해 · 각혈 · 해열 · 구토 · 창종 등에 뿌리를 말려 약재로 쓴다. 둥근 뿌리에는 독성이 많으므로 한방과 민간에서는 약재로 쓸 때 독성을 없애주는 다른 약재와 함께 조제해 쓴다고 한다.

🌿 **어떻게 쓰이는지** :
붉은 색 꽃이 관상가치가 높기 때문에 꽃꽂이나 화환 등에 이용된다.

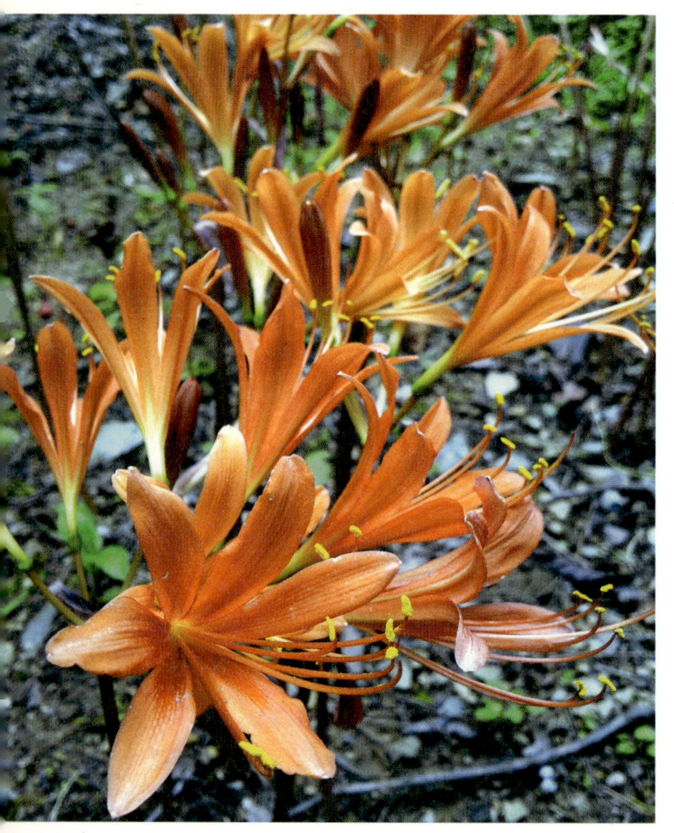
백양꽃

계절이 바뀌면 산과 들의 꽃 소식이 무척 궁금해집니다. 지금쯤이면 어느 산기슭에서 피어나던 그 꽃이 봉오리를 맺고 있겠구나 하는 생각에 마음이 자꾸 산으로 달려갑니다.

8월말에서 9월이 시작되는 이즈음이면 가장 나를 들뜨게 하는 꽃이 바로 백양꽃입니다. 들국화가 피기 전 거제 노자산과 대금산 숲 속에서 무리지어 피어나는 백양꽃 꽃무리를 보기 위해 하루걸러 한 번씩 야생꽃집을 하는 지인에게 전화를 하곤 했습니다.

내게 여름을 보내는 일은 백양꽃이 피기를 기다리는 일과 함께 날짜를 셉니다. 8월 폭서가 심할수록 꽃빛이 더 아름다워 지겠거니 하면서 올해는 꽃이 빨리 피겠다, 올해는 조금 늦다는 정보를 모으며 해마다 꽃맞이를 다녔습니다. 그러다가 의령 한우산에서 이 백양꽃무리를 발견했을 때의 그 기쁨이란 말로 다 할 수 없었지요. 한우산 임도를 차를 타고 아슬아슬 오르는데 짙은 밤나무 숲 가운데가 낙조가 깔린 듯 환했습니다. 차를 멈추고 내려서 숲 속 가득 깔린 백양꽃무리 앞에서 환희의 비명을 질렀답니다. 자생 지역이 자꾸 넓어져 간다는 데에 대한 즐거움이 커서 더욱 행복했지요. 그런데 몇 해 동안 해마다 오르는 동안 서서히 꽃이 줄어드는 것입니다. 밤 산 주인이 제초제를 뿌리는 건지 아니면 사람들이 자꾸 뽑아가서 그런지 듬성듬성 꽃들이 줄어드는 걸 보는 아픔 또한 이 일을 하며 느끼는 비애입니다.

전북 정읍에 있는 백양사에서 주로 피어난다고 이름이 붙은 상사화과의 이 백양꽃은 주로 남부 지역에서 자랍니다. '타래무릇꽃' 이라고도 하며 상사화처럼 5월에 난초 모양으로 잎이 무성하게 자랐다가 감쪽같이 지고 8월 중순이 넘으면 엄지 손마디만한 흙갈색의 뿌리에서 땅을 뚫고 꽃봉오리가 올라오는데 그 모습 또한 경이롭습니다.

상사화 꽃이 분홍빛을 띠는 반면 이 백양꽃은 주홍빛을 띱니다. 꽃대나 생긴 모양은 상사화나 꼭 같으나 색깔이 다릅니다. 특히 이 백양꽃은 지는 모습도 아주 아름답습니다. 꽃잎 가장자리부터 하얗게 변해 들어오며 지는데 지는 꽃이 아름다운 경우는 드문데 백양꽃은 참 기품 있게 진답니다. 주로 절 부근이나 산지 숲에서 잘 자라며 씨를 맺지 못하고 쪽파 같은 뿌리가 여러 개씩 생겨나며 번식을 하므로 무리지어 피게 된답니다. 상사화와 같은 종류의 꽃들은 대개 유독성이므로 함부로 먹어서는 안 되며 비늘줄기는 데친 후에 독을 우려낸 후 먹기도 한답니다.

잎과 꽃이 절대로 만날 수 없다고 '이별초' 라고도 하는 이 꽃이 무리지어 가득 피어나면 붉은 양탄자를 깐 듯 한 환상적인 모습을 보여주는데요. 꽃물결이 출렁인다는 말이 제격인 것 같습니다.

초여름에 피었다 진잎에 대한 그리움이 짙어 그리 붉은지, 보는 사람들은 행복하기만 한데 꽃말은 슬프게도 '이루어질 수 없는 사랑' 입니다. 간절한 사랑을 하면 저토록 애절하고 아름다운 꽃을 피우게 되는 건지. 그 사랑조차도 부러워집니다.

🍃 **효능** : 줄기와 뿌리는 한방과 민간에서 해소 · 거담 · 이질 · 감기 · 신장염 등의 질병에 다른 약재와 함께 처방하여 쓴다.

🍃 **어떻게 쓰이는지** :
주로 관상용으로 이용되며, 열매는 식용한다.

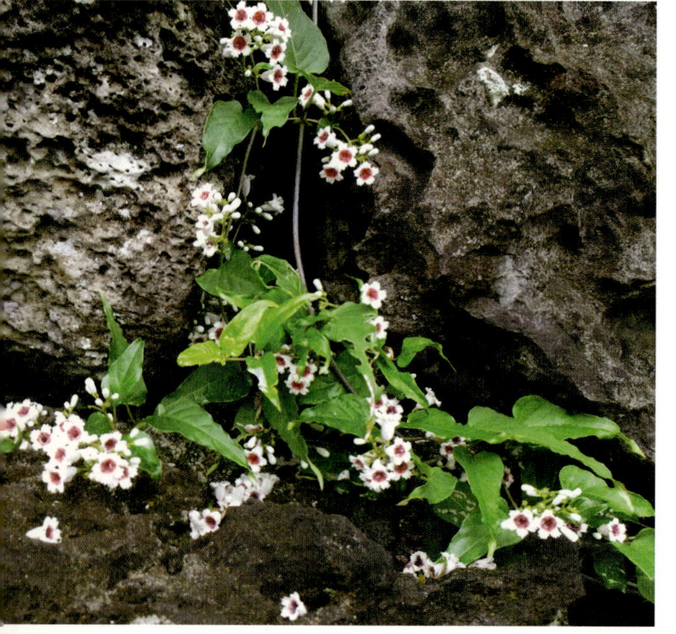

계요등

선풍기를 틀면 춥고 끄고 나면 땀이 나는 간절기의 한낮은 변덕스럽기도 합니다. 은행을 갔다 오는 가로수 길 보도블록 틈새에 무리지어 피고 지던 괭이밥 · 쇠비름 · 땅빈대 이네들에게 벌써 가을이 왔나 봅니다.

괭이밥 잎 언저리가 불그스름하니 물이 들고 탱글탱글 품고 있던 씨앗 꼬투리는 벌써 터져 빈 깍지만 남았습니다. 가던 길을 멈추고 쇠비름의 새까만 씨앗을 따서 손바닥에 올려 놓고 아름드리로 큰다던 겨자씨를 생각해 보았습니다.

작고 작은 씨앗 한 알에 들어 있을 우주 이야기가 나를 태초로 끌고 갔다 나오곤 하여 아직 한 볕 따가운 동네 길을 걸어 보기로 합니다. 아파트 화단 쇠 울타리 사이로 요리조리 그물 뜨듯 얽혀 있는 닭의덩굴 열매도 노릇하게 익어 가고 장미 넝쿨 우거진 사이 사이에 한창으로 피어난 계요등 꽃이 화들짝 반갑습니다. 어디서 요런 예쁜 모양과 빛깔을 빚어 왔을까, 흰 바탕에 진자색 무늬의 작은 꽃 수십 송이가 옹골종골 종 모양으로 달려서 피어 있는 모습이 정말 놀랍습니다. 몇 년 전 이 꽃을 처음 봤을 때가 생각납니다.

계요등(鷄尿藤). 계요등이라 무슨 연유로 붙은 이름일까? 닭의 오줌과 초롱등 모양의 꽃이 어떻게 만나 계요등이 됐을까? 궁금증이 물밀 듯 일어 요리 보고 조리 보고 뜯어보고 먹어보다가 무지막지한 냄새에 혼비백산 하고 말았습니다. 그러는데 지나가던 할머니가 보고 섰다가는 "그거 꾸렁내덩풀 아니가?" 하셨습니다. 아니나 다를까 줄기와 잎에서 나는 지독한 구린내는 닭오줌 냄새였습니다.

꼭두서니과의 덩굴 식물로 전국 어느 곳이나 잘 자라는 이 계요등은 한여름 흰색 바탕에 진자색 테두리와 반점이 오묘한 조화를 이루는 작은 종 모양의 꽃이 핍니다. 9~10월에 쇠비

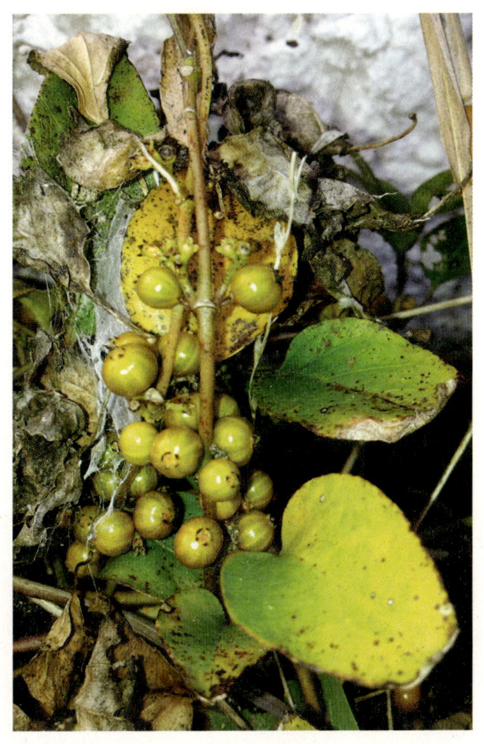

계요등 열매

름 같은 작은 씨앗이 가득 들어 있는 열매를 맺는데 작은 공 모양의 황갈색 열매가 금빛 광채를 내며 익어 갑니다.

우리가 살고 있는 도시의 화단이나 길가에서도 쉼 없이 피고 져도 무심코 지나치면 보이지 않습니다. 꽃송이가 아주 작기 때문에 지나치기 쉽지만 자세히 들여다보면 너무 앙증스럽고 아름다운 꽃이랍니다. 꽃이 너무 작아 벌 나비가 찾아 들기 힘들기 때문에 낮은 곳을 자주 찾는 개미나 날파리 같은 곤충들을 유인하기 위해 암모니아 냄새를 풍기지 않나 생각되는데요. 생존 경쟁에서 살아남기 위한 전략이 참 지혜로워 보인다고 붙은 꽃말이겠죠?

'지혜롭다' 는 꽃말을 갖고 있답니다. 청정 지역인 산야로 쫓겨 가지 않고 도시 길가서도 꿋꿋이 살아남을 수 있는 지혜를 터득한 이 꽃에게서 삶의 의미를 배웁니다.

● **효능** : 생 풀잎을 찧어서 즙을 내어 마시면 풍치가 심할 때 가라 앉히기도 하고 종양도 삭게 하는 강력한 항생력을 갖고 있다. 담배의 니코틴을 제거하는 역할도 하고 부스럼 · 화농 · 치질 · 충독 · 임질 · 장염 · 폐렴 · 기관지염 · 비염 등등 온갖 염증에 특효를 보여서 예부터 애용되어 오던 약초이다. 특히 구충제로 많이 쓰인다.

● **어떻게 쓰이는지** :
꽃이 관상가치가 있어 정원이나 공원 등지의 조경작업에 쓰이기도 한다.

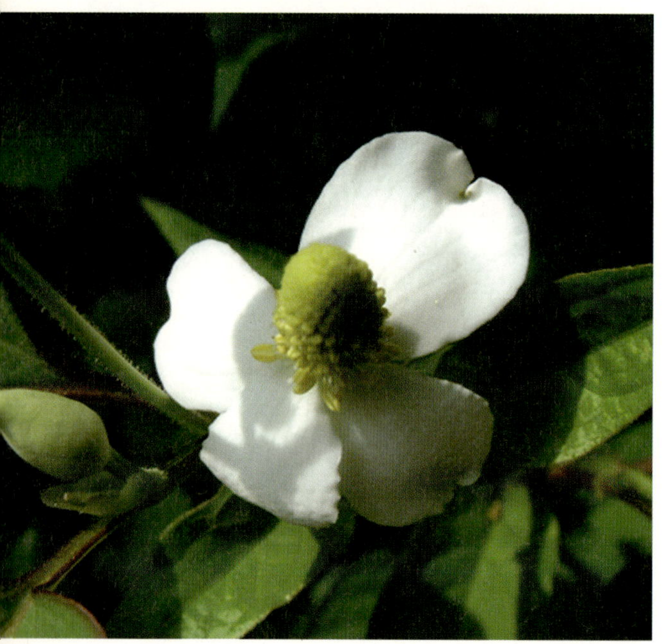

약모밀 꽃

연일 중국산 배추의 기생충알 충격에 매스미디어들이 뜨겁습니다. 중국은 한국 정부가 일방적으로 보도를 해서 이런 사태가 벌어졌다고 보복 무역을 하겠다고 을러댄다는데 우리 입장으로선 좀처럼 이해가 가지 않습니다. 수출입 관계에서 아무리 큰 손해를 보더라도 국민들의 건강과 직결되는 문제는 정확히 보도해주어야 하는 것은 당연한 일임에도 국내에서마저 중국과의 무역에서 손해 보면 어쩌느냐는 우려를 보이는 데는 참 어이없습니다.

그 가운데서 배추 값이 뛰자 수입해놓은 중국 김치가 동이 난다는 아이러니한 소식이 들리기도 합니다. 이 김치를 급식으로 점심을 때운 아이의 뱃속이 너무 걱정되어 뉴스에서 본 것처럼 구충제를 사러 가야 할지 망설이다가 약모밀 말려 놓은 것을 달여서 아침

마다 한 잔씩 먹입니다. 들에 산에 번식
도 잘하고 잘 자라는 약모밀의 구충성분
에 효과를 기대해 봅니다.

삼백초과의 여러해살이풀인 이 약모밀은
풀잎이 메밀과 많이 닮았다고 붙은 이름
인데 여름에 하얀 꽃이 피었다가 가을에
잎과 줄기가 실해졌을 때 베어서 말려 두
었다가 약으로 쓰는 약초입니다. 여름에
피는 네 개의 꽃잎에 촛대 같은 꽃술이
아름다운 흰 꽃도 관상용으로도 심으면
좋습니다.

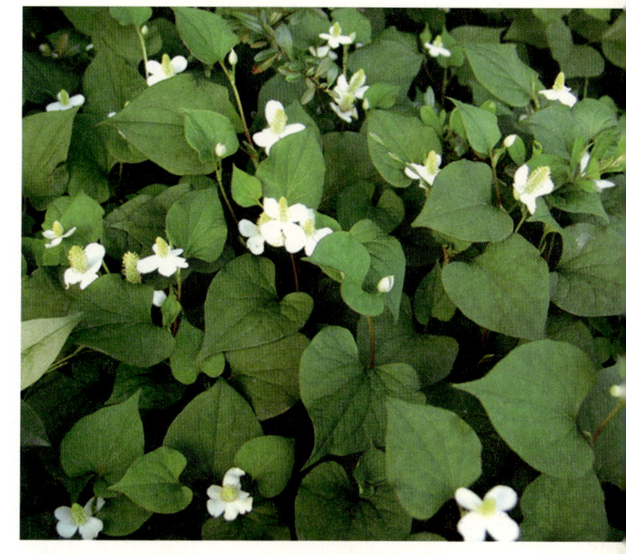

약모밀 군락

화단이나 우물가 담장 가 같은데 막 심어 두어도 잘 번식해서 한 식구 비상약초로 쓰기
좋을 만큼의 양이 됩니다. 푸른 잎을 따서 냄새를 맡아보면 이루 형언할 수 없는 지독한
냄새가 나는데 고기비린내와 썩는 냄새가 합쳐져서 나는 데 비위가 웬만하게 강한 사람
도 견디지 못하게 독합니다. 물고기 냄새가 난다 하여 '어성초' 라는 이름으로 더 유명하
기도 합니다.

그늘에서 푸른빛이 남아 있으면 물에서 비린내가 나므로 갈빛이 나도록 바짝 말려서 한
줌씩 넣고 결명자차물처럼 끓여 마시면 지금껏 먹었던 중국산 김치 기생충 알에 대한 공
포가 사라질 것입니다. 병이 있으면 약이 있게 마련이고 문제가 생기면 해법이 있게 마
련인 것처럼 기생충 소동에 약모밀 차 끓여서 이웃과 나눠 마시면서 이야기꽃을 한참 피
웠습니다. 아래윗집 나눠가며 먹을거리로 생긴 병 먹을거리로 고치자고 입을 모았습니
다.

일 년에 몇 차례씩 상비약으로 쓰던 약모밀차가 유난히도 귀하게 느껴지는 한 주였습니
다. 지금 수확기가 좀 늦기는 했지만 채취 해다가 잘 말려 두셨다가 요긴하게 쓰시기 바
랍니다.

방가지똥

국화과.
Sonchus oleraceus
꽃 : 5〜9월 열매 : 6〜10월
키 : 30〜100cm

🍃 **효능** : 잎겨드랑이와 줄기 끝에서 작고 노란 꽃이 끊임없이 피고 지는데 봉오리 맺은 꽃은 안질을 치료하고 아편 중독을 해독하는 데 쓰기도 한다. 민간에서는 줄기와 뿌리를 종창·대하증에 처방하여 썼으며 주로 풀이 귀한 겨울이나 이른 봄 가축의 사료로 많이 쓰였다.

🍃 **어떻게 쓰이는지** :
부드러운 어린 잎은 식용한다.

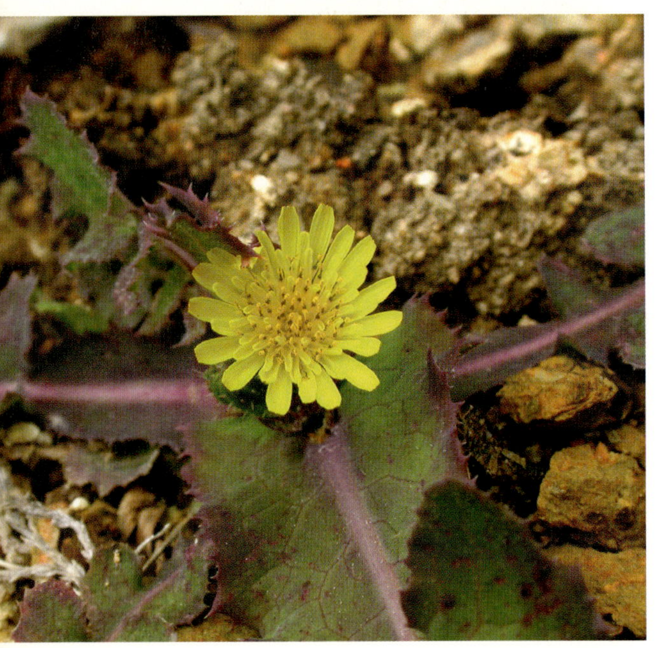

방가지똥 꽃과 잎

몇 년 전 창녕의 어느 시골 학교에 야생초 해설을 나간 적이 있습니다. 그 곳 아이들은 정작 자신들이 밤낮으로 보면서 소꿉놀이 재료로, 장난감으로, 화날 때 뜯어서 뿌리기도 하던 그 많은 풀들에게 이름이 있다는 사실을 도시의 아이들보다 더 모르고 있었습니다.

풀꽃들의 이름과 별명, 유래를 들려주니 "개똥아, 개똥아" 하고 부르던 아이가 철수라는 이름이 있다는 걸 처음으로 알았을 때처럼 신기해했지요. 소리쟁이·빼뿌쟁이·버드쟁이

별명들을 듣고 따라 부르는데 꽃밭에서 사는 아이들이라 훨씬 빨리 알아들었습니다.

특히 애기똥풀·방가지똥 같은 풀들은 주로 줄기에서 즙이 나와서 붙은 이름인데 '똥' 이라는 이름자 하나에 까르륵 웃어대서 들판이 왁자해지기도 했는데요. 들판을 한 바퀴 돌아 교실로 돌아온 아이들이 친구한 풀꽃들을 주제로 이야기 나누기를 하는 시간을 가졌습니다.

그때 저는 교무실에서 차를 한 잔 마시고 있었는데 일학년 꼬마애가 급하게 찾아와 나더러 "선생님. 저기 똥… 똥이요. 우리 선생님이 똥 좀… 알아 보래요." 옆에 계시던 젊은 선생님이 아이 말도 다 끝나기 전에 놀라 일어서면서 "응? 누가 똥을 싼 거야?" 달려 나가시는 겁니다. 그 선생님을 따라 가 알아본 이야기인즉 슨 '똥'자 붙었던 그 꽃 이름이 뭔지를 알아오라고 보낸 심부름이었습니다.

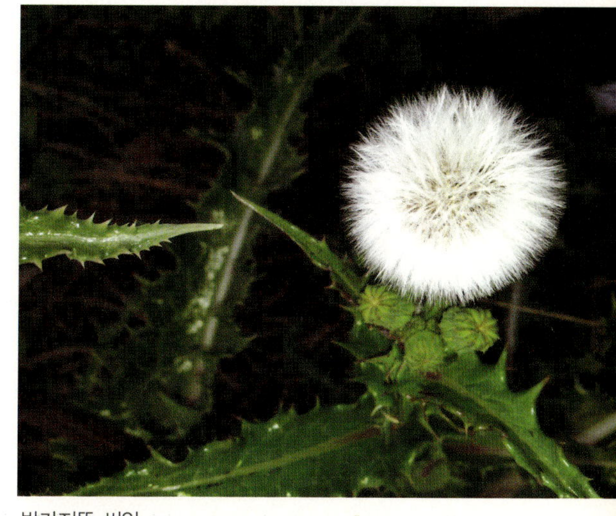
방가지똥 씨앗

와아 웃는 아이들의 모습만큼이나 천지 사방에 많이 피어나는 '방가지똥' 두고 일어난 해프닝이었지요. 국화과의 두해살이풀로 우리 지역에서는 사철나무처럼 사계절 내내 꽃이 피고 집니다. 추운 지역에서는 겨울에 꽃을 피우지 않는데 남부에서는 양지쪽이나 도시의 화단가 마을 어귀·남새밭 등 어디서건 가리지 않고 끊임없이 꽃을 피워 올린다고 '동화채(冬花菜)'라고 하기도 합니다.

줄기나 잎에 흰 유액을 가득 품고 있어서 '방가지똥'이라 불렀다는데 풀잎에 쓴맛이 강하다 하여 '고채(苦菜)'라 이르기도 했고, 사철 흔하니까 소나 돼지·말들의 좋은 먹이가 된다 하여 '고마채(苦馬菜)'라고 하는 등 흔한 만큼 이름도 많습니다. 궂은 일 힘한 일 가리지 않고 잘 돌봐주며 여기저기서 지청구를 들어도 웃음 잃지 않고 정 많던, 고향마을 수다쟁이 아지매 같은 친근한 풀입니다.

한겨울도 세차게 견디며 꽃피우기를 멈추지 않는 강인한 생명력과 천덕꾸러기로 아무데서나 피어나지만 겨울 들판을 푸르게 하며 온갖 가축들의 좋은 먹이가 되는 쓰임새 역시 정이 넘칩니다. 누군가 그 꽃말을 '정(情)'으로 표현했는데 정말 어울립니다. 늦가을 된서리 하얗게 내려도 줄기 곧게 세우고 꽃피우기 멈추지 않는 이 꽃처럼 찬서리 맞은 우리의 고향도 그렇게 지켜 질 수 있으면 얼마나 좋을까요.

🌿 **효능** : 좋은 약초로 민간이나 한방에서 청열 · 해독 · 인후염 등 각종 열병을 치료할 뿐만 아니라 항균 · 항종양 · 혈압강화 작용을 하는 귀한 약재로 쓰인다. 가을이 지나면 뿌리줄기를 채취하여 말려 두는데, 한방에서는 말린 뿌리를 '시과당송초'라 부른다. 민간요법으로 달여서 시럽을 만들어 먹어도 좋다고 한다.

🌿 **어떻게 쓰이는지 :**
부드러운 어린 잎은 식용하는데, 약간의 독성이 있으므로 데친 후에 한나절쯤 물에 우려서 먹으면 좋다.

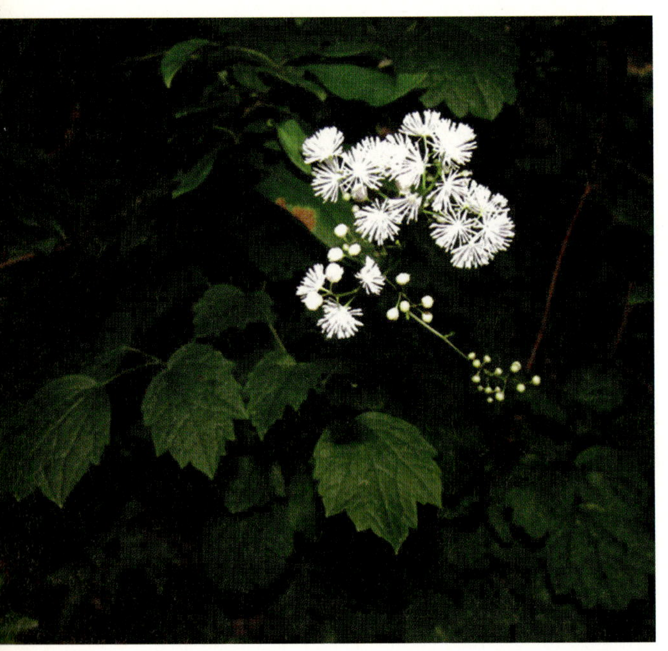
산꿩의다리

가을이 너무 성급히 오는 것 같다고 창문을 닫는 사람들이 많아졌습니다. 지난 밤 내내 불어왔던 스산한 바람 앞에 들판의 풀과 나무들은 우리들보다 더 다급한 마음으로 수런거렸겠지요.

이제 막 꽃피웠고 꽃 떨어진 자리 물도 안 말랐는데 언제 씨앗 여물리겠냐고 바쁜 마음이겠지요. 무학산 산책길 벚나무는 벌써 한 두 잎 낙엽을 떨어뜨립니다. 아직 휴가지의 추억도 가시지 않는 나른한 여름을 벗어버리기가 뭔가 아쉬운데요.

바람의 습도에 가장 민감한 들풀들은 재빠르게도 가을꽃을 피웁니다. 길섶에 쑥부쟁이 꽃피운 걸 보고 가을이 가슴 안으로 성큼 밀고 들어옵니다. 곧 사방에서 가을꽃이 피어나겠지만 여름 꽃들이 아직은 한창입니다.

잠시 인근 야산으로 나가면 키다리 마타
리꽃이 무리무리 피어서 노란 꽃 숲을 이
룹니다. 아직 노루오줌 꽃대도 실하고 산
기슭 꿩의다리는 더 옹골차게 흰 꽃을 피
웁니다.

껑충하고 마른 줄기 끝에 눈송이 같이 흰
꽃을 달고 산 숲을 밝히는 꿩의 다리는
미나리아재비과의 여러해살이풀입니다.
키가 커서 쉽게 눈에 뜨이며 깡마르고 길
쭉한 줄기가 꿩의 다리를 닮았다하여 '꿩
의 다리' 라 이름 지어졌는데요. 8월에 가

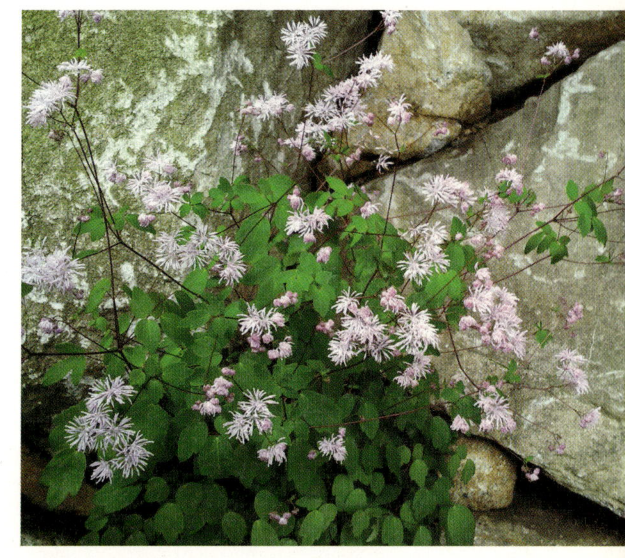
자주꿩의다리

장 많이 꽃피고 9월이 되면 열매를 맺습니다. 민가 주변 야산에는 주로 좀꿩의다리가 피
고요. 해발이 높은 지대에서는 자주꿩의다리, 은꿩의다리가 주로 핍니다. 중부 이북지
방에서는 금꿩의다리나 연잎꿩의다리가 핍니다.

전국에 걸쳐서 지방이나 산 높이에 따라 피어나는 꽃의 종류가 다른 것이 특징입니다.
특히 이 꿩의다리 전초를 보면 세 가지에 아홉 개의 이파리를 갖고 있어서 삼지구엽초와
가지와 잎의 배열이 같음을 알 수 있습니다. 사람들은 그것을 보고 삼지구엽이라 부르
기도 하는데요. 전혀 다른 종류입니다.

무심코 지나치면 그저 풀숲으로 보이는 그 속에 생로병사의 비밀과 그 해결법들이 가득
들어 있다는 생각을 하면 어느 것 하나 귀하지 않은 것이 없지요. 꼭 인간을 위해 필요
한 생명들이기 이전에 지구의 원활하고 건강한 순환을 위해 꼭 필요한 작고 질긴 이름들
의 경이로운 삶들이 그곳에 있습니다. 그들의 생애에서 우리는 문명의 이기로 발생하는
온갖 문제의 답을 찾아야 할 때입니다.

차풀

콩과.
Cassia mimosoides var. nomame
꽃 : 7~8월 열매 : 10월
키 : 30~60cm

🌿 **효능** : 익은 씨앗을 달여 차로 복용하면 해열·지사·이뇨 등에 좋은 효과를 보인다고 한다. 다른 약과 처방하여 약재로 쓰기도 한다.

🌿 **어떻게 쓰이는지** :
5월에 난 여린 풀잎에 더운 김을 쐬어 그늘에 잘 말린 후 녹차로 우려먹는다. 중국의 재스민, 녹차에 버금가는 항산화 기능이 있다.

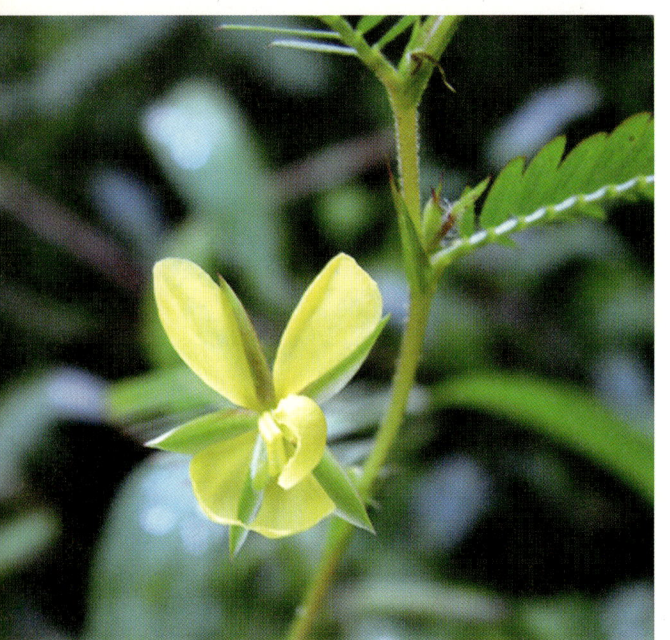

치풀 꽃

언젠가 《오래된 미래》의 작가 헬레나 호로지 여사의 강의에서 들었던 말이 생각납니다. 불과 십수년 후면 자기 땅에서 난 야채나 싱싱한 생산물은 최상류층이나 맛볼 수 있고 서민들은 어디서 왔는지 이름도 생소한 여러 나라의 식품들이 밥상을 점령할 것이라는 말입니다.

카길 같은 다국적 농산물 기업의 구도대로 흐르면 생존자립도를 거의 상실하고 세계시장의 흐름에 따라서 먹을거리의 빈익빈 부익부가 첨예해질 거라고 했던 말이 섬뜩하게 떠오릅니다. 쌀시장의 마지막 관문을 저지하겠다고 쌀부대를 쌓아 놓고 대치하고 있는 농민들의 절규가 그것과 밀접한 관련이 있다는 걸 사람들은 모르는 것 같습니다. 우리의 밥상을 침략해오는 수입 농축수산물 앞에서 속수무책으로 불안해하면서도 쌀 개방에는 관대한 사람들을 보면서 자주 한숨이 납니다.

시골에서 부모님이 지어주는 무농약 쌀과 채소·양념 모두 맛나게 받아먹으면서 생각합니다. 부모님 돌아가시고 나면 배추 한포기 시금치 한 단 안전하게 먹을 수 없을 거라는 생각을 하지 않을 수 없습니다. 시골 마을엔 부모님 또래의 사람들이 전부이니까요.

가끔씩 숲 해설을 하러 나가서 아이들을 만나 미래의 꿈이 뭐냐고 물어보면 아직도 과학자가 되겠다는 아이들이 많습니다. 첨단 컴퓨터 기술과 우주여행을 꿈꾸는 아이들에게 우리들과 산에서 나는 식물들을 연구해서 가장 안전하게 건강을 지키는 연구를 해보라는 권유를 자주 합니다. 산과 들의 품이 우리 생명의 미래를 싸안을 수 있는 열쇠를 갖고 있음을 아이들에게 알려 주고 싶었습니다. 언덕 곳곳에 아무렇게나 자라 무성한 자기 세계를 펼치고 있는 풀숲 하나에서 들어 있는 생명의 이야기가 아이들의 가슴에 절절히 가 닿을 때가 언제일지는 모르지만 마음이 바빠집니다.

고슴도치 같은 가시를 달고 무리무리 익고 있는 도꼬마리 열매가 문명병인 비염을 치료하고 널따랗게 터 잡고 자연 밭을 이루고 있는 차풀무리가 중국의 재스민이나 녹차 못지않은 해열·이뇨제 역할을 한다는 이야기를 많이 들려주고 싶습니다.

중국에 비해 차 문화가 발달하지 않은 우리 식문화에서 드물게 차를 만들어 마셨다고 '차풀' 이라 이름 붙은 이 풀꽃은 요긴한 쓰임새나 잎을 가지런히 모으고 있는 모습이 참하다하여 '며느리감풀' 이라는 이름이 붙기도 했습니다. 또 익은 열매 꼬투리가 결명자 닮았고 비슷한 약효를 띤다 하여 '두차결명' 이라는 약명이 붙기도 한 콩과의 여러해살이풀입니다. 전국의 나지막한 산과 들에 흔히 자라며 씨앗이 커서 멀리 날지 못하므로 한 포기가 나면 그 주변은 차풀 밭이 됩니다. 여름이 되면 잎겨드랑이 사이에서 콩 꽃 모양의 노란 꽃이 피며 미모사처럼 가지런히 난 잎은 밤이면 접습니다.

밤에 잎을 접고 모여 있는 모습을 보면 마치 연인들끼리 팔을 포갠 듯이 옹기종기 다정해 보이는데 '연인' 이라는 꽃말이 여기서 유래한 것은 아닌가 추측해 봅니다. 차로 우려 마시면서 정을 나눠서 붙었을 수도 있겠지요. 꽃말을 보며 그 꽃의 의미를 되새겨 보는 것도 참 정겨운 일입니다. 우리의 아이들이 팔 벌리고 자연으로 돌아가 이런 풀꽃들의 의미를 알고 함께 어우러져 생명을 나눌 수 있는 날이 빨리 왔으면 하는 마음이 간절합니다.

● **효능** : 악창과 종기 치료에 두루 쓰인다. 쇠비름을 솥에 넣고 고아서 고약처럼 만들어 옴·습진·종기에 바르면 씻은 듯이 낫고 오래된 흉터도 지울 만큼 피부에 좋다고 한다. 또 질염·대하·이질이나 만성장염·변비에 좋은 역할을 하며 몸속의 온갖 독소를 빼내기도 한다. 오메가-3지방산이 식물 중에 가장 많이 들어 있다고도 하는 쇠비름은 미래형 만능 식품으로도 손색이 없다.

● **어떻게 쓰이는지** :

부드러운 잎과 줄기를 소금물에 살짝 데쳐 말려 두었다가 겨울 나물로 쓴다. 또 설탕과 1:1로 진액을 담갔다가 발효시켜 효소로 먹어도 좋고, 생잎을 갈아 주스로 만들어 먹어도 좋다. 위가 아플 때 죽을 쑤어 먹거나, 샐러드로 이용하기도 한다.

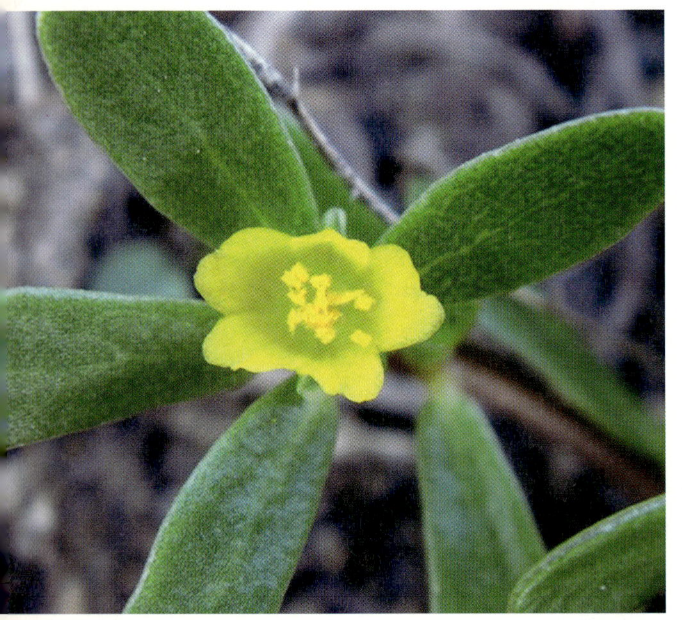

쇠비름 꽃

연일 내린 비 때문에 유기농으로 농사 짓느라 제초제 한 번 못 뿌리는 친정 집 콩밭에 풀이 우거져 뙤약볕에 밭 매는 어머니 한숨 늘어졌겠습니다. 옛날에는 물약 타서 고랑에 살살 뿌리면 콩만 남고 잡풀은 안 솟아서 밭 매는 일 걱정이 없었는데, 10여 년 전부터 유기농 작목반을 만들어 동네 전체가 농약은 한 방울도 안 쓰기로 약속하고 무공해 농사를 지어 힘들다고 걱정입니다.

이제는 전국에서 주문이 들어올 정도로 인정받는 무공해 농사 마을이 되었지만 노인들만 옹기종기 모여 살다보니 김매기가 보통일이 아닙니다. 교통사고에다 허리 디스크까지 앓은 어머니는 장애등급을 받은 몸인데 비지땀 흘려가며 콩밭 매기엔

192

너무 힘겹습니다. 어떻게든 농사만 지어 놓으면 돈 만들기는 옛날보다 수월하다는데 이제는 망가져버린 몸이 따라주질 않습니다. 한여름 소낙비 한 줄기 하고 나면 부쩍부쩍 자라나는 바랭이·쇠비름·실새삼이 콩잎을 덮어버릴 정도로 무성해집니다.

뽑아도 뽑아도 그악스럽게 뿌리를 내리는 바랭이가 제일 골치인데요. 이놈은 질겨서 나물로도 못씁니다. 그 다음이 실새삼인데, 기생식물인 실새삼은 콩대를 감

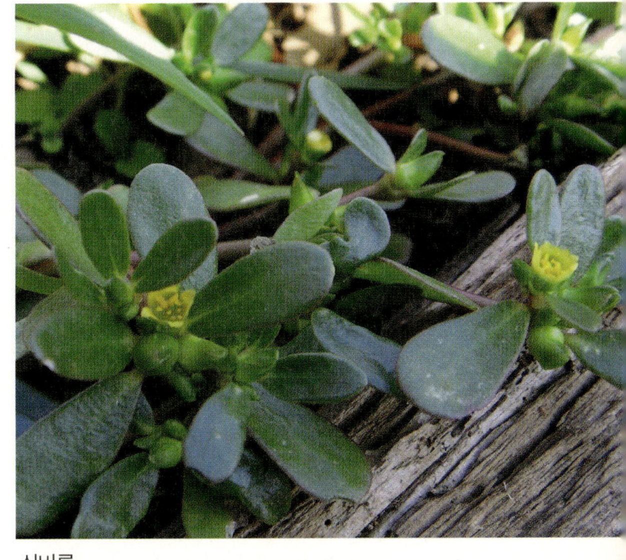

쇠비름

고 올라가서 영양분을 다 빨아 버리기 때문에 한 번 붙었다 하면 폐허로 만들어 버려서 보는 족족 뜯어 버려야 합니다. 그 뒤를 잇는 강적이 바로 쇠비름인데요. 이 쇠비름은 다육성식물이라 아무리 뽑아도 죽지를 않습니다. 뿌리째 뽑아 흙을 털어내고 바위 위에 올려 두어도 비 한번 내리면 뿌리를 공중에 벌리고 살아난답니다. 날씨가 가물면 가물수록 더 싱싱하게 살아남는데요. 한 아름씩 뜯어서 나물해먹고 말려서 또 해 먹고 해도 워낙 번식력이 강해서 어느새 씨가 퍼져 새순이 새파랗게 올라와 버립니다.

나물해 먹기도 지쳤다는 이 쇠비름은 6월에서부터 10월이 지날 때까지 반투명의 노란 꽃이 끊임없이 피고 지며 번식을 합니다. 타원꼴의 잎 모양이 말의 이빨을 닮았다고 '마치현'이라 부르기도 했으며, 풀 전체가 다섯가지 색깔을 가졌다하여 '오행초'라고도 불렀는데요. 잎은 푸르고 줄기는 붉으며 꽃은 노랗고, 뿌리는 희고 씨앗이 새까매서 음양오행설이 말하는 다섯 가지 기운을 다 갖췄기 때문에 붙여진 이름이기도 하답니다.

사방에 지천으로 늘어진 쇠비름 캐다가 무쳐먹고 볶아먹고 데쳐 말려서 참살이 밑천 해야겠습니다. 내년에도 무성히 자꾸 자라면 차라리 콩밭을 쇠비름 밭으로 가꾸는 게 더 낫지 않겠냐고 제안해 볼 참입니다. 콩이나 쇠비름이나 거두기 따라 잡초가 되기도 하고 채마가 되기도 하지 않을까 생각합니다.

까마중

가지과.
Solanum nigrum
꽃 : 6~9월 열매 : 8~10월
키 : 30~90cm

● **효능** : 줄기와 뿌리는 그늘에 말려서 약으로 썼는데, 염증을 없애고 온갖 균을 죽이며 기침을 멎게 하는 등 몸에 쌓인 독소를 풀어주는 효능을 지니고 있다고 한다. 열을 내리고 오줌을 잘 나가게 하며 신장에 특히 좋다.

열매에 들어 있는 성분은 눈동자를 크게 하고 안구 근육 마비를 풀어줘 근시 환자에게 좋으며, 강한 항암력 · 중풍예방 · 어혈완화 피로회복 · 신장결석을 비롯해 각종 염증 등 여러 질병을 다스리는 데 요긴한 약초이다. 까마중 대를 뿌리째 뽑아서 그늘에 말려 잘게 썬 다음 물 한 되에 한 줌 정도 넣고 푹 달여서 차 대신 수시로 마시면 좋다.

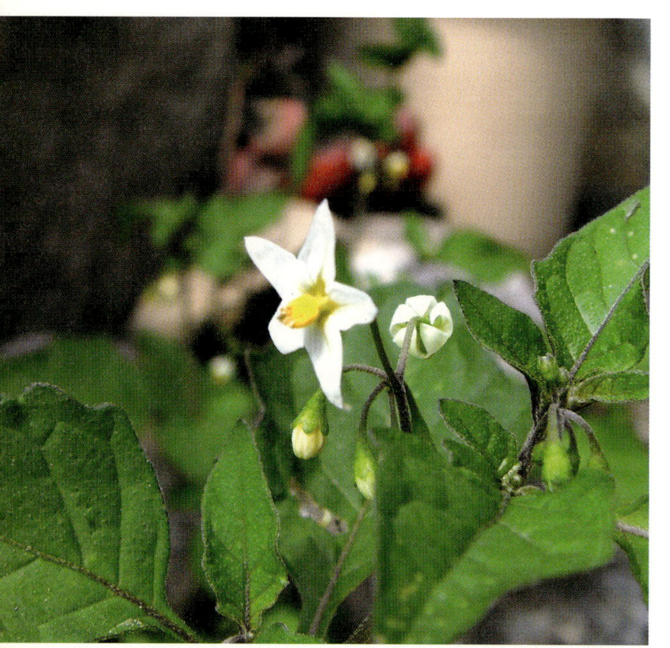

까마중 꽃

무더위 소식 소나기 소식 피서지 이야기들이 한창 무르익는 여름의 정점입니다. 지금쯤 고향 마을은 온 동네 어른아이 다 모여서 수박 사다 놓고 가마솥에 수제비 끓여 먹으며 여름 한철을 바깥에서 지내고 있을 텐데요. 한철 내내 공동체를 만들어 함께 밥해서 곳곳에서 모여드는 자식들 이야기로 꽃을 피우며 공동살이를 합니다. 거개가 다 혼자 아니면 둘이 집 한 채를 차지하고 사는 노인들이 외로움에 지쳐 스스로 만들어 낸 대안입니다. 젊은이라고 해봐야 오십대 중반을 넘어선 사람들이고 회갑을 넘은 내 어머니또래 어른들이 새댁으로 불리는 판국이지만, 땀 뻘뻘 흘리며 수제비를 끓이는 모습이 정말 아름다워 보였습니다.

194

언제부턴가 그런 고향이 가슴에 실려와
쉬고 싶으면 달려가 정자나무 아래 앉아
수다를 떨다 돌아오는 휴가를 즐겼습니
다. 어른들한테 한참 재롱을 떨다가 돌아
오면 배부르게 젖을 먹고 잠든 아이처럼
전신이 행복해집니다. 마을 길목 느티나
무아래서 익어갈 고향의 여름은 도시에
사는 우리에게 뿐만 아니라 자라는 아이
들에게도 더 없이 좋은 자연 체험의 공간
입니다.

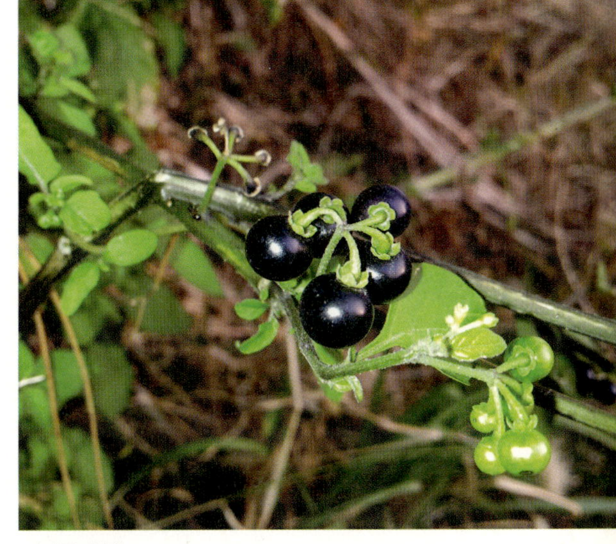
까마중 열매

휴가 때 다 모이면 스물이 넘는 식구에
꼬맹이 조카가 예닐곱 됩니다. 햇살이 거무룩해지면 아이들을 데리고 동구 밖으로 나가
꽃 이야기도 해주고 박주가리·까마중 열매 따서 함께 먹고 내가 자라던 옛날이야기를
하다가 돌아오곤 합니다. 이사 가고 없는 집 빈 집터 무성하게 솟은 잡풀더미에서 실하
게 자란 까마중 몇 그루를 발견하고 아이들은 제비처럼 둘러 앉아 새까만 열매를 받아먹
습니다. "중 중 까마중. 맨들맨들 까마중. 동글동글 까마중. 맛있는 까마중." 노래를 만
들어 불러 줍니다. 따라 하는 조카들 입에 까마중 열매를 따 넣으면 아이들이 도시에서
먹던 음식의 독이 빠져 나가는 듯 마음이 상쾌해집니다.

가지과의 한해살이풀인 까마중은 민가 근처 돌담 밑이나 빈터 아무 곳에서나 잘 자라며
여름철이면 작고 하얀 꽃이 예쁘게 피었다가 머루알 같은 작은 열매가 까맣게 익어 갑니
다. 새까맣게 익은 열매의 모습이 꼭 중머리를 닮았다 하여 '까마중' 이란 이름이 붙었다
합니다. 열매는 어린 날 좋은 간식거리였는데요. 약간 단맛이 나면서도 아린 맛이 받치
는데 아이들의 보채는 눈빛으로 익어가던 풀꽃입니다.

이번 도시에서 찌든 심신 산야에 흐드러진 약초들 해 먹어보는 참살이 휴가를 보내 볼까
합니다. 들풀을 제대로 느끼게 해 주려면 어떤 이벤트가 필요할까 설레는 맘이 즐겁습
니다.

소리쟁이

마디풀과.
Rumex crispus
꽃 : 6~7월 열매 : 7~8월
키 : 30~80cm

🌿 **효능** : 이른 봄에 캐서 약으로 쓰는데 초산 성분이 들어 있어 많이 먹으면 좋지 않지만, 적당하게 처방해 먹으면 열을 내리고 대소변을 잘 나가게 하며 뱃속의 기생충을 죽이는 멸균력이 뛰어나다. 특히 종기에 효과가 좋으며 변비에도 탁월해서 오래 먹으면 장이 깨끗해지고 피부가 고와진다고 한다.

🌿 **어떻게 쓰이는지** :
어린 순은 나물로 먹거나 비벼서 시금치 국처럼 끓여 먹는다.

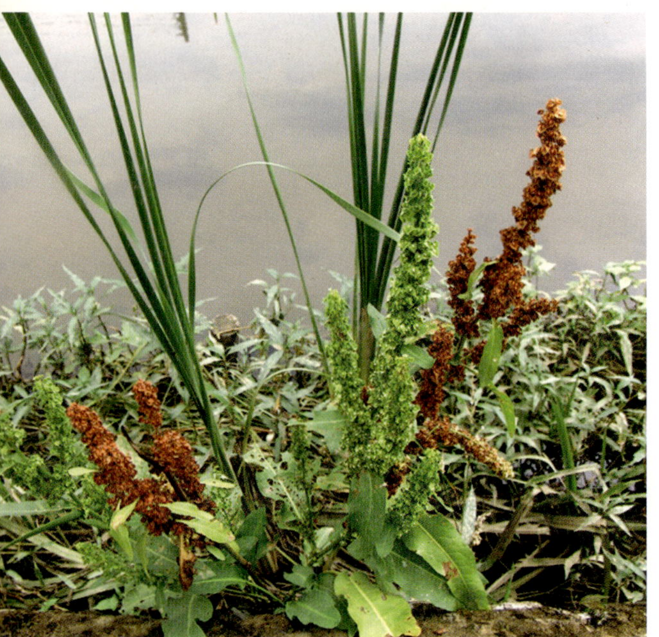

소리쟁이 꽃과 잎

귀뚜라미 소리가 청명합니다. 밤이면 풀숲에서 울어대던 쓰르라미 소리도 약해지고 온통 귀뚜라미 울음 소리로 가득합니다. 밤공기가 싸아해지는 걸 보며 여름이 너무 맥없이 무너진다는 생각이 듭니다.

갑작스런 한기에 여름 꽃들 서둘러 씨 여물리느라 바쁠 것 같은데요. 친정 마을 할머니들 꽃씨 따러 떠날 때가 되어 갑니다. 여름 한 더위가 지나고 나면 어머니와 어울리는 또래 할머니들 모여서 작은 오토바이 스쿠터를 타고 거창으로 합천으로 국도를 따라 꽃씨를 따러 가십니다. 지서에서 나온 순경이 검사하고 마을 이장님이 모아서 하루 종일 애쓰고 교통법규 배워서 면허 땄다고 자랑스러워하시는 할머니들입니다. 꽃이 씨앗을 맺을 때쯤이면 날 잡고 도시락 싸서 가을맞이 여행을 하듯 꽃씨여행을 떠나는 할머니들 생각만 해도 멋집니다.

그래서 친정 동네 화단에는 집집마다 복
수초에서부터 족두리풀, 마타리 · 뚜깔
까지 산 숲 깊은 곳에서 볼 수 있는 온갖
꽃들이 핀답니다. 올해는 나도 좀 따라
가자고 청했지만 지키지 못할 약속임이
분명합니다. 참 부럽고도 닮고 싶은 삶의
모습입니다.

멀리 개울가에 소리쟁이 열매가 고동색
으로 익어 타오르듯 햇볕에 흔들리는 모
습이 눈에 띕니다. 입체삼각 하트형의 씨
앗을 훑어 손에 넣고 흔들면 사그락사그

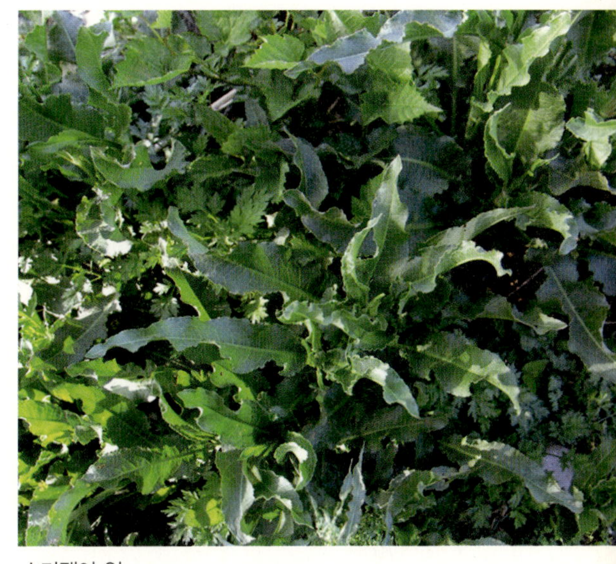

소리쟁이 잎

락 소리가 난다고 해서 소리쟁이라는 이름이 붙었다는 마디풀과의 소리쟁이는 5~6월에
연둣빛깔 꽃이 피었다가 초록이 한창 무성할 한여름에 녹슬듯이 빨갛게 익습니다. 이른
봄부터 천지사방 아무 곳에서나 막 돋아나는데 부잣집 꼴머슴처럼 천덕꾸러기로 진땅
마른땅 오염된 땅 가리지 않고 아무 곳에서나 잘 자라는 씩씩한 우리풀입니다. 굵고 긴
뿌리가 땅 속 깊이 박혀 잘도 번식하는 다년초 식물인데요.

시금치 모양의 잎을 비벼보면 미끌미끌하고 거품이 나기도 하는데 어린 잎을 따다 살살
비벼서 거품기를 빼고 국을 끓여 먹거나 나물을 해서 먹기도 했다는데 지금은 잘 먹지
않습니다. 또 그 뿌리를 먹어보면 약간 매운 듯하면서도 씁쓸한 맛이 나며, 얼음을 뚫고
새싹이 오를 때 뿌리를 캐보면 김이 모락모락 난다고 합니다. 그러나 그 성질은 차갑고
독성도 약간 갖고 있다는데요. 그 씨앗에서 나는 사그락 대는 소리가 좋아서 자주 흔들
며 놉니다.

한번은 친구 시인과 함께 그 소리를 듣다가 하트 모양 열매를 보면서 '사랑, 사랑' 하는
소리가 나는 것 같다고 '사랑쟁이'로 부르면 어떨까하는 이야기를 했었습니다. 세상을
향한 사랑이 너무 뜨겁고 열정으로 가득차서 그 푸른 여름에 발갛게 익어버린 소리쟁이
의 사랑을 상상해봅니다.

비수리

콩과.
Lespedeza cuneata G. Don
꽃 : 8~9월 열매 : 10월
키 : 50~100cm

● **효능** : 비수리는 폐와 간, 콩팥에 특히 좋으며 어혈을 없애 부기를 빼는 효능이 있다. 또 천식을 낫게 하고 눈을 밝게 하며, 혈액 순환이 잘 되게 하고 유방에 생긴 종기나 위궤양·탈항 등에도 효과를 보인다.

특히 전초를 35도 이상 되는 증류주에 담가 우려먹으면 정력 강화에 탁월한 효과가 있어 부작용 없는 비아그라라고 불린다. '야관문' 이란 이름도 그 효과에서 연유된 이름이다.

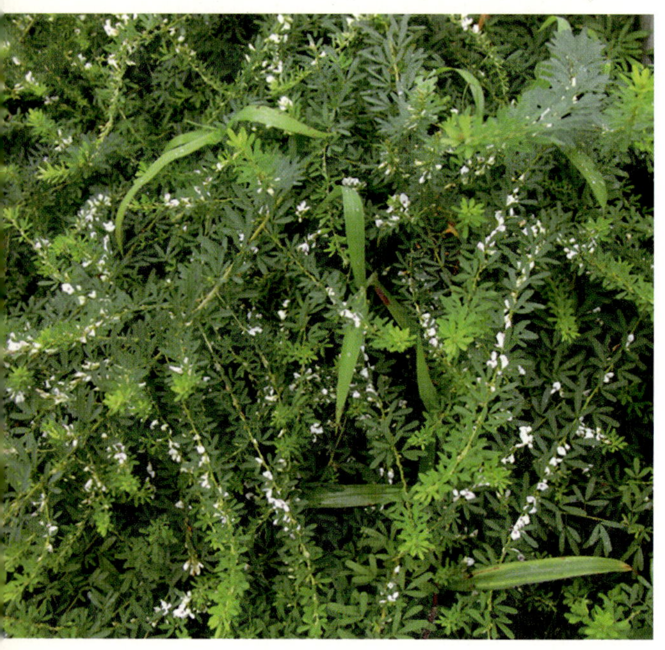
비수리 전초

작은 딸이 친구를 데리고 버스를 네 번씩이나 갈아타면서 외갓집을 다녀 왔습니다. 휴가 받으면 같이 가자고 해도 저만의 특별한 시간을 보내 보고 싶다고 우기며 갔다 왔습니다.

저 태어났을 때의 외갓집은 쪽마루에 창호지문이고 넓은 마당에 외할아버지가 온갖 꽃들을 심어 놓은 그런 집이었는데 몇 년 전 헐고 새 집을 짓고 나서부터는 외갓집이 싫어졌다고 안 가겠다던 아이였습니다.

그런데 혼자 가겠다니 대견하기도 했는데, 다녀오더니 사연이 많습니다. 할머니와 함께 콩밭 매러도 가고 고추도 따면서 할머니가 해주시는 호박잎 찜에 풋고추간장이 너무 맛있었다고 호박잎을 한 아름 따와서는 우리도 할머니처럼 시골 들어가서 살면 안되냐고 보챕니다. 숫제 학교를 외할머니 댁에서 다니고 싶으니 보내달라고 합니다.

198

자연친화적으로 키워보겠다고 어릴 때부터 들로 산으로 끌고 다녔었는데 사춘기가 되더니 풀꽃 이름 하나 알려고 하지 않아 실망했었습니다. 그러던 아이가 어린 시절 풀밭에서 뛰놀던 아이로 돌아가나 웃음이 나옵니다.

어릴 때 수영했던 물가에 갔더니 시멘트로 깨끗이 바닥을 발라버려서 옛날에 엄마랑 미꾸라지 잡고 다슬기 잡던 그곳이 감쪽같이 사라져 버려서 울고 싶다던 아이는 언덕이고 개울이고 모두 변해간다고 제가 어른이 되면 외갓집의 추억이 모두 사라져 버릴 것 같아 슬프니 가서 할머니랑 살고 싶다고 나를 설득합니다. 거기서도 얼마든지 공부 잘 할 수 있다는 아이를 보며 웃음이 나오는 걸 자꾸 참습니다.

지금쯤 우렁이 잡으러 다니던 잿뒤 연못 둑에 한창으로 피어 있을 꽃무리들이 가슴에서 나부낍니다. 그 연못도 농지가 줄어가면서 별 역할을 못하면 메워지고 말까? 아이 이야기를 듣다가 문득 혼자의 생각으로 빠져듭니다.

지금쯤 비수리 꽃이 한창으로 피어 나부낄 그 언덕을 어릴 때처럼 가서 한번 뒹굴어 보고 싶다는 욕구가 생깁니다. 비수리는 밤에 빗장을 열게하는 약초라는 의미로 '야관문'이라 불려지기도 하는 콩과의 여러해살이풀입니다. 여름에 베어 내고 나면 또 자라고 또 자라서 잘라다가 빗자루도 매어 쓰고 소먹이로도 인기가 좋은 옆집 떠꺼머리총각 같은 든든한 풀입니다.

산기슭이나 길섶, 못둑이나 야산 언덕 아무 데서나 흔히 자라는 익숙한 우리 풀인데요. 여름에 우윳빛 꽃이 자잘하게 피는데 그다지 예쁘거나 눈에 띄지는 않지만 그 효용성을 알게 되면 놀라는 사람들이 많습니다. 여러 병 증상에 약효가 좋아서 이것을 먹으면 천 리 밖에서도 빛이 난다고 '천리광', 큰 힘을 나게 한다 하여 '대력왕', 뱀을 쫓는다고 '사퇴초'라고도 하는 재주 많은 우리 풀꽃입니다.

개똥 뒹구는 길가에도 흔하디흔한 이 비수리가 만 사람들이 고통 받는 병 증상을 치료하는 귀한 약재임을 모르고 병원으로 약국으로만 찾아다니지요. 이번 휴가에는 천식 기침 때문에 고생하시는 선배님께 잊지 않고 비수리 한 다발 안겨 드려야겠습니다.

● **효능** : 민간과 한방에서는 씨앗을 진통 · 지혈 · 정혈 약으로 쓴다.

● **어떻게 쓰이는지** :
봄에 나는 새순을 나물로 먹는다.

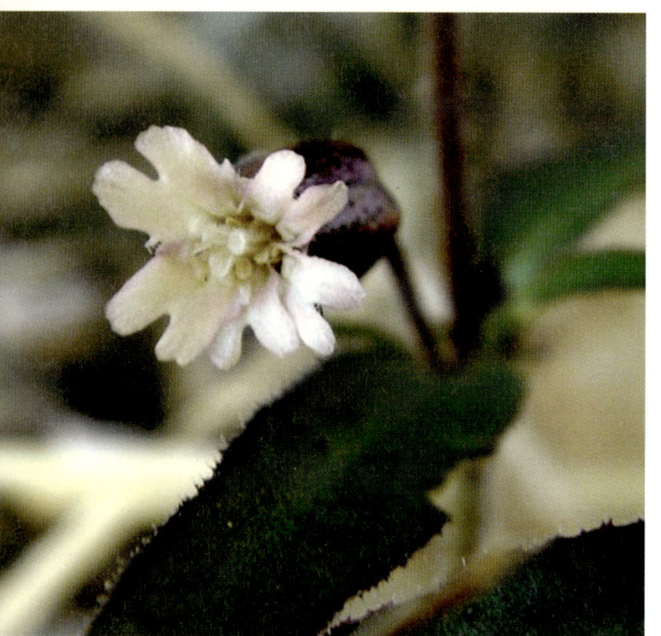

장구채 꽃

가을걷이 끝내 놓고 금강산으로 여행 가신다는 부모님 배웅할 겸 시골집에 들렀습니다. 그곳엔 이미 겨울이 와 있는 듯 낙엽이 다 지고 빈 가지에 빨간 감만 주렁주렁 달려 가을이 아직 머물고 있음을 말해줍니다. 논둑엔 메뚜기 몇 마리 영 힘을 잃고 띕니다. 아마 아침쯤 된서리를 맞은 모양입니다. 너무 따뜻한 가을이라 추울 새도 없이 겨울이 와 버린 들판을 지나 할머니 산소가 있는 밤산엘 올랐습니다. 깨끗이 벌초해 놓은 산소는 아직도 새순인 쑥 무더기와 개망초 몇 송이 봉우리 위에 피어 있고 쑥부쟁이 푸른 꽃 할머니 살아 계실 적처럼 환히 웃습니다.

지난 추석 명절 쇠러도 못 왔던 재수하는 딸아이 땜에 속상해서 할머니한테 한참 넋두리 쏟고 돌아 왔었는데 이번엔 자랑하러 갔습니다. 아이가 2학기 수시모집에 합격해 너무 행복해서 할머니 금쪽같은 손녀 아픈 마음이 다 나았노라고 보고했지요.

단풍 들어 붉은 띠 잎과 아직도 꽃을 피워 보겠다고 마디마디 겨드랑이에 송송이 꽃을 달고 있는 장구채 몇 포기의 갈무리가 애처롭습니다. 이미 씨앗 여물어 퉁퉁 치면 맑은 소리라도 날 것 같은 꼬투리엔 점 같은 씨앗 가득 담고 장구배를 내밀고 섰습니다.

석죽과의 여러해살이풀인 장구채는 대나무처럼 마디가 나뉘어 있다고 '대나물' 로 불리기도 하는데요. 대나물은 따로 있습니다. 장구채는 야산 기슭 초원이나 논둑·산소 주변에서 주로 피는데요. 자생하는 곳이나 모양에 따라 여러 종류로 나뉘는데 털장구채·오랑캐장구채·흰장구채·애기장구채·분홍장구채 등이 있습니

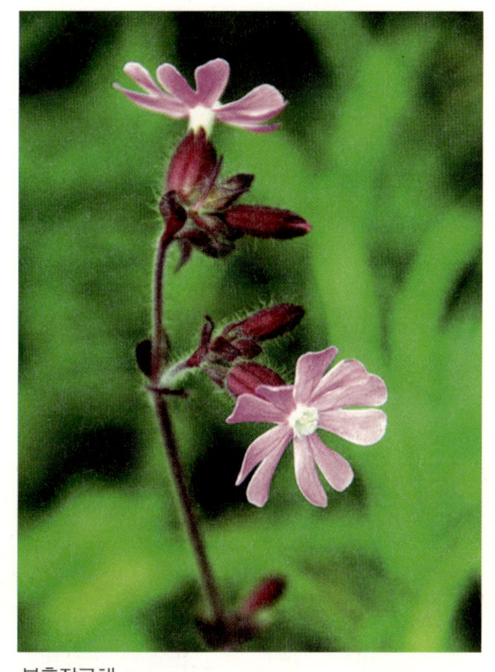

분홍장구채

다. 분홍장구채나 털장구채는 관상용으로도 인기가 좋습니다. 한여름에서 가을까지 줄기 마디마디에 가지가 나서 볼록한 타원형의 꽃받침 통에서 작고 하얀 꽃이 피어납니다. 꽃받침 모양이 마치 장구의 한쪽 모양을 닮은 듯하여 꼬투리 둘 꽁무니를 서로 붙이면 장구 모양이 된다고 해서 장구채라는 이름이 붙었다고 합니다. 겨울이 오면 대가 꼿꼿이 서서 꼬투리 가득 점 같은 씨앗을 가득 달고 서 있는데요. 손가락으로 튕기면 씨앗들이 흩어집니다.

지난 여름 벌초할 때 잘려 나간 줄기 끝에서 안간힘을 쓰며 잔가지를 뻗고 거기서 또 꽃을 피워내는 개망초·장구채·꽃향유……. 할머니 산소의 풀꽃 식구들과 드러누우니 같은 키로 입맞춤하기 좋았는데요. 장구채의 작고 하얀 꽃은 마치 해맑은 동자의 웃음처럼 예쁘고 앙증맞습니다. 동자꽃의 꽃말처럼 '동자의 웃음' 이란 꽃말이 붙여진 이유겠지요. 기쁜 일이 있을 때 달려가 자랑할 수 있는 사람이 진정으로 사랑하는 사람이란 말 맞는 것 같습니다. 할머니 기뻐 웃으시는 모습이 가슴에서 꽃처럼 피어나니까요.

🌿 **효능** : 나물로 많이 먹으면 이뇨·보익·해소·방광염 등에 도 좋은 약효를 보인다고 한다.

🌿 **어떻게 쓰이는지** :

쑥만큼 친숙하고 사랑스러운 우리 풀꽃으로 비타민 부족하기 쉬운 봄에는 보약이고, 웃자란 잎사귀는 뜯어서 데쳐 말려두면 한겨울까지 요긴한 산나물로 뛰어난 맛을 즐길 수 있다. 요즘 은 밭에서 특용작물로 재배하여 대량으로 생산하기도 한다.

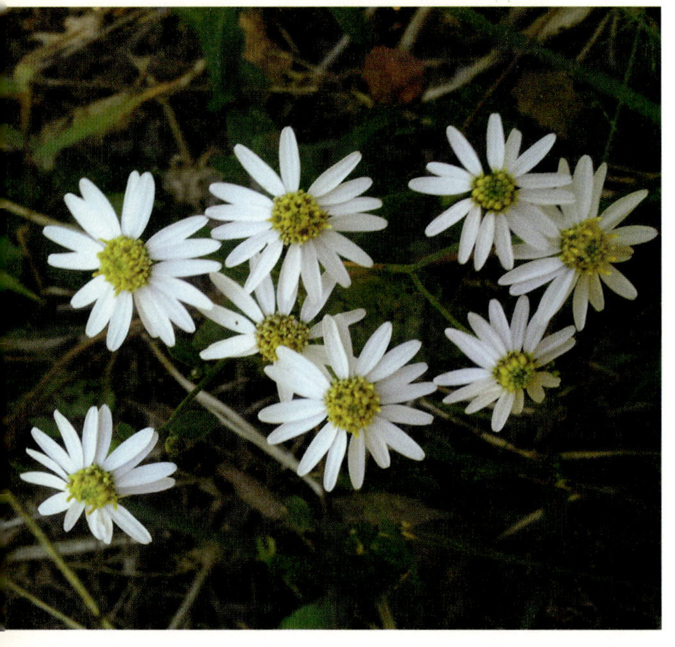

참취 꽃

몇 년 전 할아버지가 젊은 시절 할머니를 위해 지으셨던 수십 년 된 낡은 집을 무너뜨리고 새 양옥을 한 채 지었습니다. 마당이 넓고 빗물 쓸려 내려간 길 따라 개미떼가 자주 이사를 다니던 삽작 옆에 길게 화단을 만들어 꽃을 가꿨었는데 새 집을 짓고 나니 마당이 사라져 꽃밭이 눈썹만해져 버렸습니다.

새 집 짓고 난 후 한 해 동안 작은 딸은 외갓집을 안가겠다고 화를 내었습니다. 할머니 사시던 옛 집, 창호지로 문구멍 뚫고 마루 밑에 숨어 숨 바꼭질 하던 그 집이 외갓집이지 새로 지은 집은 외가가 아니라고 우겨대는 거였습니다. 실은 내 마음도 아이와 같은 허전함에 빠졌습니다. 그 후 몇 해가 지나는 동안 어머니 역시 사라진 꽃밭이 많이 걸리셨나봅니다. 담장 밑에 흙을 져다가 붓고 산으로 들로 다니며 해마다 꽃씨를 받아다가 온갖 꽃들을 심어 오셨습니다.

202

추석에 가니 담장 아래 형형색색 꽃들의
천지가 되어 있었는데 동생들은 저마다
'어머니의 꽃밭'에 대한 감동이 컸던지
디카로 찍고 꽃 이름을 물어 대며 많은
시간을 보냈습니다. 끝물로 피는 분홍 장
미와 막 꽃송이 버는 국화가 릴레이하듯
피어나고 한창 흐드러진 하양·분홍·보
랏빛 과꽃은 절정에 달했는데 그 사이 사
이로 개미취·마타리·뚜깔·잔대·참취
꽃이 함께 어우러져 잔치가 벌어졌습니
다. 울타리처럼 까마중 몇 포기 키 만큼

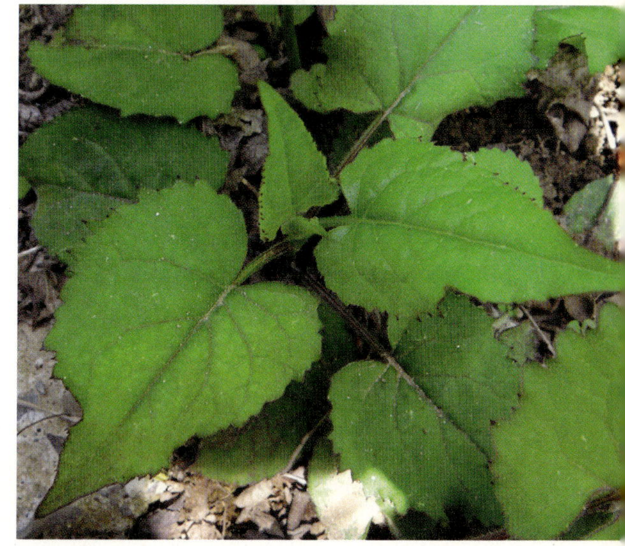

참취 잎

자라 아이들은 조랑조랑 달려 열매를 땁니다. 산기슭에 있으면 봄나물이던 참취가 화단
에서 예쁘게 꽃피니 색다른 매력을 발산합니다.

국화과의 여러해살이 식물인 참취는 봄에 캐는 나물 중에 으뜸입니다. 하얗게 꽃핀 모
습이 구름 같다 하여 백운초라 부르기도 하며 이른 봄 길가에서 나물 파는 할머니들의
소쿠리에 쑥 다음으로 많이 나오는 '취나물'이 바로 참취입니다. 어린 순에서 나는 향이
독특하고 입맛을 돋우어서 인기가 더 좋은데요. 초여름 이파리가 너풀너풀해지면 생으
로 따서 삼겹살 구워 먹을 때 싸서 먹으면 그 향기와 맛이 그만입니다.

황매산 기슭 만암 마을에서 많이 키우는데 가을이 되면 메밀꽃밭처럼 하얗게 피어서 가
을 들판의 절경 하나를 더해 줍니다. 꽃들이 수없이 피어날 때마다 그 씨앗의 의미를 되
새겨 봅니다. 꽃피지 않고 맺는 열매 없고 꽃 지지 않고 익는 씨앗 없는 자연의 섭리를
깨달으며 이 가을 우린 무슨 열매를 맺었나? 피고 지는 꽃들을 보며 생각해봅니다.

'이별'이란 참취 꽃의 꽃말을 두고 또 생각에 빠져 봅니다. 모든 것이 떠나는 이 가을에
'어디서 무엇이 되어 다시 만나랴'고 읊었던 시구 사이로 많은 약속들이 아직도 설익어
있음을 아프게 깨닫습니다.

자주꽃방망이

도라지과.
Campanula glomera var.
dahurica
꽃 : 7~8월 열매 : 9~10월
키 : 40~100cm

● **효능** : 민간과 한방에서는 천식·보익·편도선염·인후염 등에 약재로 쓴다.

● **어떻게 쓰이는지** :
어린 순은 식용이 가능하며, 짧고 굽은 털이 나 있는 뿌리에 향기가 있기 때문에 방향성 식물로 이용된다.

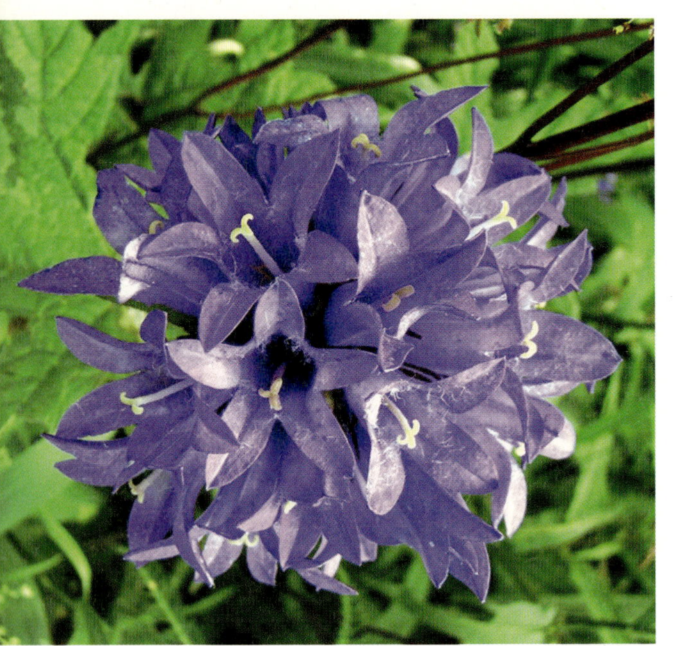

자주꽃방망이

입추 지난 지가 한 달이 넘었는데도 무더위는 물러설 줄 모릅니다. 이 때쯤이면 비 한 번씩 내릴 때마다 날씨가 선선해지며 습기 품은 곡식과 나뭇잎의 물기가 말라 노릇해지게 마련이지요. 그런데 요즘의 날씨는 비가 온 후에도 한여름처럼 더워지는 통에 차분해지던 가을의 감성이 다시 흐트러지곤 하여 정서 불안이 올 지경입니다.

계절이 흔들리 듯 사람들의 마음도 날씨에 따라 흔들립니다. 기후변화가 사람들의 정서변화에도 악영향을 미치지 않을까 싶어 심란한 마음입니다. 가을꽃이 피고 있으려니 하고 둘러보니 아직 여름 꽃이 한창인 걸 보면 산야에 피는 꽃들도 마찬가지인가 봅니다. 계곡 가에는 물봉선이 흐드러졌고 길섶에는 마타리·뚜깔·골등골나물이 아직도 한창입니다. 여름꽃과 가을꽃이 엉겨서 피어나니 계절을 가늠할 수 없습니다. 꽃들도 어지러울 것 같은데요.

도라지과의 자주꽃방망이는 중부 이북이
나 백두산 같은 고산 지대의 초원에 피는
꽃이라 우리 지역의 산에서는 만나기가
아주 힘든 꽃인데요. 몇 해 전 황매산에
서 이 꽃을 만났을 때의 기쁨은 말할 수
없었지요. 그래서 이맘때쯤이면 자주꽃
방망이를 보러 산을 오르곤 합니다.

지난해에는 두 송이가 있었는데 사람들
이 많이 다니는 길옆이라서 제대로 잘 번
식할 수 있을까 싶어 걱정이 많았는데 올
해에 보니 좀 더 번져서 너덧 송이가 실

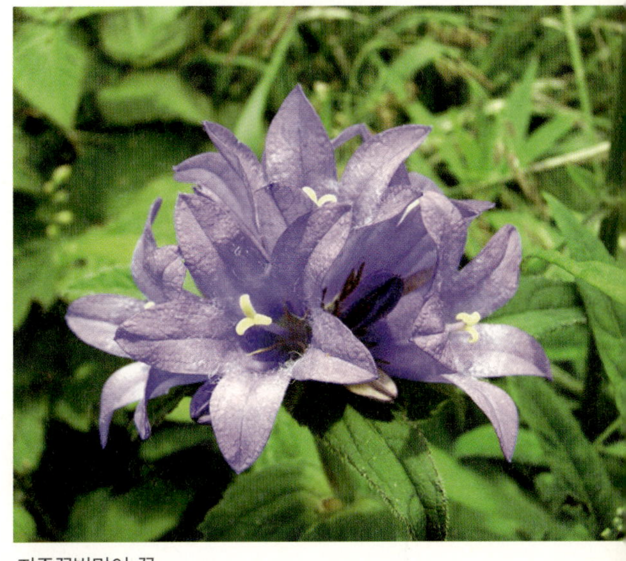
자주꽃방망이 꽃

하게 피고 지고 있었습니다. 얼마나 반갑고 고마운지요.

작은 도라지꽃 수십 송이가 모여 달린 것 같은 꽃송이에 대고 한참동안 입을 맞추었습니
다. 8~9월이 되면 산지 초원에서 1m가량 될 정도 큰 키로 피어나는데 수십 개의 꽃송
이가 긴 줄기 끝에 모여 뭉툭 달린 모습이 꼭 방망이 같다 하여 자주꽃방망이라는 이름
이 붙었답니다. 꽃송이가 어찌그리 크고 환하고 예쁜지 골짝을 환하게 합니다. 유독 아
름답고 큰 꽃송이라 요즘은 관상용으로 재배돼 정원이나 화단에서 더러 볼 수 있어 다행
입니다. 옛날엔 남부 지역에서는 정말 보기 힘든 꽃이었는데요. 흰 꽃이 피는 흰꽃방망
이는 매우 희귀한 종이랍니다.

산 숲에 고아하게 피어 있는 꽃 한송이에 천국을 느낄 만큼 행복해진다는 것은 얼마나
큰 복인지 모릅니다. 아무 곳에서나 볼 수 있는 꽃이 아니기에 그 기쁨이 더 컸겠지요.
김영랑 시의 모란꽃처럼 '자주꽃방망이' 지고 나면 내 한 해는 다 가고 말 것 같은 큰 아
쉬움을 느낍니다.

꽃말이 '천사' 인데요. 나에게는 적어도 그렇습니다. 어느 숲에선가 이 꽃을 발견한 그
누군가의 마음도 이와 같아 천사라는 꽃말을 붙이지 않았을까 생각됩니다.

여름 태양 아래 당당한
그대

금불초

국화과.
Inula britannica var. japonica
꽃 : 7∼9월 열매 : 8∼10월
키 : 20∼60cm

● **효능** : 한방에서는 이뇨·건위·구토·거담에 다른 약초와 함께 처방하여 요긴하게 쓴다.

● **어떻게 쓰이는지** :
어린 순은 나물로 먹는다. 꽃은 잘 덖어서 가향 처리하여 차를 만들어 마시면 전초와 비슷한 효능을 낸다.

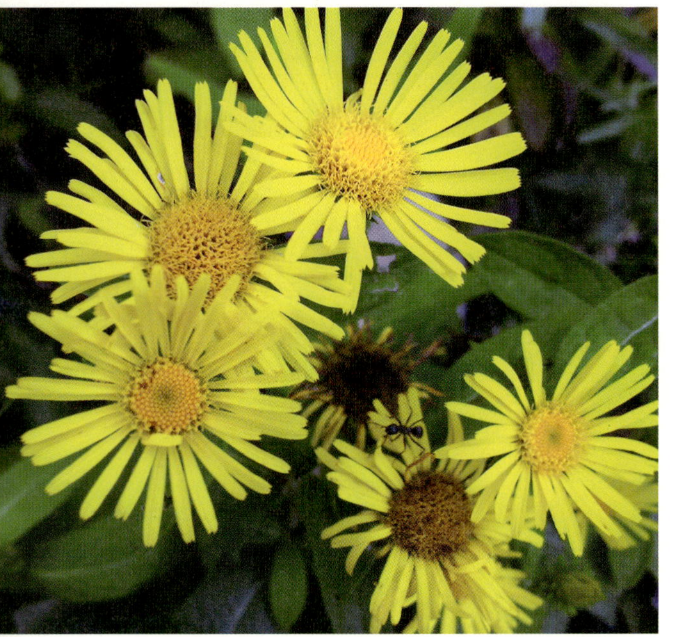

금불초 꽃

무더운 여름의 연장이었던 올 추석은 밤송이 익어 벌어지고 국화꽃잎 벌어 향기를 품어도 지친 더위에 나무그늘을 찾아야 했습니다. 소슬바람 부는 산길을 걸어서 성묘 가던 추억을 되살리지 못해서 다들 아쉬웠을 텐데요. 기온이 차츰 아열대성으로 변화되어 간다더니 해마다 이런 추석을 보내야하나 싶어 걱정이 되기도 합니다.

열대야가 계속되는 날씨였지만 달은 여전히 두둥실 풍성한 보름달이었습니다. 중부에서는 폭우가 쏟아진다는데 신기하게도 남부의 추석날 밤하늘이 어찌 그리 푸르고 맑던지요. 어린 조카들을 데리고 동구 밖으로 나가 강강수월래를 하고 달맞이 노래를 부르며 아이처럼 뛰놀았습니다. 그것으로도 흥을 잠재울 수 없어 온 식구들 불러내서 뒷산으로 올랐습니다. 대낮 같이 밝은 달빛 아래서 등산로를 따라 황매산을 오르는데 아이들 재잘거리는 소리와 풀숲을 밝히는 반딧불이들, 길섶에 피어 있는 쑥부쟁이·개미취·참취 갖가지 꽃들.

정말 꿈같은 축제였습니다.

친정 동네는 친환경 농산물 재배 단지로 지정된 곳이라 농약을 치지 않기 때문에 메뚜기랑 반딧불이가 지천에 널려 있습니다. 올해처럼 추석에 반딧불을 보기는 처음인데 아마 더운 날씨 때문인 것 같습니다. 유난히도 많은 반딧불을 보는 아이들의 더딘 걸음을 뒤로 하고 달빛만 고요한 산길을 오르는데 산기슭에서 툭툭 떨어지는 밤송이 소리가 무섬증을 느끼게 합니다. 더운 추석이라 그런지 온 산은 아직도 뚜깔·마타리 같은 여름 꽃이 한창이고 사이 사이 가을꽃들이 피어나고 있었습니다.

구절초 흰 꽃송이가 달빛을 받아 유난히도 곱고 군데군데 키다리로 늘어선 달맞이꽃무리가 절정인데 말 그대로 달맞이를 하고 있습니다. 무덤가를 밝히는 금불초는 한여름 꽃인데 벌초꾼들의 낫에 허리를 잘린 채 또 잔가지를 뻗어 샛노란 꽃을 피우고 있습니다. 달맞이꽃이 여름밤을 밝히는 꽃이라면 금불초는 여름 한낮을 당당히 햇볕과 맞서서 밝히는 꽃이랍니다.

국화과의 여러해살이풀인 금불초는 '유월국', '하국'이라고도 이르는데요. 금불초란 이름은 한여름 뜨거운 태양아래 샛노란 색깔로 불타는 듯이 피어 있는 모습을 본떠 지은 게 아닐까 싶습니다. 전국의 산과 들 습지나 낮은 지대에서부터 높은 산 중턱에 이르는 데까지 골고루 퍼져서 자라는 친근한 우리 꽃입니다. 한여름 아스팔트 지열이 감자라도 익혀버릴 것 같이 뜨거워도 꽃잎하나 지치지 않고 꼿꼿하게 피어서 하늘 향해 뻗어 있는 모습을 보면 마음이 숙연해지기까지 합니다.

그 당당한 모습이 장하고 씩씩해서 참 닮고 싶은 꽃입니다. 잎에는 짧은 털이 나있으며 모래밭이나 초원에서도 잘 자라는 강인한 풀인데요. 가는잎금불초·버들잎금불초·가지금불초 등의 종류가 있습니다.

오랜만에 도시 밖으로 나온 아이들이 한 밤 자연의 품에 안겨 반딧불을 보고 길가의 들꽃들이 바람에 흔들리며 그 숨바꼭질을 돕고 있는 장면은 한마디로 천국이었습니다. 아이들이 저렇게 산야를 뛰놀며 자라게 할 수는 없을까? 생각하면 마음 아픕니다. 꽃말이 '비련'인데요. 씨앗을 맺고 새 생명을 잉태하기 위한 절정의 과정이 꽃일진대 금불초 피어 있는 모습은 내게 비련이 아니라 '자존'으로 느껴집니다.

담배풀

국화과.
Carpesium abrotanoides
꽃 : 8~9월 열매 : 10월
키 : 50~100cm

● **효능** : 한방과 민간에서는 '천명정(天名精)'이라 하며, 거 담 · 청열 · 해독 · 살충의 용도로 널리 사용된다.
급성 편도염이나 급성간염 등에 달여서 먹기도 하고 피부소양 증을 치료하기도 한다. 열매는 '학슬(鶴蝨)'이라하여 구충제로 사용한다.
담배풀의 뿌리와 열매에 함유된 성분들은 '암세포의 성장을 억 제' 한다는 생쥐실험의 결과가 있으며, 세포 이식 실험에서도 생명 연장의 효과가 있다고 밝혀졌다.

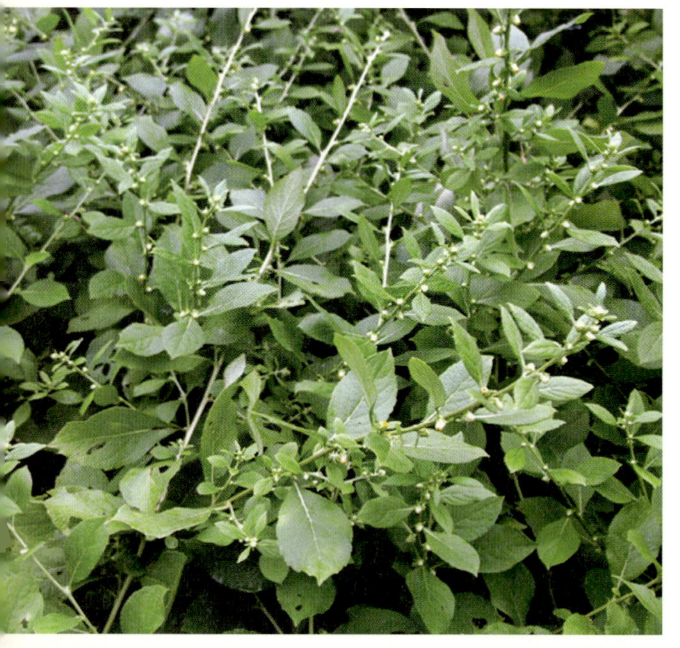

담배풀

무학산 둘레길이 열려 마산사람들에 게는 얼마나 신나는 소식인지 모릅 니다. 만날고개 중간쯤에서 시작되 는 둘레길로 가는 길은 산복도로 위 마을 입구에서부터 색다른 즐거움을 갖게 합니다.

이전에는 마을 골목길 오르기가 참 불편하고 재미없었는데 요즘은 낡 고 낮은 담벼락 곳곳에 벽화를 그려 놓아 한 장면 한 장면을 감상하며 오 르노라면 미술관에라도 온 듯이 즐 겁고 흥미롭습니다.

마치 통영의 동피랑마을을 연상케하 는 만날재 입구 동네길 오르기가 새로운 재미를 하나 더 해줍니다. 만날재 중턱에서 팻 말이 붙은 둘레길 입구를 들어서면 적당한 오솔길이 수평으로 길게 나와 있어 산책하듯 걷기에는 그만입니다.

가끔 오르막길이 있기는 하지만 전혀 가파르지 않아 혼자서 숲을 온전히 느끼며 오르기 정말 좋은 곳입니다. 가는 길 곳곳에 잔잔히 햇살은 받고 피어 있는 들꽃들 앞에 앉아 놀기도 하며 더없이 즐겁지요. 무학산 둘레길 길섶에서 담배풀 몇 송이를 만났습니다. 골무꽃이나 땅비싸리도 한창 피고 있었는데요.

담배풀은 햇볕이 잘 드는 양지에서 많이 피기 때문에 숲 그늘에서는 보기 드문데 간간히 새어드는 햇살에 기대어 몇 포기가 꽃대를 올렸습니다. 여러해살이풀이라서 해마다 같은 자리에서 볼 수 있는 꽃인데요. 꽃봉오리가 마치 옛날 양반들이 피던 곰방대 같이 생겼다하여 '담배풀' 이라는 이름이 붙었답니다. 제일먼저 코로 냄새를 맡게 되는데요. 마치 담배냄새가 풍겨 나올 듯 하거든요. 그러나 담배 냄새는 나지 않습니다. 수수하고 소박한 꽃만 그렇게 핀답니다.

길바닥에 앉아 담배풀 한 송이에서 수많은 가능성을 보며 아끼고 활용하며 함께 이 숲의 한 부분이 되어 갔으면 하는 바람을 가져봅니다.

숲에 들어가 숲을 느낄 때에는 온 감각을 모두 열고 가만히 호흡하며 걷는 것이 정말 좋습니다. 중턱에 간간이 놓인 평상이나 누각에서 시내를 감상하며 쉬기도 하며 너무 바빠서 잊고 살았던 내면과의 대화나 숲과의 교감을 이뤄볼 수 있습니다.

저는 숲을 즐기는 방법 중의 하나로 '게으르게 걷기'를 권하고 싶습니다. 길의 끝을 향해 마라톤 하듯 걷다가보면 숲의 진면목을 볼 수 없게 됩니다. 사람들의 발길이 뜸한 한적한 곳에 이르면 숲 속으로 들어가 가만히 앉아있거나 누워보세요. 그리고는 숲이 들려주는 소리에 귀를 기울여 봅니다. 그러면 새소리가 들려오고 바람이 볼을 간질이는 섬세한 작은 느낌들이 살아납니다.

이 바람은 떡갈나무 잎 사이로 부는 바람이고 이 소리는 소나무를 스치는 솔바람이고… 하는 모든 느낌들이 하나하나 살아서 이야기를 걸어옵니다. 그때의 그 충만한 행복감과 여유로 도시의 일상에서 잃은 정서를 되찾아 보시기 바랍니다.

● **효능** : 약명은 '황촉규'라 하며, 뿌리를 이수 · 산어 · 해독이나 부종 · 유즙분비 장애 · 이하선염 · 타박상 · 골절 등을 치료하는데 썼다. 뿌리는 달여서 물로 마시고, 타박상이나 골절에는 뿌리를 찧어 붙이면 효험이 있다고 한다.

● **어떻게 쓰이는지 :**
풀의 줄기를 이용하여 거름 소쿠리나 팽이줄 등의 생활도구를 만드는 끈으로 사용하였다.

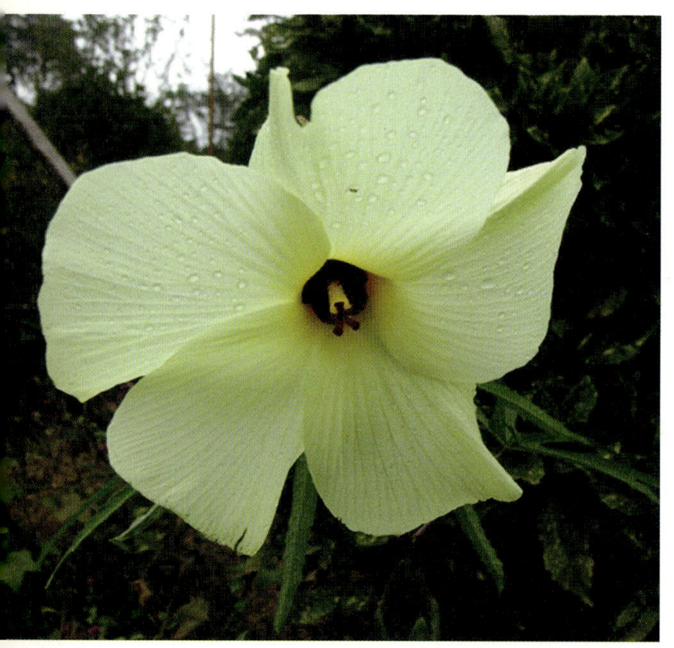
닥풀 꽃

귀뚜라미 울음소리 구성진데 한낮의 날씨는 아직도 여름입니다. 그래도 가을이 온 것을 귀신 같이 알고 매미는 이제 울지 않습니다. 곤충들은 계절 바꾸기가 제대로 된 것 같은데 꽃들은 혼란스러운가 봅니다.

여름 꽃이 한창인가 하면 코스모스가 들길을 덮었습니다. 메밀꽃은 희끗희끗 지고 있고요. 들판의 빛깔은 추석 빛깔로 알맞게 풍성합니다. 아침을 여는 소슬바람에 긴 옷 입고 나섰다가 땀범벅이 되어 돌아오기를 반복하는 날들입니다.

들판은 씨앗을 여물리는 작은 것들의 갈무리로 분주합니다. 길섶 아무데고 앉아서 풀 줄기하나 흔들어보면 꽃도 없이 열매 맺은 것들이 우수수 씨앗을 터뜨리기도 하고 안간힘으로 꽃을 피우며 마지막 사명을 다하는 풀들의 비장한 가을이 진지하기만 합니다.

210

시골 마을을 지나는 길 담장 가에 키다리 닥풀 몇 포기가 머쓱한 듯 서서 줄기 끝에 한 송이 달랑 꽃이 피었습니다. 8~9월에 피는 꽃이라 한창일 법도 한데 한 송이 뿐입니다. 따글따글 아직은 따가운 햇빛 이지만 바람은 물기 말라 수수잎은 벌써 외로 꼬여 사그락 댑니다. 닥풀을 보면 어린 날 할아버지가 가을 준비하던 모습이 떠올라 그리움이 솟습니다.

옛날에는 마을 어귀 곳곳에 흔하던 이 꽃을 귀하게 만나니 반가움이 더하는데요. 이 닥풀은 아욱과의 한해살이풀로 줄기에는 가시에 가까운 굳센 털이 있고 1~2m까지 키가 크며 가을이 되면 그 줄기를 잘라 요긴한 생활의 도구로 씁니다. 할아버지는 '에자구' 라고 불렀는데요. 식물 중에서 줄기 껍질이 가장 질긴 풀입니다. 그래서 말 안 듣고 애먹이는 아이를 '에자구 같은 놈' 이라고 불렀었습니다. 저도 말 안 듣고 뺀질거리면 '에자구 같은 놈' 이라며 야단을 맞곤 했었는데요.

해마다 이 맘 때쯤이면 대마처럼 키 큰 닥풀 대를 잘라 묶어서 우물가 빨래터에 돌로 눌러 푹 담가 놓습니다. 한 보름쯤 지나고 나면 껍질이 물에 불어서 홀랑 벗어집니다. 그러면 그 속대는 집 지붕 만들 때 서까래 위에 깔거나 황토벽을 만들 때 함께 넣어 쓰기도 했습니다. 그 겉껍질을 벗기고 잘 다듬으면 훌륭한 끈이 됩니다.

나일론 끈이 나오기 전엔 유용한 생활 도구였지요. 할아버지는 이 닥풀 끈 하나로 온갖 것들을 다 만들어 내셨습니다. 지게 위에 얹는 바다리를 엮기도하고 거름 소쿠리를 만들기도 했고 또 겨울 우리 썰매를 만들 때나 팽이 줄로 사용하기도 했습니다. 어린마음에 닥풀 꽃이 환하게 피면 팽이치고 놀 겨울을 떠올리곤 했었는데요.

나일론 끈에 밀려서 이젠 닥풀꽃도 구경하기 어려워져 버렸습니다. 인간의 쓰임새와 용도에 따라 풀들도 더 많아지거나 사라지기도 하지요. 닥풀이 피어 있는 걸 보면 플라스틱에 밀려난 우리 대소쿠리의 운명을 보는 듯하여 마음이 애잔합니다.

곰취

국화과.
Ligularia fischerii
꽃 : 7~9월 열매 : 8~10월
키 : 50~200cm

● **효능** : 민간과 한방에서는 줄기와 뿌리를 진통 · 보익 · 진정 제로 쓰기도 하였다.

● **어떻게 쓰이는지** :

넓적한 풀잎을 따서 생으로 쌈을 싸서 먹기도 하고 데쳐서 나물로 먹기도 하는데 그 싸아하고 향긋한 맛이 가을의 송이와 맞먹는다. 요즘은 재배하여 장아찌로 담가 먹기도 한다.

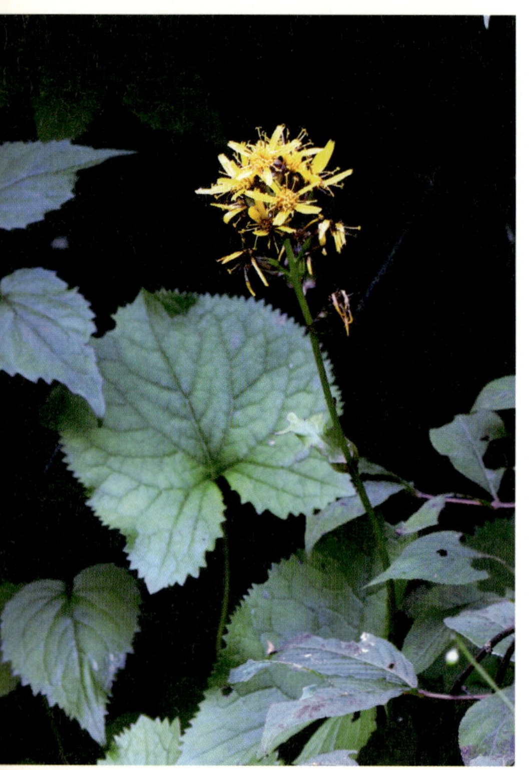

곰취 꽃

올해는 유난히 농사가 잘 됐다면서도 활짝 웃지 못하는 농부들의 한숨 소리가 들판에서 바람으로 떠도는 고향은 그래도 정겹고 큰 위안을 줍니다. 삭막한 도시에서 젖줄을 대고 언제든 찾아가서 칭얼댈 수 있는 고향이 아직 있다는 사실 하나만으로도 위로가 되지요. 수명이 길어봐야 20년 남짓 남았을 고향. 해마다 밭으로 변하고 과수원화 되어 갈 논들의 미래를 생각해봅니다.

그랬더니 가을 한가운데로 풍요와 쓸쓸함이 함께 교차하고 있었습니다. 태풍 한 자락도 건드리지 않고 지나가 올곧게 서서 노랗게 익어가는 풍년 들판을 바라보며 이런 상념에 빠져야 하는 명절이 못내 안타깝습니다.

낮은 논두렁 언덕에는 쥐눈이콩이 익어가고 사이사이로 보랏빛 쑥부쟁이 별 뿌린 듯 피어납니다. 낮은 야산에는 하얀 취나물꽃과 노란 미역취꽃이 서로 어울려 피고 있고 중턱으로 오르니 조밥나물이 샛노랗게 피어 있고 간간이 여름의 흔적으로 남은 도라지 · 잔대꽃들이 눈길을 끕니다.

212

해마다 이맘때면 형제들끼리 모여 산머루나 송
이버섯을 따 보겠다고 황매산을 오르곤 했는데
산속 깊이 들어가면 갈수록 피는 꽃들이 달라
지는 모습을 보는 재미 또한 쏠쏠하답니다. 길
가 비목나무 숲 아래 얼켜서 주렁주렁 달린 으
름도 따먹고, 소나무 아슬 아슬 타고 올라가
다래도 따서 바구니에 담으며 그럴 듯한 산꾼
이 되어봅니다.

억새꽃이 언덕 가득 피어 있는 산속을 하루
종일 노닐다가 노을을 안고 내려옵니다. 그러
다 동네 뒷산 기슭에 하얗게 피어 달빛을 받고

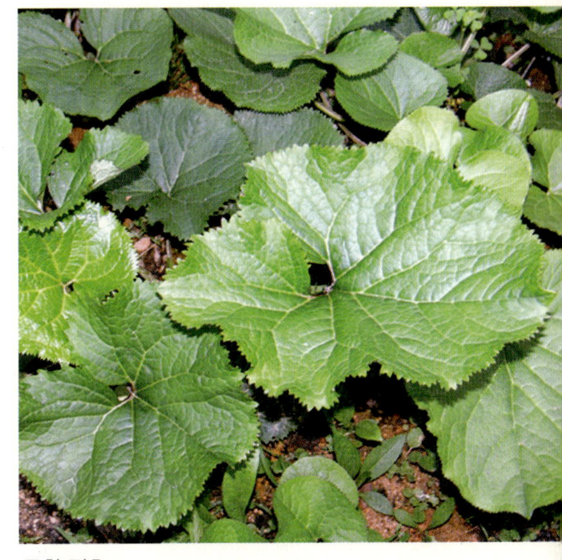

곰취 전초

있는 메밀꽃 밭을 만나면 배고픈 줄도 모르고 노래 부르며 놀다가 내려오곤 했지요. 산
을 타다가 정상 부근 해발 1000m 넘는 산속에서 어리곤달비와 곰취 꽃을 만나면 우린
산삼이라도 발견한 듯 "꽃봤다!"를 외치곤 합니다. 우리 부부가 야생화에 미쳐서 산다는
걸 다 아는 형제들은 꽃만 보면 우릴 불러대거든요.

긴 꽃대 끝에 뭉툭한 꽃방망이가 노랗게 달려 멀리서 봐도 눈에 확 띄는 이 곰취 꽃은
국화과 여러해살이풀로 전체에서 독특한 향이 나는 방향성 식물입니다. 대개 한 포기에
한 꽃대가 오르고 9~10월에 그 끝에 수십 송이 작은 꽃이 달려 피는데 그 모양이 꼭 곰
발바닥 같다고 '곰취' 라 했다고도 하고 곰이 사는 깊은 산속에서 핀다 하여 붙었다고도
합니다. 잎도 보면 넓적한 타원형으로 가장자리 톱니를 달고 있는 모습이 곰 발바닥 형
상과 무관하지 않습니다. 여러 가지로 곰을 닮은 귀한 우리 풀꽃이자 약초이며 보릿고
개 넘기 힘든 시절 대체 식량 노릇을 했는데요. 봄이면 야산에서는 참취 · 미역취를 따
고 숲 깊이로 들어가면 귀하게 만나는 나물이 바로 이 곰취인데요.

야생화를 탐사하고 촬영하러 전국을 누비는 우리에게 깊은 산속에서 만나는 이 곰취 꽃
한 송이는 바로 보물인데요. 옛날처럼 흔하지 않아서 더욱 반갑고 귀한 이 꽃의 꽃말은
'보물' 입니다. 쓰임새가 귀해서 붙은 꽃말이 아닐까 합니다.

층꽃풀

마편초과.
Caryopteris incana
꽃 : 8~9월 열매 : 10월
키 : 30~60cm

🍃 **효능** : 한방에서는 해열 · 두통 · 부종 · 신경통 · 종기 등에 약재로 쓰기도 한다.

🍃 **어떻게 쓰이는지** :
꿀이 많아 꽃이 피면 벌들이 즐겨 찾는 밀원(蜜源)식물이며, 어린 순은 식용하기도 한다.

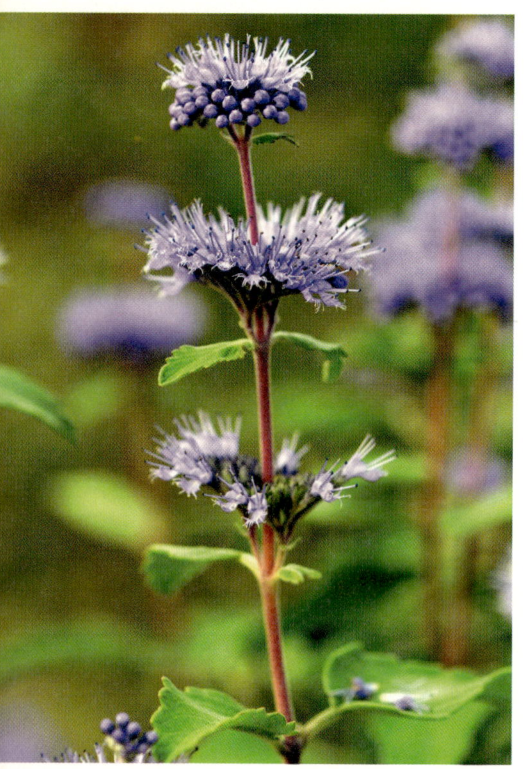

층꽃풀

가을 들판에 부는 바람은 소리가 다릅니다. 알맹이를 익히고 물기를 거두느라 더 분주해진 바람은 벼 잎사귀 수숫대를 스치며 부지런히 채비를 하라 재촉하는 농부의 아침처럼 소란스런 소리를 냅니다. 스렁스렁~ 사라락~ 다급한 귀뚜라미 울음소리와 화음을 이루면 갈무리하는 손길들이 더욱 바빠집니다.

언덕에는 억새꽃 하얗게 피어 깃발처럼 나부끼고 산기슭엔 쑥부쟁이 · 구절초 무리무리 피어서 들판을 누빕니다. 가을비가 한두 차례 내리고 나면 들판을 채색하던 꽃물 나뭇잎에 들겠지요. 함께 물들고 싶은 사람들 차려입은 옷 울긋불긋 함께 풍경이 되는 풍요로운 계절입니다.

이곳 마산 부근에도 가을 길을 즐기며 나들이를 갈만한 곳 많은데요. 구산면쪽으로 나가면 수정만 해안도로 드라이브 코스나, 진해 안민고개 길 넘어 성주사로 두르는 코스도 짧은 여가를 이용해 즐길 수 있는 좋은 곳입니다.

수정 바닷가 해안로를 달리면 도로변에 수없이 피어나는 꽃구경도 한 몫 하는 즐거움인데요. 길 모롱이마다 바위 틈새를 뚫고 청보랏빛 층꽃풀이 손 흔드는 여인처럼 아름답게 피어 있는 모습을 볼 수 있습니다.

마편초과의 여러해살이풀인 이 층꽃풀은 늦은 봄에 싹이 터서 가을에 꽃이 피고 나면 그 뿌리에서 다시 싹이 나는 여러해살이풀인 관계로 더러는 나무로 분류되기도 합니다. 그래서 '층꽃나무' 라는 이름을 달고 있기도 한데요.

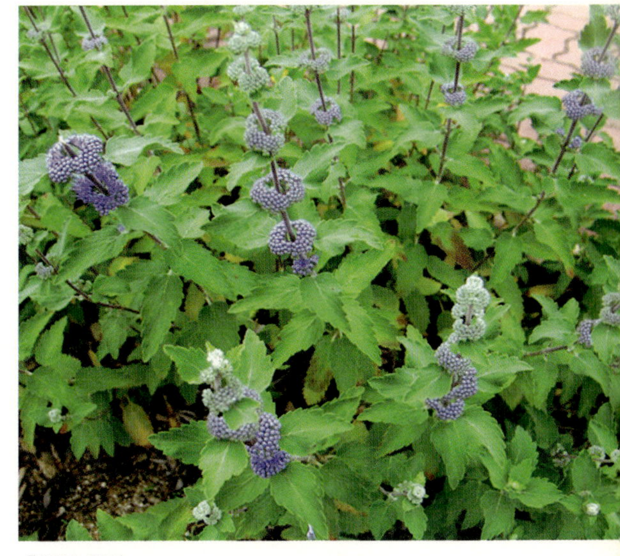

층꽃풀 무리

잎에는 하얀 털이 많이 나 있고 가을이 되면 잎겨드랑이에서 수십 송이 작은 꽃이 줄기를 중심으로 빙 둘러 피어나는데 그 모습이 층층이 층을 이룬다 하여 층꽃풀이라는 이름이 붙었다고 합니다. 이와 비슷한 모양으로 피나 꽃 색깔이 붉은 보랏빛이고 한여름에 피는 '층층이꽃' 이라는 풀꽃이 있어서 두 꽃을 혼동하기 쉬우나 색깔과 계절을 구분하면 쉽습니다. 또 '박하꽃' 하고도 생김새가 거의 같은데 꽃 색이 옅은 분홍이고 잎에서 박하향이 나는 것의 차이로 구분하면 쉽습니다.

보송한 털잎 사이로 청보랏빛 층꽃풀이 활짝 피어 있는 모습을 보면 그 매혹적인 모습에 가던 길을 멈추곤 하는데요. 특히 산길 가 바위틈에서 피어 흔들리는 모습은 그 아름다움 이루 말할 수 없답니다.

누군가 그 꽃에 매혹되어 발길을 멈춰본 사람이 '가을의 여인' 이란 이 꽃말을 짓지 않았나 싶습니다. 여행길에 신비스런 보랏빛 베일을 쓴 여인이 언덕에 서서 가을의 노래를 부르는 듯한 이 꽃을 만나면 발길 멈추고 함께 어우러져 보시기 바랍니다.

실새삼

메꽃과.
Cuscuta australis
꽃 : 7~9월 열매 : 9~10월
키 : 50cm

🌱 **효능** : 열매는 '토사자' 라 하는데, 보신제나 자양강장제로 많이 알려져 있으며 요슬산통·유정·음위·당뇨병을 치료하는데 쓰이는 귀한 약재이다.

토사자를 물에 푹 달여 먹으면 심박수를 감소시켜 수축 폭을 크게 하며, 혈압강하 작용이 있고 장관의 운동을 억제한다고 알려져 있다. 달인 물을 아침저녁으로 마셔도 좋고 짓찧어서 즙을 내거나 술을 담가서 복용을 하면 좋다고 한다.

🌱 **어떻게 쓰이는지** :

말린 토사자를 냄비에 넣고 푹 삶아 죽 같이 되면 충분히 으깨어 떡을 만들거나 막걸리를 넣어 밀가루와 반죽하여 떡을 만들어 햇빛에 말린 것은 '토사병' 이라 하여 건강식으로 이용한다.

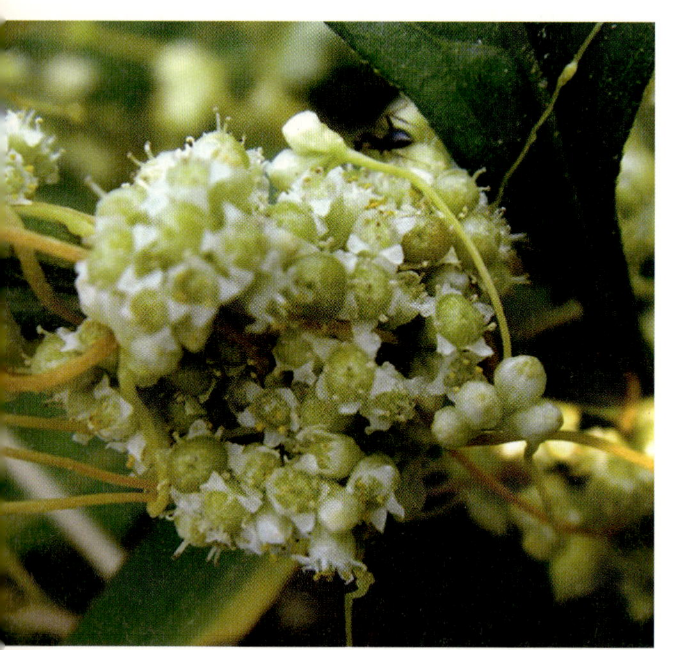

실새삼 열매

지난 주말에 내린 비가 세상의 나무들에게 얼마나 예쁜 빛깔의 옷을 입혔던지 천지사방이 온통 가을로 가득 찼습니다. 가는 곳마다 눈부신 오색의 낙엽들이 스산하고 칙칙했던 폐가마저도 아름답고 그리웠던 고향 집을 떠오르게 하는 멋진 그림들로 변했습니다.

이번 주는 겨울로 떠나는 산 숲이 만들어내는 이별의 향연에 함께해보면 어떨까 생각했습니다. 무서리 맞은 쑥부쟁이의 파리한 빛깔도 비목의 샛노란 잎사귀 아래서 해사하게 빛이 납니다. 어디든 넘쳐나는 단풍의 잔치와 날리는 낙엽의 군무에 한나절쯤 흔들리다 돌아오면 겨울이 덜 쓸쓸할 것 같다는 생각을 해봅니다.

216

띠꽃이 언덕가득 나부끼는 못 둑을 지나
다가 노란 양탄자처럼 덩굴을 펼치고 씨
앗을 여물리는 새삼 덩굴을 만났습니다.
겨우사리처럼 기생하는 식물이라 옛날
콩밭 매던 할머니와 가장 많이 씨름했던
천덕꾸러기 새삼 덩굴이 언덕위에 펼쳐
져 있으니 그 또한 해맑은 가을 풍경입니
다.
새삼은 메꽃과의 덩굴성 한해살이풀로
다른 식물에 붙어서 기생하는 식물인데
요. 종자가 땅에서 발아하기는 하지만 기

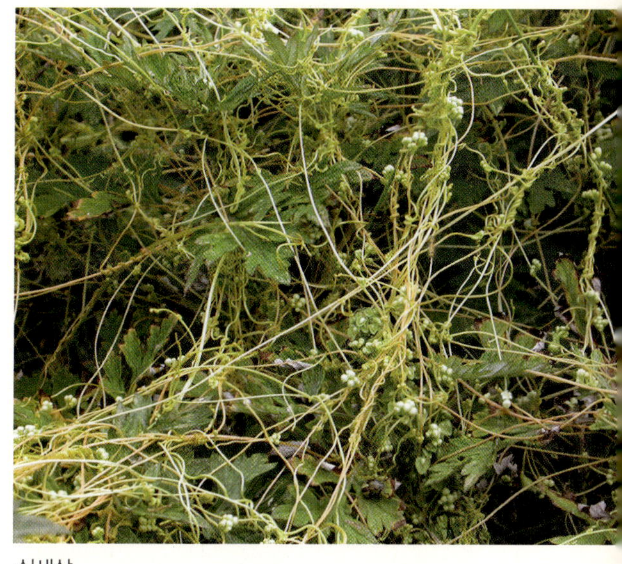

실새삼

주 식물에 붙게 되면 뿌리가 사라집니다. 잎이 퇴화하여 비늘 같이 되어있기 때문에 실
같은 줄기만 가득 얽혀 뻗어 있습니다. 8~9월이 되면 황백색의 연한 꽃이 피고 10월이
되면 작은 열매가 가득 달립니다. 특히 늦가을에 들길을 가다보면 논둑이나 언덕바지에
노랗게 펼쳐져 있는 새삼 덩굴을 많이 볼 수 있는데요. 가을이 지나면 이 덩굴과 열매를
따서 약으로 많이 씁니다.

그러나 그 양이 많지 않아서 야생에서 구해 쓰기는 쉽지가 않습니다. 건재상에는 중국
산이 많이 나오는데 잘 선별하여 사용하시는 것도 한 방법입니다. 줄기가 굵고 꽃과 씨
앗의 크기가 큰 것은 새삼이라 하고 그것과 비교하여 꽃이나 줄기가 가는 것은 '실새삼'
이라 부릅니다.

온갖 열매들이 익어가는 가을 들판으로 나가 풍경도 즐기고 열매들도 따서 볶아 두었다
가 겨우내 따듯한 차로 우려먹으면 그것 또한 참살이의 지혜가 아닐까 합니다. 산국향
그윽한 들판으로 나가 하루쯤 가을을 보내며 한 해 열매 맺은 것들에 대한 갈무리와 성
찰의 시간을 가져 보시면 어떨까요?

절굿대

국화과.
Echinops setifer Iljin
꽃 : 7~8월 열매 : 9~10월
키 : 1m

● **효능** : 한방과 민간에서는 풀과 뿌리 전체를 '루로(漏盧)'라는 약명으로 부르며, 회충·창종·인후염·고혈압·기관지염·폐렴·황달·임질·발모 등 십수 종의 병에 좋은 약재로 쓴다. 특히 뿌리는 부스럼을 치료하는데 좋은 효과를 발휘한다고 한다.

● **어떻게 쓰이는지** :

어린 순은 매우 부드럽고 뒷면에 털이 많아서 쑥떡처럼 떡을 해 먹어도 좋고 나물로 먹어도 좋다.

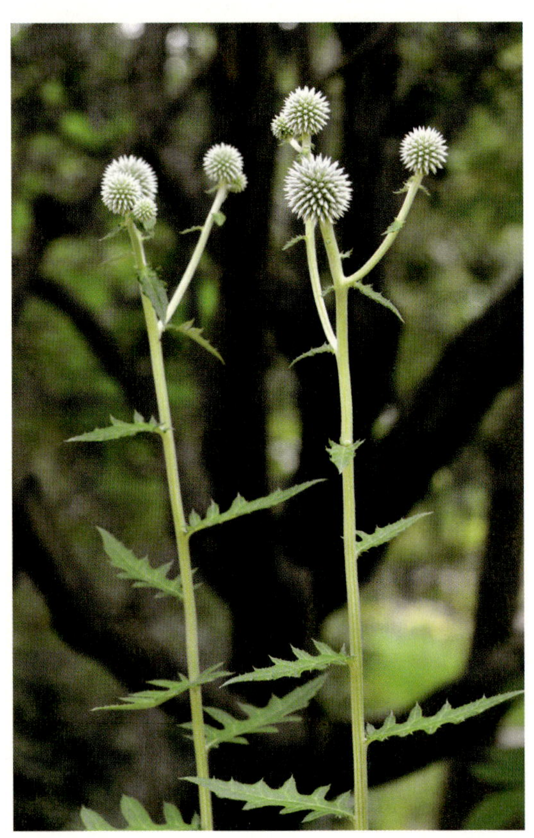

절굿대

우리 식구 사는 집이 동향이라 겨울이면 거실 깊숙이 햇볕이 들어 아침 잠을 잘 수 없을 정도입니다. 그래서인지 겨울이 되면 베란다 화초가 더 싱싱하게 잘 자랍니다. 막 꽃송이를 내미는 게발선인장이 오월의 풀잎처럼 싱싱하고 아프리칸 바이올렛은 계절과는 상관없이 올 들어 네 번째나 탐스런 꽃송이를 줄줄이 달고 피었습니다.

여남은 개의 화분에서 각자의 모양과 빛깔대로 멋 부리며 아침 해를 맞고 있는 모습을 보는 즐거움이 만만찮습니다. 제 잎이 무성하지 않은 나무들은 엉성한 가지 사이로 드는 볕살로 여러 잡풀들을 키웁니다.

괭이밥 · 고슴도치풀 · 바랭이 · 쇠별꽃 · 뽕모
시풀 · 논냉이는 숫제 하얗게 꽃을 피웠습니다.
창 밖이 갈빛으로 말라가는 겨울 아침 쏟아지
는 햇볕 속에서 무럭무럭 자라는 화초들을 보
는 이 기분 때문에 다음에 이사를 가더라도 동
향집에서 살아야겠다는 생각을 해봅니다.

그 중 고슴도치풀은 도시 주변에서 잘 보지 않
았는데 어디서 날아온 씨앗인지 신기하여 고슴
도치처럼 송송이 달고 있는 바늘 털을 만지작
거려 봅니다. 꼭 절굿대 같이 생긴 열매가 조

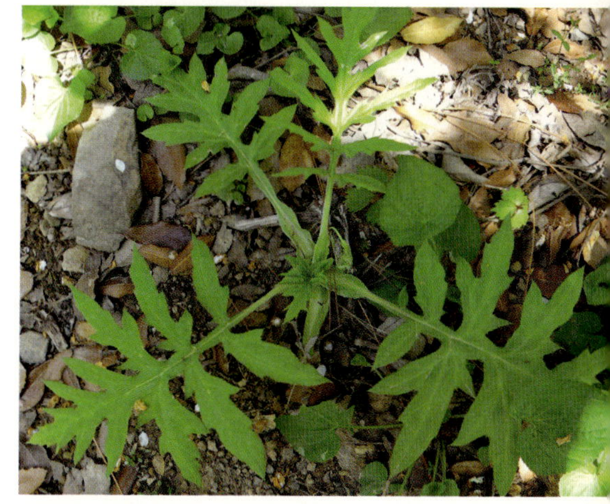

절굿대 어린 잎

졸조졸 달려 있어 신기합니다. 가을이 시작될 즈음이면 양지쪽이나 산그늘에서 국화과
의 여러해살이풀인 절굿대 꽃이 긴 줄기에 막대사탕처럼 둥글게 피어서 흔들리는 모습
을 보면 누구나 한 번쯤은 눈길을 주지 않을 수 없을 텐데요.

꽃 모양이 신기하기도 하거니와 꽃잎이 피기 전엔 뾰족뾰족한 꽃받침이 침처럼 나 있어
꼭 밤송이나 손 지압볼처럼 생겼는데 만져보면 딱딱한 게 정말 그 느낌이 납니다. 절굿
대라는 이 이름은 특이하게 생긴 이 꽃 모양 때문이라는데요. 꼭 절구공이처럼 생겼거
든요. 그래서 '둥둥방망이' 라는 별명도 있으며 잎의 뒷 모양이 희고 털이 많아 떡 해먹
을 수 있는 성질이나 꽃피는 모양이 비슷하다고 '개수리취' 라고 부르기도 했답니다.

8~9월에 연한 청보라색 꽃이 손지압볼 같이 딱딱한 꽃받침을 열고 파꽃처럼 퍼져서 피
어나는데 아주 묘한 아름다움을 자아냅니다. 가을이 깊어 씨앗이 맺히면 꽃송이 맺었을
때처럼 딱딱한 가시 모양으로 돌아갑니다.

처음에 절굿대가 피어 있는 모습을 보면 신기한 듯 다가가 만져보다가 그 딱딱함에 찔려
놀라기도 하고 활짝 핀 남자색 꽃 모양에 취하기도 할 텐데요. 볼수록 묘한 매력을 가진
꽃입니다. 그래서 사람들은 한번쯤 캐다가 관상용으로 심어 키우려 시도를 했을법한데
요. 쓰임새 많고 예쁜 꽃이라 자기보호용으로 그런 침방망이 모양의 꽃송이를 가졌는지
도 모를 일입니다. '경계' 라는 꽃말을 보면 더욱 그런 생각이 듭니다.

● 효능 : 뿌리는 민간과 한방에서 '라마(蘿摩)'라 하며 백선·
강장 등에 다른 약재와 같이 처방하여 약으로 쓴다.

● 어떻게 쓰이는지 :

열매를 까보면 길쭉하게 둥근 씨앗 끝에 부드러운 명주실 같은
날개가 길게 달려 있는데, 그 긴 날개가 익어 터지면 깃털처럼
바람에 날아서 번식을 한다. 날리는 긴 깃털은 모아서 도장밥
을 만들어 쓰기도 하고 실을 뽑아 옷감을 짜기도 했다. 어린 순
은 나물로 먹을 수 있으나 독성이 있으므로 잘 우려서 먹어야
한다.

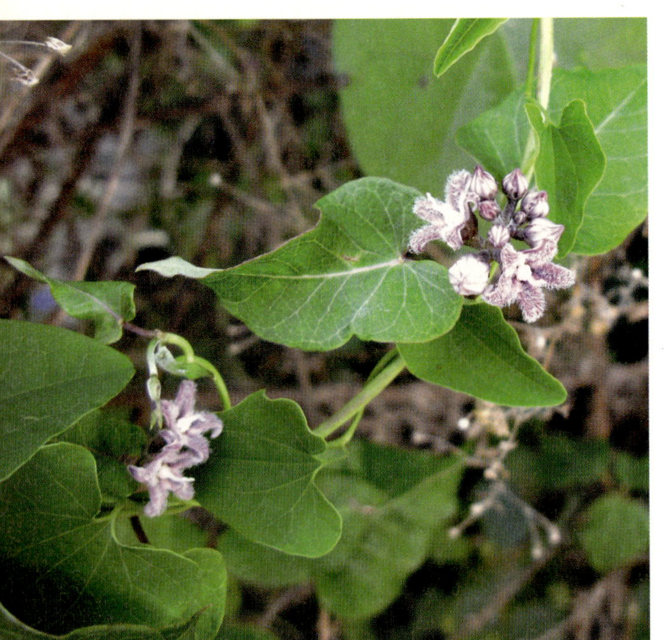

박주가리 꽃과 잎

지난주 가을비가 소낙비로 내려 세
상을 훑고 지난 뒤 산 숲은 비로소
편안해졌습니다. 부산한 이별식이
끝난 입영 열차 떠난 자리처럼 뒹구
는 낙엽 더미로 가을의 채색을 마무
리합니다.

창원 어느 거리는 일정 기간 시민들
의 정서를 위해서 낙엽을 쓸지 않는
다는 기사를 읽었는데 마산은 생각
이 달랐나 봅니다. 붉은 보도를 노랗
게 뒤덮은 은행 낙엽의 장관을 보며
오래도록 가을을 느끼고 싶었는데
너무 빨리 쓸어버려 아쉬웠습니다.

정신없이 빠르게 살아온, 시간들에게 빼앗겨 버린 여유를 한순간이나마 가슴 저리도록
푸른 하늘에, 노랗게 깔린 낙엽 더미에서 위로를 느끼며 긴 호흡 한 번 할 수 있었으면
좋겠습니다.

220

이제 들판도 산들도 지치도록 달려온 시간을 접고 고요히 잠들었습니다. 빈 들을 지나는 바람과 빈 가지가 만나 윙윙 휘파람 소리를 내는 겨울 산에 올라 한 나절쯤 잠잠히 잠겼다 돌아오는 여유를 갖고 싶은데요. 하늘이 다 보이는 산 숲보다도 오밀조밀 텃새들이 모이를 쪼고 덤불 아래로 개울 물소리 졸졸대는 구릉지 양지쪽에 앉아 해바라기 해보는 것도 여유를 즐기는 좋은 방법입니다.

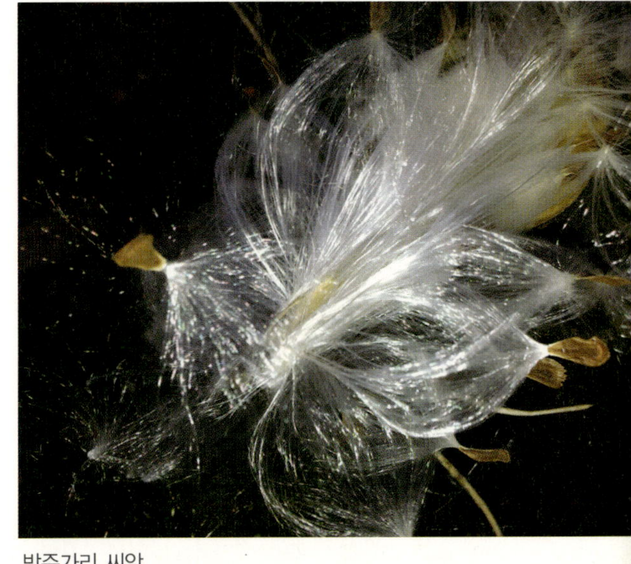
박주가리 씨앗

그 곳엔 또 다른 삶이 이어져 가느라 사뭇 분주한데, 아직도 씨앗을 다 날리지 못해 바람을 기다리고 있는 박주가리의 하얀 웃음을 만나노라면 함께 활짝 웃고 싶은데요. 타원형의 씨앗에 희디흰 털을 달고 햇빛을 받아 반짝이는 모습을 보고 있노라면 내 몸도 깃털처럼 가벼워짐을 느낍니다.

사위질빵이나 으아리 덩굴도 하얀 씨를 달고 꽃처럼 피어 있답니다. 특히 박주가리는 꼬리털이 길어 더 멋진 모습인데요. 7~8월이 되면 작은 담자색 꽃이 잎겨드랑이에 수십 송이 모여 피는데 꽃잎 끝에 잔털을 달고 나팔처럼 벌린 모습이 앙증스럽고 예쁩니다. 잎을 자르면 하얀 유즙이 많이 나오며 뿌리는 땅 속 깊이 뻗어가는 여러해살이풀이랍니다. 꽃이 피고 나면 이어 긴 표주박 모양으로 열매가 달리는데 어린 열매는 따서 먹으면 말할 수 없이 상큼하고 풋풋한 맛을 냅니다. 열매가 익게 되면 질겨지고 쓴맛이 나서 먹을 수 없으므로 이 풋 열매를 먹어야 됩니다.

민들레 씨앗처럼 먼 여행을 준비하며 겨울바람을 기다리는 박주가리 씨앗 긴 날개털은 산 너머 미지의 세상을 그립니다. 그래서 꽃말 '먼 여행'은 우리를 꿈꾸게 합니다. 이 겨울 넘어 도달할 새 봄 한 가운데 먼 여행 끝의 푸른 들이 기다리고 있겠지요.

맥문동

백합과.
Liriope platyphylla
꽃 : 5~8월 열매 : 10~11월
키 : 30~50㎝

● **효능** : 옛날 민간에서는 맥문동의 뿌리가 감초처럼 요긴한 약재였다. 겨울에 기가 허해졌을 때 보약이 된다 하여 덩이뿌리를 캐서 삶아 먹기도 했고, 인동넝쿨 등과 함께 삶아서 감기약으로 자주 사용하였다. 지금도 한방에서는 강장·이뇨·해열·심장염·감기 등에 다른 약재와 처방하여 많이 쓰인다.

● **어떻게 쓰이는지 :**

꽃이 아름답고 겨울이 되면 열매도 예뻐서 정원이나 화단에 관상초로 많이 심는다. 오염에도 비교적 강하여 아파트 화단이나 학교 화단 같은데서 가장 흔하게 볼 수 있는 꽃이 되었다.

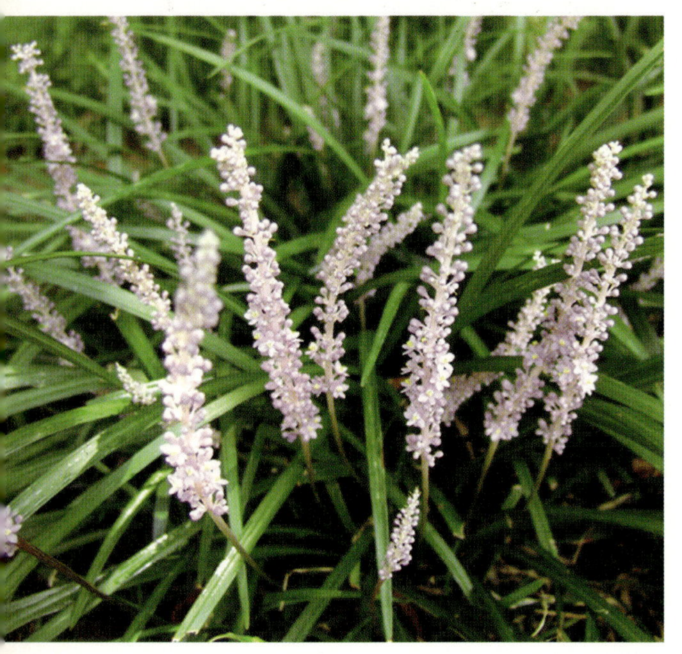

맥문동

노란 잎을 달고 12월을 버티던 은행나무도 이젠 완전히 옷을 벗었습니다. 겨울은 깊었는데 무학산 기슭 도로변에는 개나리가 활짝 피었네요. 어라! 문신미술관 길목 양지쪽에는 괭이밥도 피었고, 광대나물은 숫제 흐드러질 기세입니다.

정월 대보름은 족히 넘긴 계절의 풍경입니다. 시장 어귀 할머니가 파는 나물 보퉁이에도 냉이·광대나물이 한창이고요. 미처 겨울을 견뎌 보지도 않은 마음으로 나물을 사 먹어서 그런지 냉이향도 없고 맛도 별로 나지 않더군요. 겨울용 외투 한 번 입어보지도 않았는데 산과 들은 웬 봄 타령인지 모르겠습니다. 어제는 아이들과 영화 〈투모로우〉를 빌려 봤는데 환경오염 영향으로 온·냉 기류가 서로 순환하지 못하여 빙하기를 맞는 인류의 끔찍한 참상을 보았습니다.

기상학자들이 상상했던 것보다 백년을 더 빨리 온 기상이변이라는 장면을 보며 훈훈한 겨울 날씨가 왜 그리 무섭게 느껴지는지요. 조만간 길 위로 나온 개구리를 봐야하는 건 아닌지 걱정스럽습니다.
산과 들이 자꾸 기지개를 켜려 합니다. 아직은 안 되는데 언덕이 파릇파릇해지는 느낌이 옵니다. 살얼음 디디며 보리 밟던 양지쪽 논가에도 논냉이가 흰 꽃을 맺었습니다. 날 풀린 언덕에 그래도 계절을 실감하게 하는 건 열매 실히 익혀서

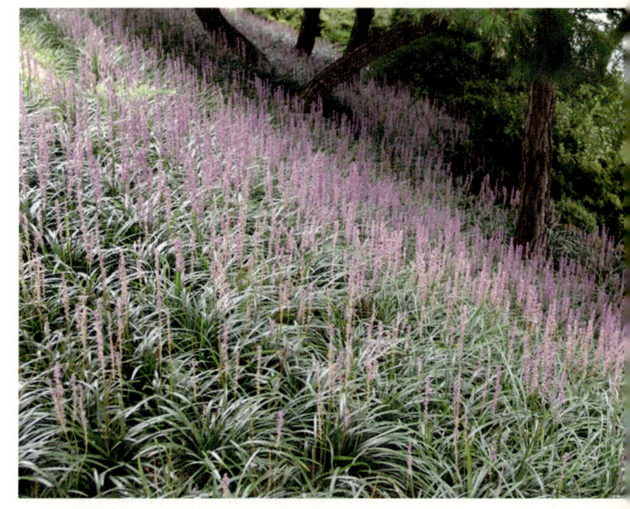

맥문동 군락

새들을 기다리는 댕댕이덩굴 · 맥문동 새까만 열매들입니다. 서리를 맞아 육질이 말랑해진 맥문동 열매를 따서 비벼도 보고 입에도 넣어 봅니다. 담자색 이삭 같은 꽃방망이가 여름 가을 내내 영글어서 한 번쯤 참새 무리 스치고 지나지 않을까 기다리는 듯 달려 있습니다.

맥문동(麥門冬)은 남해안 일대에서 자라는 백합과의 여러해살이 식물입니다. 주로 따뜻하고 낮은 지대에서 잘 자라며 5~7월에 진보랏빛 꽃이 피는데 한 개의 꽃대에 수백 송이 꽃이 이삭처럼 달려서 길게 피어나는데요. 땅 속으로 새끼손가락 같은 뿌리줄기가 옆으로 뻗고 봄이면 난초잎 모양으로 잎이 피어납니다.

보릿고개 힘겹게 넘던 조상들 겨울 건강 유지용으로 사랑받던 이 맥문동을 찾아 나섰던 사람들이 언덕에서 귀하게 발견하면 보석을 만난 듯 반갑지 않았겠나 싶은데요.

눈 속을 헤매다가 새까만 열매 발견하고 누군가 지었을 법한 꽃말 '흑진주'는 그 몸 전체가 모두 보물임을 말해 줍니다.

꼭두서니

꼭두서니과.
Rubia akane
꽃 : 7~8월 열매 : 10월
키 : 1m

● **효능** : 뿌리는 '천초근'이라 하여 한방과 민간에서 약재로 주로 사용했는데, 정혈·통경·해열·진해·거담·강장에 두루 쓰이는 요긴한 약재이다. 열매도 비슷한 약효를 낸다고는 하지만 뿌리가 더 좋은 약효를 갖고 있다고 한다.

● **어떻게 쓰이는지** :
열매나 줄기로는 약술을 담가 먹기도 하며, 뿌리는 뛰어난 염료로도 인기가 많다. 뿌리 달인 물로 염색을 하면 은은한 분홍색의 '인디핑크' 빛의 색깔을 내는데 그 아름다움이 뛰어나다.

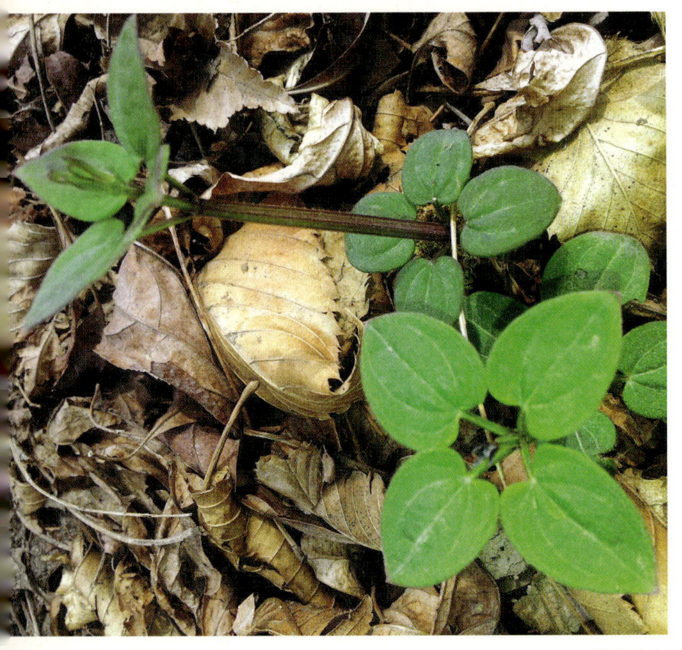

꼭두서니

삶의 여유를 찾아서 비만한 도시를 떠나는 사람들의 발길이 늘어나면서 겨울산은 이제 쉴 수가 없습니다. 올레길, 둘레길……. 온갖 아름다운 이름의 길들이 들로 산으로 바다로 이어지고 사람들은 쉼 없이 걷습니다. 너무나 할 것이 많고 볼 것이 많아서 자신이 누군지 되돌아 볼 사이도 없이 빌딩숲을 뛰어다니던 사람들은 숲에서도 경보 경주하듯 내달리기도 합니다.

이런저런 모습으로 길 위에 선 사람들을 보면서 생각할 여유, 자연을 즐길 여유, 겨울 숲이 어떻게 살아가는지에 대한 관심과 귀기울임 소통의 시간을 즐기지 못하는 것 같아 아쉽기도 합니다. 등산복이 이제 일상의 패션이 되어버릴 정도로 일반화된 등산. 걷기 열풍 때문에 도시에서 달리던 사람들이 산에서도 앞만 보고 달리다가 산을 몸살 나게 하지 않을까 우려됩니다.

창원 숲 속 나들이 길을 걷다가 잔가지하
나 마다 덤불을 만들어 얽히고 설키며 어
우러진 덩굴식물들의 한해살이와 안부가
궁금하여 들여다보고 그 속에 깃들어 먹
이를 찾는 새들의 날개 짓에 혼을 빼앗겼
습니다. 쥐똥나무 가지에 옹골종골 열린
열매가 꼭두서니 덩굴이랑 얽혀서 새로
운 모양의 열매나무가 되어있는데요.
어느 것이 쥐똥나무 열매고 어느 것이 꼭
두서니 열매인지 분간할 수 없이 얽혀서
한 해를 열심히 잘 살아온 풍성한 결과를

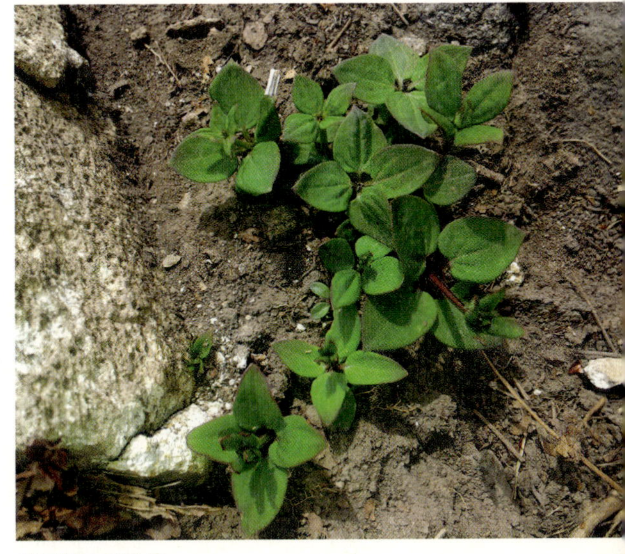

꼭두서니 어린 잎

주렁주렁 달고 겨울바람 앞에 당당합니다. 한여름 잔잔한 갈퀴가시와 네모각이 뚜렷한
줄기로 당차게 뻗어 올렸던 전성기의 모습은 모두 사라졌지만 윤기 나는 열매 하나로 빛
나는 겨울을 또 만들어 가고 있습니다. 풍성하게 맺은 이 열매를 한 겨울 동안 새들과
충분히 나눠먹고도 내년이면 수십 배의 싹을 또 틔워 올리겠지요.

이 꼭두서니 전초는 한방에서 '천초' 라고도 불리며 '소혈등', '가삼자리', '여인홍',
'갈퀴잎' 으로도 불립니다. 산지 숲이나 들판의 습지에서 주로 자라는 여러해살이 덩굴
성 식물로 7~8월이면 연노랑의 작은 꽃이 피지만 그다지 예쁘지는 않습니다. 가을이면
새까맣게 열매가 익는데 그 모양이 흑진주처럼 예쁜데요. 풀 전체의 모양을 보면 잔갈
퀴를 잔뜩 달고 있는 네모난 줄기에 접근하기 힘든 모습을 하고 있어 그다지 아름다운
자태를 가진 것 같지는 않은데 '미태' 라는 꽃말을 가진 것을 보면 아마 연분홍빛 염료의
재료가 되기 때문이 아닐까 하는 생각을 해봅니다.

겨울의 산 숲이 건강하게 살아 있어야 봄의 숲이 더 많은 꽃을 피울 것입니다. 어느 것
하나 꽃피지 않는 풀이 없어 세상엔 늘 꽃이 피고 동물들은 그 열매의 풍요를 누립니다.
산행길에 만나는 앙상한 가지 하나에서도 봄의 꽃을 기억하시고 숲의 마음에 귀를 기울
이고 소통하며 돌아오는 걸음이 되었으면 하는 바람 가득합니다.

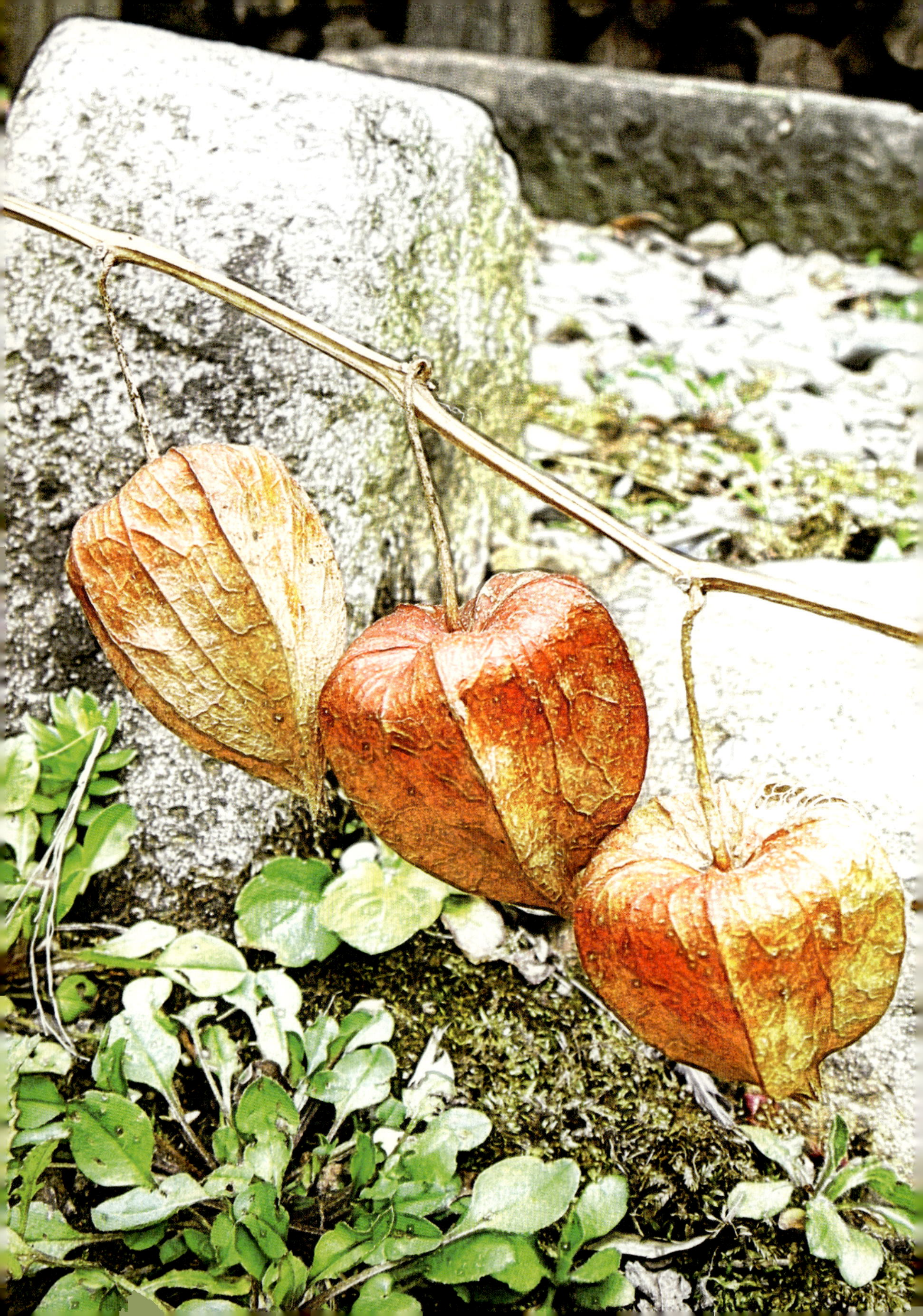

PART 3

가을에 만나는
건강약초

담장 가에 꽃처럼 붉게 익은 꽈리 앞에 쪼그리고 앉아 휘파람을 불어 봅니다.

어릴 때 우리는 누가 더 꽈리를 많이 갖고 있나 서로 경쟁하기도 했답니다.

물론 문구점에 파는 고무꽈리가 꽉꽉 소리는 잘 나지만

잘 익은 꽈리 열매를 따서 정성들여 씨앗 빼고 만들어서 부는

꽈리의 가치에 비할 수가 없었지요.

한 번쯤 아이 손잡고 꽈리 만들어 불며 논둑길 걸어보는 가을날 어떠신지요?

꿩의비름

돌나물과.
Hylotelephium erythrostictum
꽃 : 8~10월 열매 : 10월
키 : 30~90cm

🌿 **효능** : 민간에서는 잎과 뿌리를 대하나 선혈 등에 약재로 쓰기도 한다.

🌿 **어떻게 쓰이는지** :

봄에 넓고 둥근 잎이 나오는데, 모양이 예쁘고 다육성 식물이라 생명력이 강해 관상용으로 심어 기르기 좋은 꽃이다. 꽃이 피면 오래 가고 모양도 예뻐서 화분에 심어 키우기도 좋다.

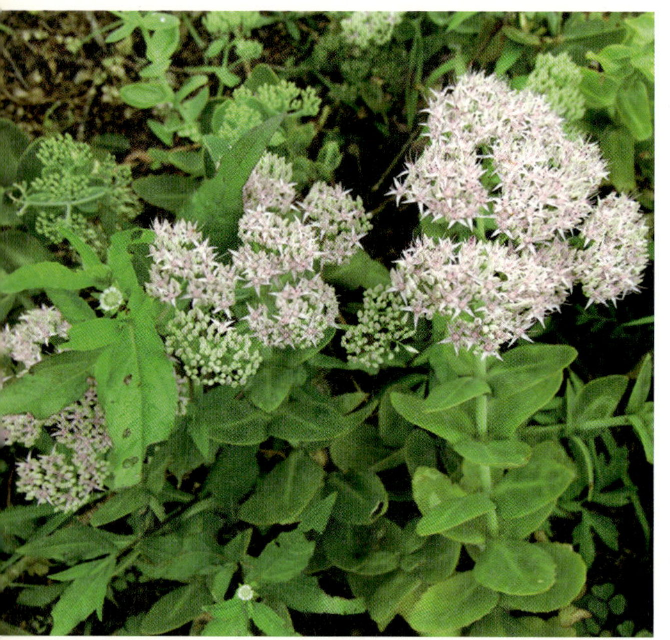

큰꿩의비름

먼 산자락에서 뻐꾹새 울음소리 들리는 걸 보니 여름이 옵니다. 화려했던 꽃들의 축제와 온갖 기념일로 술렁댔던 오월입니다. 연둣빛 짙어 초록으로 변한 산 숲에 우는 버꾸기 소리에 야산 자락의 산딸기 곧 익겠다는 어머니의 안부 전화가 반갑기도 하지만 걱정이 앞섭니다.

두 부모님이 다 해내기 힘든 모내기를 어떻게 감당하나 싶어 누구 일손이라도 좀 사서 모내기하라고 걱정했더니 "여기 일하러 올 사람이 어디 있냐? 그 힘든 일 한다는 이주 노동자들도 농촌 일은 안한다고 한단다야." 수술한 허리 도지면 큰 일 난다고, 무리해서 일하지 말고 힘들면 내팽개쳐 둬버리라고 말로만 걱정합니다. 그러면 자식 같은 모 다 키워놓고 힘들다고 모내기 안 하면 하늘에 죄짓는 거라며 나더러 아직 철이 덜 들었다고 혀를 차십니다.

이번 주쯤에는 모내기하러 도시에서 모여드는 자식들이 많을 텐데 한 번 가보지도 못하는 마음이 편치 않은데요. 옛날처럼 여럿이 모여서 일할 때는 덜 힘들었는데 혼자서 일하려니 더 힘들다며 들판 논둑에 피어 있는 들꽃을 친구 삼는다는 말에 가슴이 짠합니다. 통화할 때마다 한 가지씩, 요새는 지칭개가 많이 피었더라, 모메꽃이 온 논바닥에 쫙 깔렸더라, 꽃 좋아하는 딸이라고 꽃소식을 자주 전합니다. 엊그제는 궁금한 꽃 이름을 물어

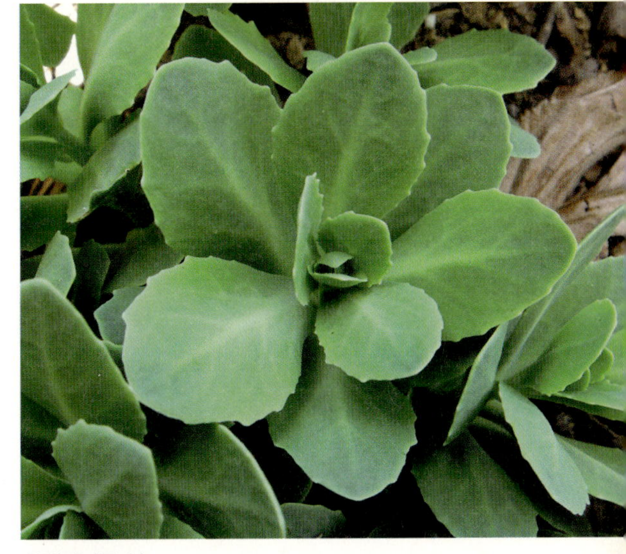
큰꿩의비름 잎

오십니다. "그 왜 꽃잎이 돌나물처럼 도톰한데 넓적하고 분홍색 꽃이 핀다더라. 그 꽃 이름이 뭐냐? 옛날에 저 손에 상채기 났을 때 찧어 바르던 그 풀 있잖냐?" 머리속을 맴맴 따라 돌며 꽃 모양을 떠올려 봅니다. "아~ 꿩의비름." 지난 가을에 절에서 얻어다 심었다던 꿩의비름이 싹이 예쁘게 돋더니 벌써 꽃을 맺었나 봅니다.

돌나물과의 다년생 초본인 이 꿩의비름은 깊은 산 계곡의 바위틈 같은 데서 잘 자라는 다육성 식물입니다. 요즘은 절이나 민가의 화단에서 많이 기르며 둥근잎·큰·자주·세잎 꿩의비름이 있으며 7~8월 한여름에 분홍빛 꽃을 피우는데 한 꽃대에 수천송이의 꽃이 자잘하게 붙어 솜사탕처럼 부드럽고 넓은 꽃 덩어리를 만듭니다.

꿩의비름이 피었다 질 때쯤에는 가을이 온다고 붙여졌을까요? '추상(秋想)'이라는 꽃말이 있습니다.

농부들이 곡식 한 포기, 포기를 자식처럼 기르고 정을 준만큼 꽃 피우고 열매 맺는 모습을 보면서 삶의 환희를 느낀다는 말, 자연과 함께 그 이치를 따라 살아보지 않으면 느낄 수 없는 말일 것입니다. 그 넓은 논바닥에 노부부 둘이서 모내기를 하다 지쳐 쉴 때 멀쑥하게 피어 흔들리는 엉겅퀴 한 송이가 위로가 되고 사방에 피어 흔들리는 들꽃들이 말로만 고생한다고 생색내는 자식들보다 더 나을 것입니다.

국화과.
Hieracium umbellatum
꽃 : 7~10월 열매 : 10~11월
키 : 30~100cm

● **효능** : 민간에서는 풀 전체를 이뇨 · 건위 · 거담 등에 다른 약재와 처방하여 쓴다.

● **어떻게 쓰이는지** :
꽃이 아름다워 관상용으로 심어 키우며, 어린 순을 나물로 먹기도 하지만 다 자란 부드러운 잎도 따서 나물로 먹는다.

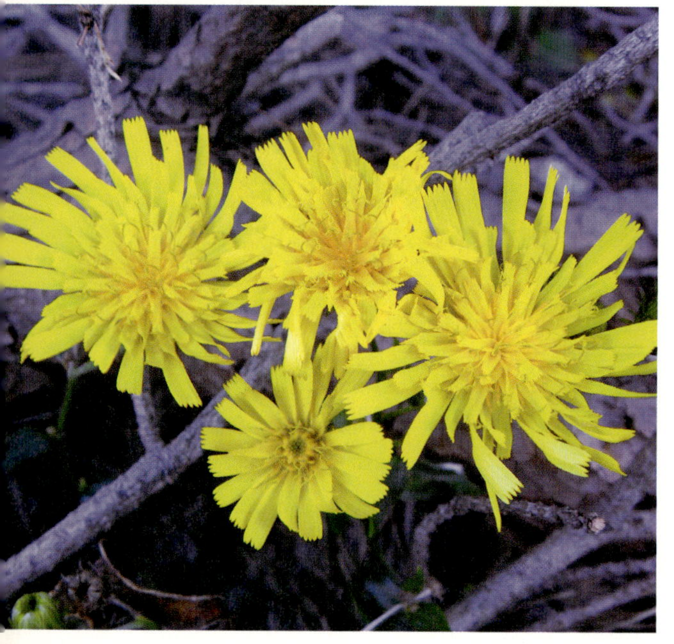

조밥나물

지난 봄 중학교 때 가장이 되어 힘겨운 사춘기를 보내고 무사히 대학을 입학한 제자가 입학하러 가는 길에 탐스런 아프리칸바이올렛 화분 하나를 사다주고 갔었습니다. 보라색을 유난히도 좋아하던 나에게 가슴 뛰는 선물이었지요.

시시때때로 흔들리던 아이를 애면글면 바라보며, 애 태울 때마다 질타하고 야단치기도 하고 속상해하면서 지낸 세월들이 줄줄이 핀 꽃송이들에 수놓여 있었습니다. 걱정스런 맘으로 아이를 보내면서 한 번 꼭 안아주고 싶었는데 너무 커버렸습니다. 법관이 되겠다는 다부진 포부가 흔들릴 때마다 전화를 해오던 아이가 소식이 뜸하면 베란다에 나 앉아 꽃을 봅니다.

230

처음 예닐곱 송이 피었다가 지고 난 후 한참이 지났는데 무성한 잎 사이로 또 대여섯 송이가 피어나고 있는 겁니다. 얼마나 기쁘고 감탄스럽던지 아이에게 문자를 보냈습니다. 네게 좋은 일 많이 있을라나 보다고, 네 꽃이 여러 송이 또 피어난다고……. 쑥스러워하던 그 놈 기다렸다는 듯이 장학금도 받고 아르바이트도 열심히 하며 책값 학비 차근차근 벌고 있다고 자랑했습니다. '꽃 본 듯이 날 보라'는 말의 의미가 이런 것이겠지요.

어루만지고 물주어 한 차례 피고나면 이내 또 꽃대가 오르고 또 피어나고 그러기를 봄부터 가을까지 쉬지를 않네요. 열매 없이 피고지면서도 끝없는 열매를 맺어 꼭꼭 심어주는 꽃 한 포기의 행복이 오늘도 가슴을 데웁니다.

산과 들에 피는 우리 꽃도 누군가를 향해 이렇게 끝없이 피고 집니다. 관상용으로 기르는 '일일초'는 봄부터 가을까지 끝없이 피고진다고 '피고지고'라는 이름이 붙기도 합니다. 높은 산 중턱 이 꽃들처럼 끝없이 피고 지는 조밥나물이 떠오른 건 이 때문이지요.

국화과의 여러해살이풀인 조밥나물은 비교적 높은 산에서 자라는 풀꽃인데 풀잎 모양이 버들잎과 닮았다고 '버들나물'이라고도 하고 '유포공영(柳蒲公英)'이라고도 이른답니다. 7월에서 11월까지 눈이 내려도 피어나는데 색깔이 샛노래서 유난히 눈에 띕니다. 꽃술과 꽃잎이 구분이 잘 안되며 노란 색지를 잘게 잘라 만들어 놓은 것 같은 꽃 모양이 특이합니다.

생명력이 강해서 줄기를 잘라도 잎겨드랑이 사이사이에서 빼곡이 꽃대가 올라 끊임없이 꽃을 피웁니다. 가을이 지나 겨울이 와서 잎이 시들어도 꽃송이는 오랫동안 피워내는데요. 쓸쓸한 가을 숲을 환하게 해주기도 합니다.

끝없이 꽃피우는 풀을 보면 생에 대한 무한한 열정을 느끼게 합니다. 내가 바이올렛 꽃 한 포기에서 품었던 희망과 열정처럼 이 조밥나물 한 포기가 누구에겐가 생에의 열정으로 채우는 희망이 되기를 기대해 봅니다. 가을 산을 쓸쓸히 혼자 오르는 사람에게 길섶을 밝히며 피고 지는 그 뜨거운 힘 가득 받고 힘 얻어 돌아 올 수 있었으면 좋겠습니다.

왕고들빼기

국화과.
Lactuca indica var. laciniata
꽃 : 8~10월 열매 : 9~11월
키 : 1~2m

● **효능** : 말린 잎사귀를 약으로 쓰는데, 심기를 편안하게 하고 십이경맥(十二經脈)을 조절하는 효과가 있다고 한다. 풀 전체는 민간에서 건위 · 최면 · 진정 · 이뇨 · 종창 등에 다른 약재와 함께 약으로 썼다.

● **어떻게 쓰이는지** :
봄에 어린 잎을 채취하거나 여름과 가을에 잎을 따서 식용한다. 예부터 나물로 식용하였다. 김치를 담그기도 하고 여러 가지 무침 요리에 이용되기도 한다.

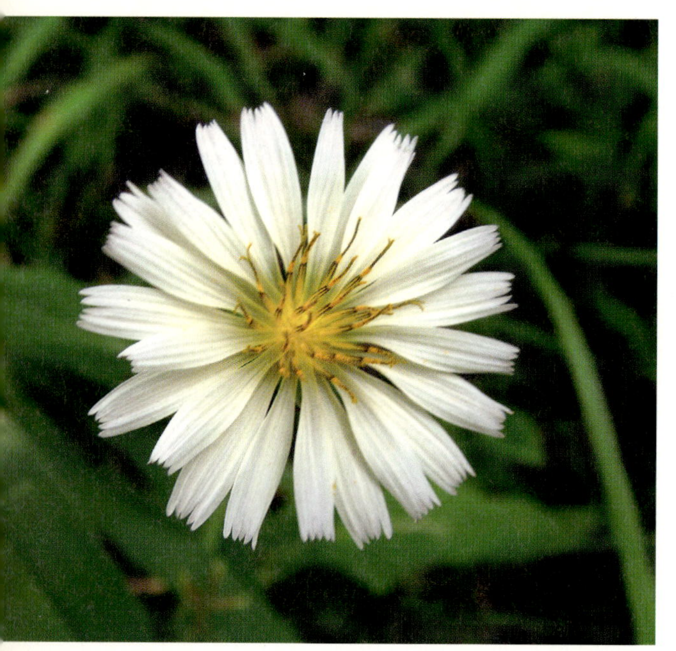

왕고들빼기 꽃

땅내 실하게 맡은 무논의 벼들이 암록색으로 푸르며 보시시 배가 불러옵니다. 이삭을 배기 시작하는 것이지요. 멀리 논가를 거닐며 한가하게 사냥을 하고 있는 황새 발짓과 뜸부기 울음소리가 한여름 더위를 더 나른하게 합니다.

물놀이 다니며 들판을 울리던 아이들도 없는 한적한 농촌엔 여름 방학이 됐다 해도 이젠 찾아오는 아이들이 팍팍 줄어 갑니다. 학원 다니랴 캠프 다니랴 어디 어디 해외로 어학연수 다니랴, 예전처럼 재롱 떨던 손주들 보기도 힘든 방학입니다. 넓고 한적한 들길에 멜빵치마 나풀대는 손녀 같은 왕고들빼기, 금불초가 피어 흔들리며 정자나무 아래 땀을 식히는 농부들의 웃음과 함께 정겨운 풍경이 됩니다.

국화과의 두해살이풀인 이 왕고들빼기는 일반 고들빼기보다 키가 헌칠하게 크고 잎도 크다고 붙인 이름입니다. 노란 꽃이 피고 키가 작은 일반 고들빼기는 5~6월에 꽃이 피고 나면 뿌리에 실한 살이 오르는 가을에 캐어서 김치 담가먹는 고급 반찬으로 쓰는 데 견줘 이 왕고들빼기는 쓰임새나 꽃 모양이 사뭇 달라서 '왕'자 하나 붙이는 것으로 쉽게 연관이 지어지지는 않습니다. 키가 1~2m씩 자라고 꽃 모양도 노랗고 작은 꽃이 피는 일반 고들빼기보다 훨씬 크고 다릅니다. 8~9월이 되면 국화 모양으로 흰색에 가까운 연노랑 꽃을 피우는데 참 아름답습니다.

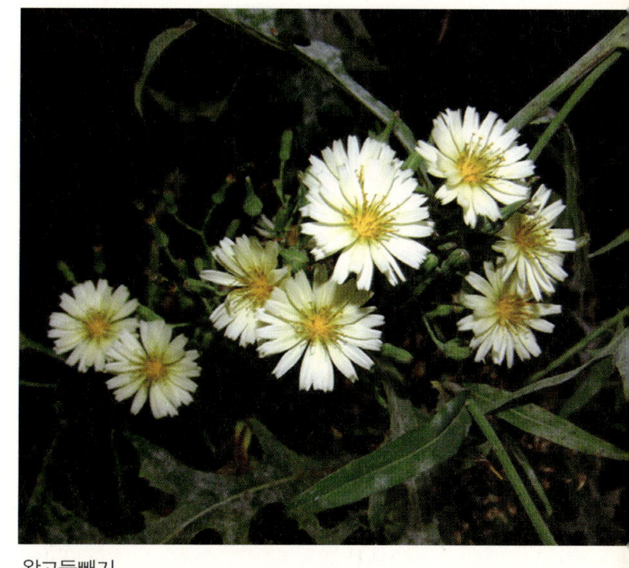

왕고들빼기

4~5월에 솟아난 여린 잎은 따 데쳐서 나물해 먹기도 하고 생잎으로는 치커리처럼 쌈 싸서 먹으면 맛이 그만입니다. 일반 고들빼기는 쓴맛이 강하지만 왕고들빼기는 맛이 순해서 돼지고기와 싸서 먹으면 더 별미입니다. 어린뿌리를 김치 담가 먹기도 하지만 야채로 먹으면 더 맛있습니다. 부드러운 잎을 따면 여느 씀바귀 종류 풀들과 마찬가지로 흰 젖 같은 즙이 뚝뚝 떨어지는데 그 즙이 위를 보호하고 쌉사래한 맛이 입맛을 돋우어 준다고 합니다. 그래서 아무리 고기를 많이 싸 먹어도 소화가 잘된다고 합니다. 담장 가에 몇 포기 심어 두고 어린 잎이 올라오는 족족 따서 먹으면 키가 덜 자라고 꽃도 더 많이 피어서 관상용으로도 그만입니다.

잎이 갈라지지 않고 피침처럼 생긴 것은 '가는잎왕고들빼기', 잎이 갈라지지 않고 크며 재배하는 것을 '용설채'라 부르기도 합니다. 잘 퍼뜨리면 유익한 식물자원이 될 풀입니다. 한여름 노을 지는 들길에 코스모스처럼 큰 키로 꽃 피어 흔들리는 모습이 놀러나간 아이 마중 나선 무명저고리 잎은 어머니의 다정한 모습 같기도 하고 흰 유액이 흘러나오는 모습이 마치 어머니의 가슴에서 나오는 흰 젖을 떠올려서 누군가가 꽃말을 지었을까요? '모정'이라는 꽃말을 갖고 있답니다. 여름이 다가고 가을이 올 때까지 쉼 없이 피고 지는 왕고들빼기 예쁜 꽃을 감상하며 고향 들길에서 어머니의 마음을 느껴 보시는 것도 의미 있는 휴가가 되지 않을까 생각합니다.

산비장이

국화과.
Serratula coronata var. insularis
꽃 : 7~10월 열매 : 9~11월
키 : 30~140cm

● 효능 : 뿌리와 줄기, 잎은 익모초와 함께 처방하여 월경통에 약재로 쓰였다. 치질에도 약효가 있다고 전해진다.

● 어떻게 쓰이는지 :
어린 순은 나물로 먹는다.

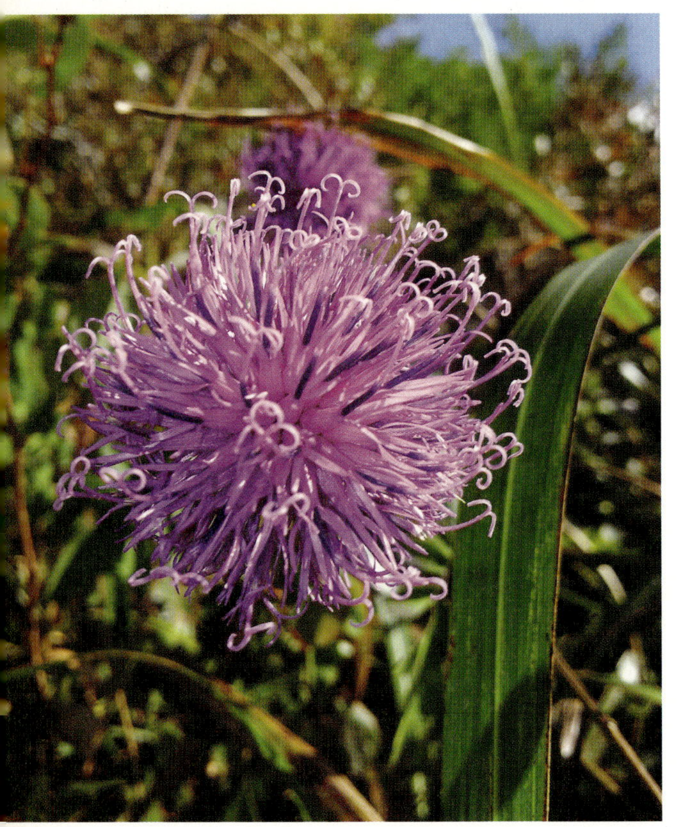

산비장이

들판에 가을빛이 완연합니다. 한낮 더위가 아직도 웃옷을 벗게 하지만 들판의 황금빛이 깊어가는 걸 보면서 가슴이 짠해집니다.

어릴 적 아버지가 논물을 보시고 누렇게 익어가는 들판을 돌고 계실 때 따라 나서 보면 아버지의 가슴에는 온통 익어가는 벼이삭이 가득 차 있음을 느낄 때가 많았지요. 옆에 같이 가는 자식도 잊고 흐뭇해하던 그 모습 속에서 자식 같이 기른 벼라는 말이 나왔을 겁니다.

그렇게 애틋한 벼를 갈아엎는 농부들을 신문과 방송에서 연일 보면서 가슴이 움찔거리다 못해 아립니다.

할머니가 밥 한 알에 하늘과 바람과 비의 신이 깃들어 있으니 흘리지 말고 귀하게 먹으라던 말씀 노래처럼 들으며 자랐고 그 땅에 아버지는 뿌리박고 농사지으며 우린 그 쌀을 먹고 삽니다.

벼이삭을 갈아엎는 농부들의 무너지는 절규 속에 우리도 있습니다. 그들이 갈아엎는 것이 한 더미의 벼 이삭이 아니라 영혼임을 우리는 압니다. 무덤을 파고 생명을 묻는 그들의 타는 가슴에 올 추석 둥근달이 어떻게 비쳐올지 생각하며 휑하니 비어오는 가슴 가눌 길 없습니다. 그래도 세상은 잘 돌아가고 산야에 꽃들은 피고 집니다. 성묘 가는 길섶에 수없이 피고 지던 꽃들의 이름이 궁금해 어머니 옷자락을 끌며 자주 멈추던 추억처럼 꽃이 무성히 피었습니다.

비가 유난히 많았던 올해는 가을꽃이 좀 늦은 편입니다. 8월부터 피어나서 10월까지 피는 국화과의 산비장이 꽃무리를 할아버지 산소가 있는 깊은 골에서 만났습니다. 1m가 넘는 키에 붉디붉은 꽃송이를 달고 부끄럼 타는 처녀처럼 웃고 선 모습이 멀리에서도 눈길이 갑니다. "그 산비쟁이 옛날에는 천지로 많더마는 인자는 산속 깊이 안 들어가면 볼 수도 없더라." 반가워서 내닫는 나를 보며 아버지가 하신 말씀입니다. 아마 공해에 약해서 산속 깊은 곳에서나 피게 되지 않았나 싶습니다. 언뜻 보면 꼭 엉겅퀴 같이 생겼지만 자세히 살펴보면 많이 다릅니다.

꽃피는 계절이 다르기도 하지만 줄기나 잎 모양도 다릅니다. 엉겅퀴는 초여름에 피고 잎과 줄기에 가시가 있지만 산비장이는 가을에 피고 잎에 가시가 없으며 부드럽습니다. 꽃송이도 색깔이나 전체 모양은 비슷하나 자세히 들여다보면 산비장이는 꽃술이 꼭 낚싯바늘처럼 둥근 고리 모양을 하고 있습니다.

깊은 산속에 조상 묘소가 있는 사람들은 산을 오르며 갖가지로 피어나는 들꽃들을 동무 삼아 성묘를 다녀오면 즐거움이 더할 것입니다. 아래로 낮은 데서는 쓴풀이나 보라색 종 모양의 용담 같은 꽃들이 피고 있을 거고 위로는 향기 짙은 산국·쑥부쟁이·구절초가 피고 있을 겁니다. '추억'이라는 꽃말이 어울리는 산비장이 들꽃 향과 함께 우리 생명의 젓줄인 고향을 오래도록 추억하시기 바랍니다.

투구꽃

미나리아재비과.
Aconitum jaluense Kom. subsp.
Jaluense
꽃 : 8~9월 열매 : 9~10월
키 : 90~120cm

● **효능** : 뿌리를 달여 먹으면 중풍을 예방하고 신경통 · 관절염에 특효가 있다 하여 민간요법으로 애용되지만, 독성이 있으므로 이용 시에는 극도로 주의해야 한다.

● **어떻게 쓰이는지** :
로마병정의 투구를 닮은 꽃 모양이 독특하여 관상초로 이용된다.

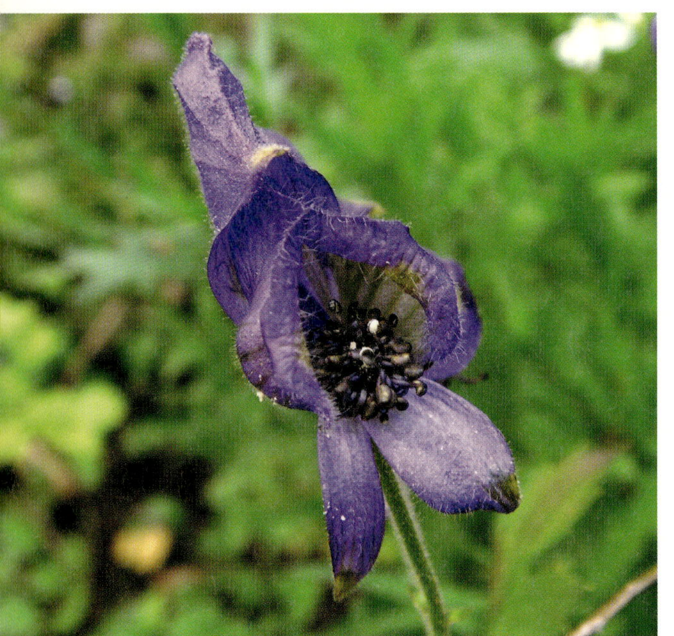

투구꽃

본격적인 가을걷이가 시작되었습니다. 들녘에 사람들 하얗게 깔렸던 옛날 추수 현장은 어디 가고 곳곳에 콤바인 소리만 요란합니다. 논두렁콩은 저 혼자 익어 꼬투리가 터지고 도깨비바늘 · 도꼬마리 · 가막사리 · 쇠무릎 같이 동물의 몸을 통해 번식을 꾀하는 풀씨들도 익어 터져서 논둑길 한 바퀴 돌고 나면 온몸에 생명품은 씨앗들 그득히 달고 나옵니다. '여러분이 도토리를 다 주워 가면 겨울 동안 다람쥐 먹이가 없습니다.' 라는 팻말을 꽂아 놓은 참나무 숲에는

도토리가 없고 밤나무 아래는 밤이 보이지 않습니다. 부지런한 등산객들 모조리 주워간 탓이겠지요. 산도들도 풍성하게 익어 저절로 흥에 겨운데 나는 무얼 갈무리할까 되돌아 보는 마음 착잡합니다.

236

바쁘기만 했던 세월의 가지 끝에 익은 열매하나 달지 못한 시간을 보냈구나 싶어 한심한 마음이 듭니다. 이래저래 스산스런 마음 안고 산을 오르다가 참나무 숲가에 진보랏빛 투구꽃이 만발해 우울한 기운을 덜어 줍니다. 산 숲 깊숙이 들어가야 만날 수 있는 꽃인데 반갑게도 중턱에서 봅니다.

가녀린 꽃대에 여러 송이 꽃을 달고 그 무게를 못 견뎌 가지가 휘어진 아름다운 투구꽃 앞에 서서 숙연히 거수경례라도 하고 싶은 충동에 사로잡힙니다. 로마 병정의 모자를 닮았다 하여 '투구꽃'이라 이름 지어진 미나리아재비과의 이 꽃은 9~10월에 꽃을 피우는 여러해살이풀로 독성이 강하여 주의하지 않으면 안 되는 약초이기도 합니다. 높이가 1m가 넘는 키에 투구 모양을 한 꽃송이를 여러 개 달고 진보랏빛으로 피어 있는 모습이 매우 아름답습니다. 그래서 관상용으로 키워도 인기가 있겠지만 깊은 산속에서 자라는 식물이라 민가로 내려오면 잘 자라지 않는다고 합니다.

'초오'라는 약명으로 더 알려진 이 꽃은 시골 노인들이라면 웬만하면 다들 잘 아는 유명한 약초입니다. 조심해야 할 것은 뜨겁게 해서 먹으면 생명을 잃을 정도로 독성을 발휘한다는 사실입니다. 실제로 제가 아는 친척 한 분은 혼자 사시고 있었는데 돌아가셨다는 급보를 받고 가보니 부엌에 달여 놓고 먹던 초오가 있어 다들 그걸 드시고 돌아가시지 않았을까 생각을 했습니다. 중풍 예방에 좋다고 달여 놓고는 차게 먹어야 되는 걸 깜빡 잊은 게 아닌가 싶다는 거지요.

이처럼 독성이 강한 약초는 잘 먹으면 약이지만 잘못하면 치명적이므로 다른 한약재와 함께 처방하거나 법제하지 않으면 먹어서는 안 될 약초입니다. 특히 가을걷이가 끝날 즈음에 뿌리가 실하여 약초로 사용하는 일이 많아 더 주의해야 할 것 같습니다.

꽃이 아름다운만큼 그 독성도 약효도 강한 꽃이 아닌가 싶습니다. 갈빛 가을 산에서 만나는 보라색 투구 쓴 로마 병정 같은 꽃 모양을 바라보고 있자면 꽃이 참 예쁘구나 하는 생각보다는 위용 있고 멋지구나 하는 생각을 갖게 합니다. 꽃 모양이 갖는 품위에 걸맞은 꽃말 '위용' 정말 어울리죠?

용담꽃

용담과.
Gentiana scabra var. buergeri
꽃 : 8~10월 열매 : 10~11월
키 : 20~60cm

● **효능** : 뿌리는 채취하여 약재로 쓰는데 위를 강하게 하고 치료하는데 특효가 있다고 한다. 이 밖에 창종·간질·심장염·습진 등에 다른 약재와 처방하여 쓴다.

● **어떻게 쓰이는지** :
어린 잎은 식용한다.

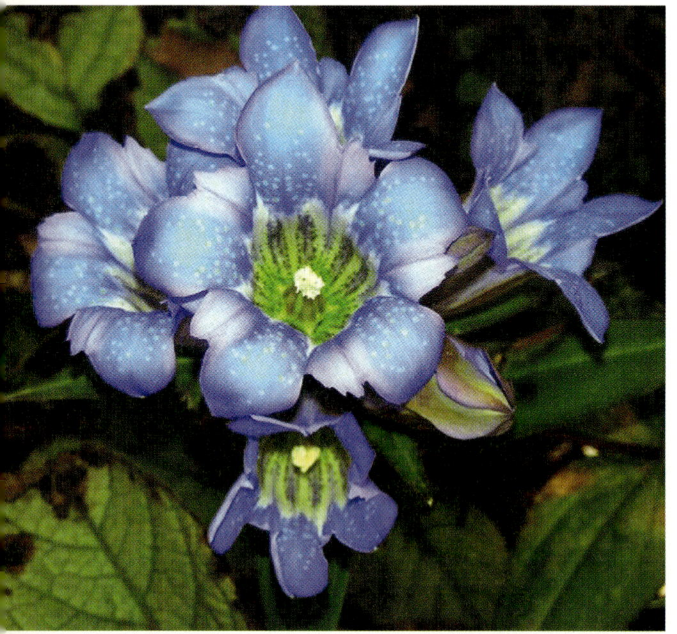

용담꽃

가을이 보기 좋게 익어 가고 있습니다. 유난히도 단풍 빛이 곱다는 올해는 꽃빛 역시 말할 수 없이 곱습니다. 도시에는 가을빛이 머물기 숨 막히는지 내내 뿌옇습니다.

행정 수도 이전이 헌재의 위헌 결정으로 무산됐다는 소식을 통해 우린 신종용어 같은 '관습법'이란 걸 듣습니다. 관습이란 게 얼마나 무서운지 주먹보다 더 가까운 법이었구나 하는 생각이 드는데요.

공기처럼 물처럼 벗어 날 수 없는 관습. 인습의 고리들이 아직도 세계를 떠돌며 망령의 힘을 부리는 일들이 얼마나 많은지를 새삼 깨닫습니다. 앞으로 더 심해질 지역 차별, 학교 등급 차별을 피해 서울로 올라가는 사람들 줄을 잇지 않을까. 한을 품고 죽은 여인들의 무덤에서 수없이 꽃이 피어났듯 차별과 불평등의 희생양들이 한 숨

238

뿌린 땅에서도 민주주의의 꽃은 피어날 것이라는 서민적 희망을 그래도 놓고 싶지 않습니다.

고은 선생님의 시처럼 헤매는 여자가 아름답다는 이 가을에 꽃 이야기 하다가 시국 얘기를 하고 말았군요. 도시 정서가 갖는 관습적(?) 한계가 아닌가 생각합니다. 사람들은 다들 도시를 떠나고 싶어 하면서도 끔찍이 그리워합니다. 산야는 단지 잠시 쉬러 떠나는 곳에 불과한 문명의 습성이 깊이 밴 탓이겠지요.

무학산에 등산객들이 부쩍 많습니다. 낙엽 따라 흔들리며 가을을 만끽하는 여인들의 발길 더욱 분주한데요. 올해는 정상 부근에 용담꽃이 유난히도 예쁘게 피었습니다. 붉게 물들어가는 띠잎과 억새꽃 어우러진 평지 풀숲에서 강렬한 보랏빛 꽃등을 만나게 되는데요. 구절초나 쑥부쟁이만큼이나 흔한 가을꽃이 바로 용담입니다.

백두산 깊은 산속에서 핀다는 비로용담에서부터 전국 산야에 아무데서나 막 피어나는 왜용담까지 수십 가지 종류가 있는 이 용담은 여러해살이풀로 산야지 초원에서 주로 자랍니다. 꽃 모양이 초롱등 모양과 같다 하여 '초롱담'이라 하기도 하는데 약명도 '용담(龍膽)'입니다. 뿌리의 맛이 쓸개처럼 쓰다 하여 붙은 이름입니다. 이름만큼 몸에 좋은 쓴 약입니다.

요즘은 아름다운 꽃을 보기 위해 관상용으로 많이 재배하는데 키를 더 크게 하고 꽃송이도 키우는 기술을 통해서 장미나 국화처럼 꽃집에 나오기도 한답니다. 9월쯤 피어났다가 11월이 지나도 피어 있는데요. 고산지대로 가면 서리를 하얗게 맞고도 예쁘게 피어 있는 매혹적인 모습을 볼 수도 있답니다.

'당신이 슬플 때 나는 사랑한다'라는 긴 꽃말이 용담꽃의 신비로운 아름다움을 더욱 더해 주는데요. 가을 산을 여행하는 건 매우 즐겁고 바쁩니다. 하늘과 바람, 단풍 든 나무들, 발아래 가득 핀 꽃들 어느 것 하나 눈길 끌지 않는 것이 없으니까요.

도시를 탈출하면 어디가나 꿈같은 풍경이 펼쳐지는 계절입니다. 올 주말에는 교통 체증도 즐거울 가을나들이 계획해 보시기 바랍니다.

국화과.
Chrysanthemum boreale
꽃 : 9~10월 열매 : 10~11월
키 : 1~1.5m

🌿 **효능** : 한방과 민간에서는 풀 전체와 꽃을 말려서 강심·거담·빈혈·현기증 등에 다른 약재와 함께 처방하여 썼다. 특히 눈이 침침할 때 달여서 먹거나 눈을 씻으면 좋아진다고 한다.

🌿 **어떻게 쓰이는지** :

산국으로 담근 국화주는 잇몸에 바람이 들어 시린 데 약주로 마시면 효과가 좋다고 한다. 또 꽃을 따서 베개 속에 넣기도 하는데 차로 마시는 것이 가장 좋다. 산국차를 마시면 몸도 따뜻해지고 머리도 맑아져서 두통과 어지럼증을 없앤다. 꽃으로 '야국유(野菊油)'라 하여 기름을 짜서 쓰기도 했다.

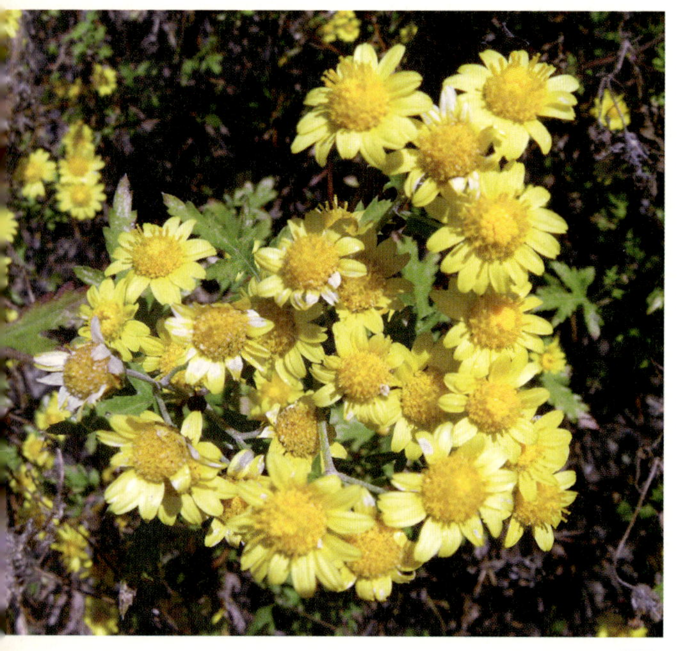

산국

연일 찬란한 햇살의 향연이 계속되는 가을날입니다. 그제는 600년이나 되었다는 마을 숲을 찾아 고성군 마암면 장산 숲을 갔었습니다. 팽나무·푸조나무·이팝나무 이파리들이 각각의 색깔들로 물들어 멋진 가을 숲을 이루고 있었습니다. 고승처럼 등걸 굽은 나무들이 어쩜 그리 고운 잎들을 달고 있던지요. 인간도 늙어가는 일이 저토록 화려할 수 있다면 얼마나 좋을까 생각해 봅니다. 몸체를 위하여 스스로에게 물기를 말려 비단처럼 곱고 투명하게 떨어

져가는 낙엽의 아름다운 희생이 사뭇 감동스럽습니다. 인근의 비어가는 들판이 아직 덜 쓸쓸한 이유는 황금 들판보다 더 붉은 보석 빛으로 빛나는 산을 누비는 단풍 물결 때문일 것입니다.

도시건 시골이건 온통 국화 소식 만발했습니다. 풍요롭고도 쓸쓸한 가을 들녘 논두렁·산기슭마다 들국화 피어 흐드러졌습니다. 여름밤의 별무리가 온통 내려와 들판에 깔린 것 같은데요. 가을은 역시 국화의 계절입니다. 무서리내린 들판에도 꿋꿋이 꽃송이를 세우고 당당한 들국화들 앞에서면 그 향기와 자세에 숙연한 마음이 듭니다.

가을 들판에서 피는 국화과의 꽃무리는 무조건 들국화란 이름으로 불렀지요. 그

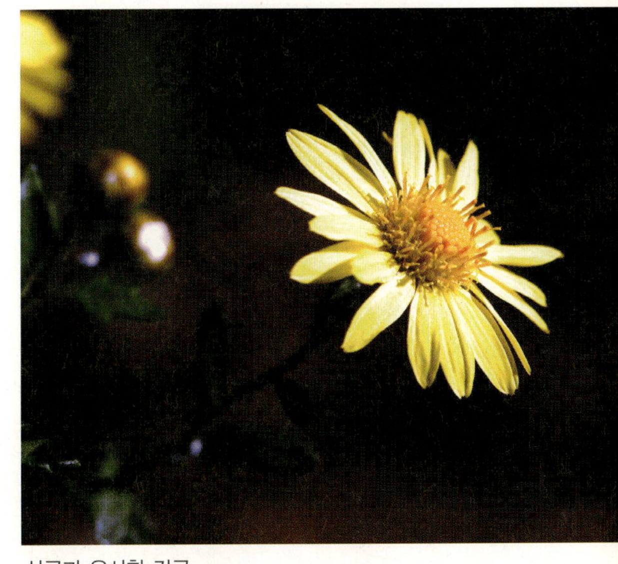

산국과 유사한 감국

러나 그 내력을 알고 보면 여러 가지 이름과 각기 다른 향을 갖고 있답니다. 쑥부쟁이가 연보랏빛으로 아름다운 꽃무리를 이루지만 향기가 없는 반면, 구절초는 모양도 예쁘고 향기도 뛰어나서 마음을 사로잡지요. 향기로 치면 구절초를 능가하는 뛰어난 향을 가진 들국화가 바로 산국인데요. 감국과 산국은 구별이 아주 어렵습니다. 식용으로는 감국이 좋다고 하는데 감국은 산국에 비해 꽃송이가 약간 크고 한 줄기에 달린 꽃송이 수가 적습니다. 주로 야산이나 들판 언덕에서 피는 산국은 국화과의 여러해살이풀로 9~11월에 걸쳐서 샛노란 단추 모양의 작은 꽃송이가 한 꽃대에 수십 송이 달려서 핍니다. 가장 강한 국화향을 갖고 있는 산국은 그래서 사람들의 사랑을 더 많이 받는답니다. 향이 뛰어나서 국화주 맛도 뛰어난 꽃이인데, 약성이나 식용으로는 감국이 더 적합하다고 합니다.

사계절 국화향을 즐기려고 차를 담는 사람들에게는 제일 큰 사랑을 받지요. 꽃이 피어 있는 근방에만 가도 향이 가득 풍겨 나와서 몇 가지 꺾어다가 거실에 걸어 두면 겨울 내내 국화향을 즐길 수 있답니다. 땅거미가 이슥해져도 길섶을 환하게 밝히며 피어 있는 샛노란 산국의 꽃말은 '밝음' 입니다. 깊어가는 가을 길손에게 등불처럼 환한 마음을 주기 때문이 아닐까요?

● **효능** : 방광염 치료나 이뇨제로도 쓰는 전천후 보약이다. 성질이 따뜻해 구절초와 함께 보익제로도 많이 이용한다. 해소 천식 및 소변불통에 쓰이기도 한다.

● **어떻게 쓰이는지** :

비타민이 많이 함유되어 있는데, 봄에 쑥 순과 함께 잎이 솟으면 캐다가 나물로 먹거나 국을 끓여 먹는다.

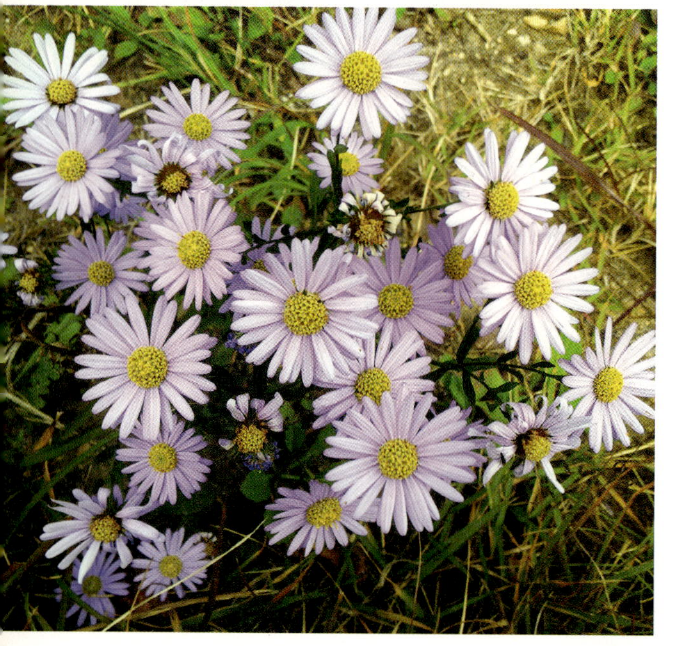

쑥부쟁이

겨울이 깊어 갑니다. 이른 아침 시골 길을 달리다보면 된서리 하얗게 내려 들판은 온통 침묵 속에 잠들어 있지요. 고요한 길섶에 아직도 씨 맺지 않고 피어 있는 푸른 꽃송이를 봅니다. 지금도 야산 풀숲이나 등산길 양달에 파르라니 피어 있는 보랏빛 쑥부쟁이를 더러 보았을 겁니다.

겨울이 그리 춥지 않아진 까닭도 있겠지만 미처 가을을 보내지 못한 햇살이 남겨 둔 선물 같은 것이지요. 그 슬픈 전설만큼이나 애잔하고 강인하게 피어 있는 보랏빛 쑥부쟁이는 하얀 구절초와 함께 가을 언덕을 장식하는 대표적인 들국화이지요. 쑥부쟁이는 물기만 알맞게 있으면 어디서나 피어나는 이웃집 아낙 같은 순순한 꽃입니다.

어린 잎은 향이 강해서 입맛을 돋우는데도 한 몫을 하지요. 지금은 지천으로 흐드러져도 누구하나 캐다 먹는 사람이 없지만 어릴 적 할머니가 산에서 해온 봄나물 보따리에서 가득 향내 피우며 쏟아져 나오던 그 연한 순의 촉감이 아련합니다.

가을 바람이 스산해지면 제일 먼저 하나 둘 연보랏빛 꽃을 피우지요. 한여름에 피는 벌개미취보다는 작은 꽃송이가 한 줄기에 여럿 달리며 무리 지어 언덕 가득 피어납니다. 주로 야산 언덕에 많이 피어나 가을을 맞는 이들의 마음을 풍요롭고 들뜨게 한답니다. 향기는 구절초보다 적지만 아름다움은 매혹적이지요. 9월부터 시작해서 끝없이 피고 지며 12월이 깊어 가는 지금까지도 피어 흔들리는 이 들풀은 쑥부쟁이라는 이름에 무척 슬픈 전설이 있답니다. 옛날 산속에서 숯 구워 생계를 잇던 불쟁이네 집에 옹골종골 아이는 많은데 그만 아내는 병이 나고 말았답니다. 먹고 살 길 막막해 큰딸이 온 산을 헤매며 캐다 나른 나물로 봄을 나곤 했답니다. 그야말로 살림 밑천인 큰딸인 게지요.

그런 큰딸에게도 사랑이 찾아왔는데 서울서 사냥 나온 선비였답니다. 전설이 으레 그렇듯 선비에게 쫓겨 함정에 빠진 사슴을 살려주고 선비와도 사랑에 빠졌답니다. 그리곤 철석같이 약속하고 서울로 간 선비는 돌아오지 않았고 큰딸은 시름에 빠졌지요. 이쯤 되면 은혜 갚는 사슴이 등장합니다. 노란 구슬과 푸른 구슬을 던지며 소원을 빌라고 했지요. 파란 구슬은 병든 엄마 낫게 하고 노란 구슬은 선비를 돌아오게 하는 것이었는데 소원대로 돌아온 선비는 이미 그녀를 까맣게 잊고 자식 낳고 사는 유부남이 되어 있어 돌려보내고 말았다네요.

우리네 어머니들의 삶하고 어찌 그리 닮았는지요. 사랑을 잃은 큰딸은 매일 언덕 바위 위에 올라 하염없이 서울만 바라보다가 그만 떨어져 죽고 말았다는 전설입니다. 이듬해 봄 큰딸이 떨어져 죽은 언덕에 가득히 싹이 돋아났는데 가을에 꽃이 피니 사슴이 준 구슬 색으로 꽃잎은 푸른 보랏빛이고 꽃술은 노랗더라네요. 사람들은 그걸 보고 배고픈 동생들 걱정되어 죽어서도 나물로 피어났나 보다고 '쑥 캐는 불쟁이의 딸'을 줄여 '쑥부쟁이'라 일렀답니다.

많은 전설이 그렇듯이 꽃의 전설에도 비극이 많습니다. 어쩌면 옛사람들이 꽃 이야기를 통해서 여성들의 수난사를 들려주고 싶었는지도 모릅니다. 이 쑥부쟁이 전설은 맏딸의 희생이 짙게 배어 있어 더욱 애잔합니다. 들과 산에 지천으로 피어나는 쑥부쟁이에서 끝없는 수난을 견딘 여성들의 삶을 봅니다.

구절초

국화과.
*Chrysanthemum zawadskii var.
latilobum*
꽃 : 7~10월 열매 : 10~11월
키 : 40~50cm

● **효능** : 따뜻한 기운이 있어 한방에서는 보혈강장제로 애용되는 귀한 약재이다. 대하 · 불임 · 월경통 등의 부인병에 좋으며, 위장을 편안하게 하고, 기관지염 · 후두염 등의 염증치료와 진정작용, 두통과 냉증 등에도 좋다.

● **어떻게 쓰이는지** :

꽃송이가 벌어지려는 어린 꽃을 따서 그늘에 잘 말려 차로 우려먹기도 하는데, 연한 소금물에 살짝 데쳐 말린 후 잘 덖어서 구절초차를 만들어 먹으면 소화불량과 생리통에 좋은 약차가 된다. 막 핀 꽃은 따서 잘 말려 베갯속으로 쓰면 두통을 치료하기도 한다. 꽃과 향기가 아름다워 방향제, 화장품, 관상용으로도 인기이다.

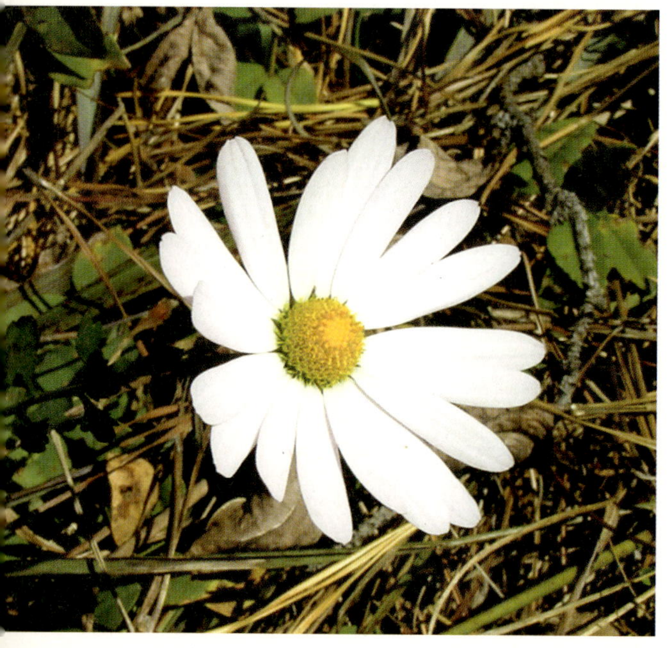

구절초

여름의 무성했던 물기를 말리는 갈바람이 스산하게 불면 동산이나 들판 언덕 위 잎들이 붉은 빛으로 물들고 새하얀 구절초 선들선들 피어납니다. 노랗게 익은 벼와 논두렁을 환하게 밝히는 구절초의 아름다운 모습이 가을을 한껏 무르익게 하죠. 아직 여름의 푸른 기 가득한 언덕에 점점이 흩어져 피어 있는 모습을 보면 마치 밤하늘의 별무리가 내려와 앉은 듯한 느낌입니다.

샛노란 꽃술과 하얀 꽃잎이 어우러져 눈부신데요, 쑥부쟁이랑 생김새가 비슷하지만 짙은 향내가 다르답니다. 쑥부쟁이는 보라색으로 피지만 구절초는 대개 희색깔이며 꽃잎이 넓고 두껍습니다. 꽃의 크기도 쑥부쟁이에 비해 큰 편이고요. 다가

가 고개 숙여 코 내밀면 가득히 풍겨오는 그 향내는 우리의 혼을 쏙 빼놓을 정도로 매혹적이랍니다. 산기슭 바위틈에서도 나직이 자라는 바위구절초나 분홍빛 꽃으로 무리를 이루는 낙동구절초는 아름답기가 더해 행인의 발길을 사로잡곤 하지요.

산등성이가 겨울로 가득 차도 서리 머금고 꽃 빛을 잃지 않아 더욱 꿋꿋한 이 구절초는 다년생으로 7~10월에 걸쳐 한창 피어난답니다. 음력 구월 구일인 구구절

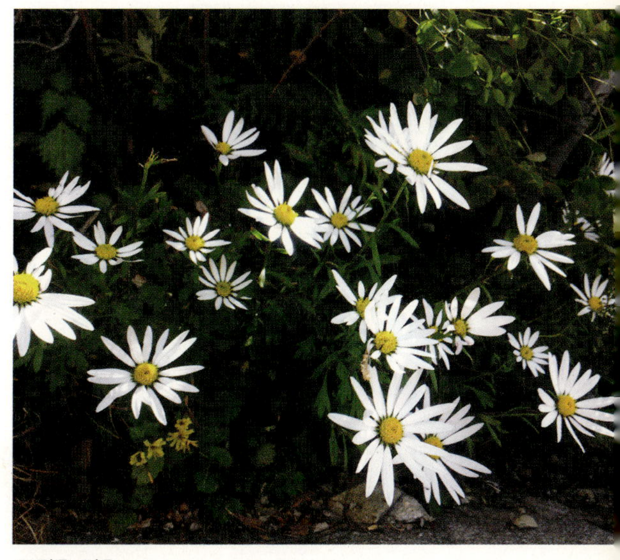

구절초 전초

에 따야 약효가 좋다하여 '구절초' 라 이름 붙었답니다. 어릴 적 우리 자랄 때는 일삼아 산과 들을 다니면서 꽃송이를 따다가 말렸답니다. 그런 날은 온몸에 꽃향기가 배어 있곤 했죠.

꽃송이를 우려낸 물로 '국화주' 를 담가서 아주 귀한 손님에게만 내기도 했지요. 어린 순이 오를 때는 물론 향기 진한 잎으로 나물이나 떡을 해서 먹기도 했답니다. 어느 것 하나 버릴 것 없이 귀한 먹거리로 쓰였던 구절초는 끈질긴 생명력으로 우리나라 곳곳에 아직도 많이 피어나고 있어 얼마나 다행인지 모릅니다. 개발과 오염이 계속되면 구절초 흐드러진 산야를 못 보게 될까봐 아슬아슬한 마음이죠.

희고 고운 꽃잎이 마치 흰옷 입고 선 옛 어머니들의 모습 같기도 하여 더욱 다정한 이 구절초는 꽃말이 '고상함' 이랍니다. 너무나 잘 어울리는 꽃말을 가졌죠. 고상함에는 그 모습뿐만 아니라 그 향이 으뜸이기 때문에 붙여진 말이 아닐까도 생각되네요.

가을 들판에 구절초가 없다면 얼마나 삭막 할까요? 가을 여행길에 떠오르는 그리운 사람 마냥 마음을 사로잡는 구절초 희디흰 모습처럼 순순하게 살고 싶은 그런 마음으로 한 해를 마무리 해 봅니다.

자주쓴풀

용담과.
Swertia pseudochinensis
꽃 : 9~10월 열매 : 10~11월
키 : 15~30cm

● **효능** : 풀 전체는 약으로 많이 쓰인다. '당약(當藥)'이라는 약명으로 불리며, 용담처럼 건위제로 쓰이고 강심·산기·태독·구충 등에도 다른 약재와 처방하여 쓴다. 풀의 맛이 용담보다 열 배는 더 쓰다고 한다.

● **어떻게 쓰이는지** :
꽃 모양이 예뻐서 관상용으로 심기도 한다.

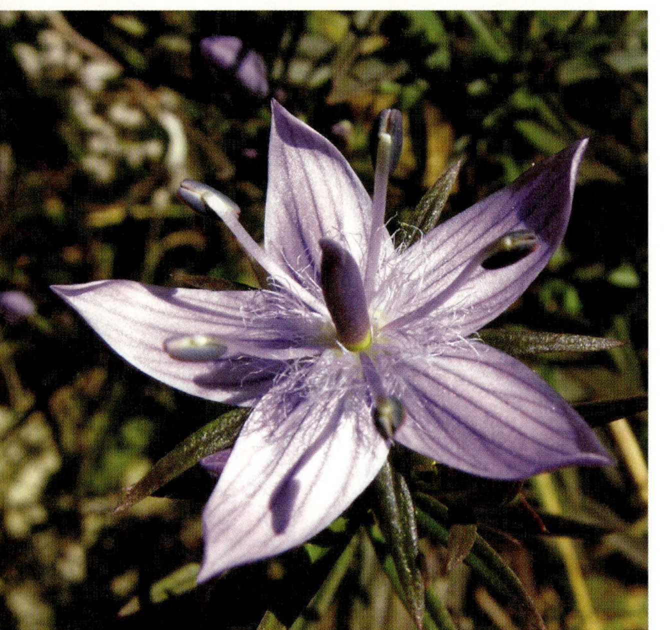

자주쓴풀

입시전쟁에 시달리는 아이들 앞에 놓인 숫자들이 수인번호처럼 무겁습니다. 가도 가도 끝없는 경쟁 속에 아이들을 밀어 넣어놓고는, 여유를 갖고 성찰하는 삶을 살아야 한다는 수업을 하면서 내 자신이 어르고 뺨치는 모리배 같다는 생각을 했습니다. 어서 빨리 달리라고 토끼몰이 하듯 내몰아 놓고는 느리게 살라는 요구를 하는 어른으로서의 내가 참 낯부끄럽습니다.

우리가 가방 들고 학교 다닐 때에는 10여 리 길을 걸어가야 하니 개울도 건너고 산길도 넘어서 잎 피고 꽃 지는 사계절 속에 푹 담겨 살았습니다. 바람결 노을빛 하나에도 내일을 읽어내던 자연 속의 한 마리 노루처럼 보냈지요.

빈 들판 논두렁 가 꽃받침 가득 씨앗 안고 있는 쑥부쟁이, 길가의 코스모스 씨앗을 따서 봉지 봉지 담아 서랍 속에 넣어 두고는 내년 풍성히 꽃피울 가을을 기다리곤 하던 여유와 낭만이 가득했던 시간들이 내 아이의 아이까지도 계속 될 줄 알았습니다. 그런데 불과 20~30년 사이에 이렇게 모든 게 변해버리고 아이들은 책가방만큼 무겁고 팍팍한 삶을 살며 몇 달이 가도 숲길 한 번 걸을 수 없는 시간의 노예가 되어 있습니다. 새까만 눈으로 수업을 듣는 아이들 앞에서 참담한 마음이 들고 우리가 죄인이구나 하는 자성의 마음에 가슴이 쓰립니다.

지난주엔 김장 한다고 배추 뽑으러 갔던 시골 길에서 보랏빛 쓴 풀 몇 송이가 마지막 꽃대를 피워 올리고 있었습니다. 바람 쐬자고 억지로 데려온 아이에게 밭둑이 예쁜 브로치 했다 좀

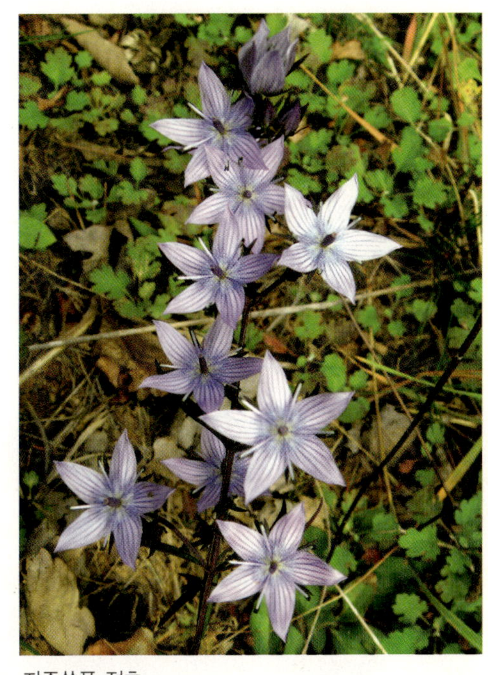

자주쓴풀 전초

보라고 손목을 끌어 앉히니 시답잖은 표정이 역력하니 손끝으로 툭 치고 맙니다. 또 가슴이 짠해 옵니다. 아이의 삭막한 마음에 들어설 자리가 없는 쓴 풀꽃 몇 송이와 함께 한참을 버려져 있다가 잔뿌리 잘라서 얼마나 약이 올랐나 씹어 봅니다. 용담과 두해살이풀로 꽤 높은 산에서 피어나며 쓴 맛이 난다 하여 '쓴풀', '고초(苦草)'라 붙은 이름인데요.

별 모양의 꽃이 여러 송이 모여서 마치 꽃으로 만든 브로치처럼 예쁘게 핀답니다. 늦가을에 주로 피기 때문에 초겨울에도 종종 볼 수 있어 눈에 잘 띄는데요. 흰 꽃이 피는 건 그냥 쓴풀, 자주꽃 피는 건 '자주쓴풀', 꽃잎에 짙은 반점이 있는 건 '네귀쓴풀'이라 부릅니다. 입안 가득 퍼진 쓴 맛을 다시며 시골 오니 재미도 없다는 아이의 팔뚝을 꼬집으며 "서울 가봐라 어지간히 달콤한 인생만 기다릴 줄 아나?" 서울에서 대학 생활할 생각에 부풀어 있는 아이가 얄미워 한 마디 했습니다.

이 쓴풀의 꽃말처럼 쓰디쓴 '고초'의 삶도 도시라면 행복해 할지 자못 궁금합니다.

● **효능** : 뿌리 · 줄기 · 잎 전초(全草)는 보약재로도 쓰이지만 해소 · 이뇨에 좋고 방광염에도 효험이 있다 전해진다.

● **어떻게 쓰이는지** :
어린 순은 나물로 먹으며, 요즘은 꽃이 아름다워서 관상용으로 심어 도시에서도 더러 볼 수 있다.

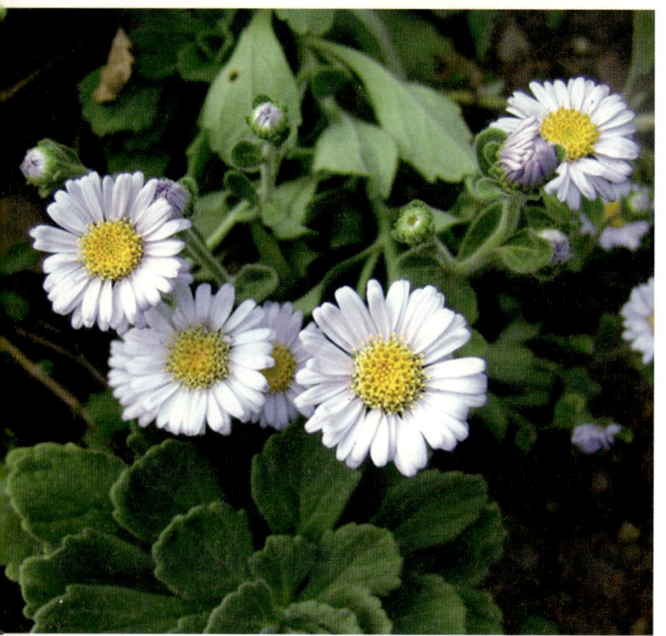

해국

세밑 해돋이 여행 계획으로 들떠 있는 사람들을 보며 문득 동해안 7번 국도를 따라 떠났던 겨울 여행이 생각납니다. 울산을 지나 영덕을 거쳐 강원도 고성 명파해수욕장까지 달려서 3박 4일을 지냈다 온 그 여행 속에 잊지 못할 들꽃의 추억이 있기 때문이지요.

겨울에 무슨 들꽃일까하는 마음을 일순간 잊게 하는 놀라운 장면이 가득 펼쳐집니다. 서리를 하얗게 뒤집어 쓴 채 청보랏빛 꽃송이가 얼었다가 녹으면서도 제색을 잃지 않고 가득 피어 있는 것을 볼 수 있을 것입니다. 울산 지나는 길에 서생 등대에 들렀을 때 일입니다. 초겨울 세찬 바람이 쓰린데 등대 바닷가 언덕에 꽃잔디처럼 가득 깔려 피어났던 그 청보랏빛 해국(海菊) 무리를 어떻게 설명해야 할까요.

포효하는 파도의 포말이 하얗게 서서 간절히 부르는 듯 핥고 있는 언덕에 나직나직 손짓하듯 피어 먼 바다를 응시하던 꽃무리 속에 다리 뻗고 앉아 그만, 넋을 놓았더랬습니다.

이 해국이 더욱 아름다운 이유는 그 꽃
색이나 모양만큼이나 향기 그윽하고 따
스한 마음을 주기 때문입니다. 추위가 깊
어 살얼음이 가득한데도 두껍고 보송보
송한 잎새에 묻혀 고즈넉이 핀 모습이 얼
어붙은 마음에 큰 위로를 준답니다.

바닷가 양지쪽에는 12월이 지나도 두세
송이 피어 있는 모습을 볼 수 있을 정도
로 강인한 이 해국은 바닷가에서 주로 핀
다고 해국이랍니다. 울산 방어진의 울기
등대에 가면 아직도 볼 수 있지 싶습니

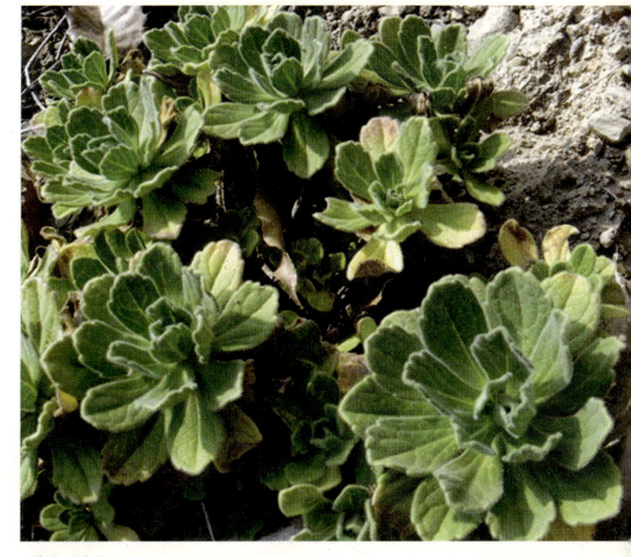

해국 전초

다. 겨울에 동해안을 여행하시면 꼭 언덕에 파리하게 피어서 흔들리는 해국을 감상하시
기 바랍니다.

제주도와 울릉도를 비롯한 남부와 중부의 해안 바위틈에서 주로 자라고 그 중심 줄기가
나무에 가까워 목본성(木本性) 여러해살이풀입니다. 7월부터 피어나기 시작해 12월까지
도 볼 수 있는 해국은 잎이 두껍고 아래위로 흰털이 많이 나는 것이 특징입니다.

어찌 보면 입술이 파리하게 얼어 뱃길 나간 애인 기다리는 소녀처럼 애처로운 모습 같기
도 한 이 해국의 꽃말은 '이별'입니다. 아마 그렇게 바다를 향해 떠난 사랑은 돌아오지
못했나 봅니다. 그 절절한 그리움이 꽃으로 피어났겠지요? 애타게 가을을 보내는 우리
의 마음을 담아 서릿발 속에서도 초연히 피어 나풀거리는 걸 보면 애잔하고 사랑스럽기
그지없습니다.

겨울이 깊어갑니다. 세밑의 부산함과 노곤함이랑 함께 성급히 넘어서려는 달력의 마지
막 장을 접으며, 씨앗으로 여물어 내년이면 피워낼 수많은 일들을 갈무리하며 해국 향
기 가득한 연하장 띄워보시기 바랍니다.

● **효능** : 뿌리를 제외한 전초를 급성간염과 종기에 쓴다고 하는데, 약용으로 쓴 흔적은 그리 많지 않다.

● **어떻게 쓰이는지** :
꽃술은 가득 꽃가루를 품고 있어 벌들이 자주 찾는 밀원(蜜源) 식물이다.

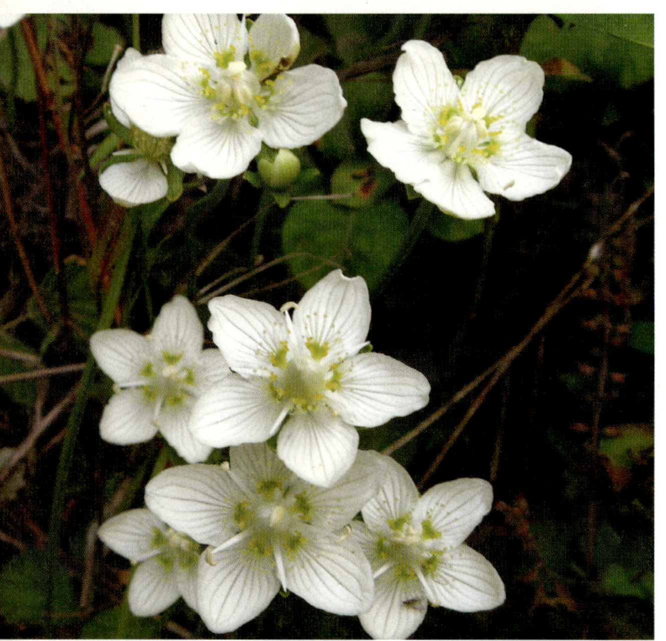
물매화

쏜살같은 세월이라더니 빛살 같습니다. 11월이 아슬아슬 뒤뚱이며 멀어져 갑니다. 힘겹고 혹독했던 한해의 일들이 연극의 한 장면처럼 막을 내리면 다시 시작할 수 있는 그런 것이면 좋겠습니다. 파괴와 개발로 얼룩진 땅덩어리에도 꽃은 피어나듯 새해가 시작되고 희망은 여기저기서 다시 새싹을 틔울 것입니다. 새해는 지구촌 하늘아래 화해와 평화의 깃발이 촛불처럼 나부끼면 좋겠습니다. 산등성이 수풀 새에 떨고 선 들꽃 줄기 같은 질긴 생명의 아이들이 더 이상 눈물 흘리지 않는 한 해이면 좋겠습니다.

버림을 견디는 아이처럼 생명이 질긴 풀꽃 이야기 하나 할까 합니다. 푸르렀던 풀새들 모두 메말라 갈빛으로 흔들리는 황매산이나 화왕산 같은 높은 산을 오르다보면 정상 부근 물기 축축한 길섶에서 옹기종기 모여 피어 있는 상앗빛 물매화를 볼 수 있습니다.

250

9월에서부터 피어나는 꽃이지만 양지쪽
엔 서리 내리는 11월에도 만날 수 있지요.
주로 고산지대에 피기 때문에 야산에서
는 잘 볼 수 없는 이 물매화는 꽃송이가
작고 꽃대가 연약해서 언뜻 보아서는 잘
보이지도 않는 키 작은 꽃이랍니다. 그러
니까 다 자라도 30cm 안팎에 머물 뿐인
데 보통 하얗게 피는 꽃잎과 꽃받침조각
은 매화꽃과 마찬가지로 5개입니다.
물매화는 여러해살이풀이라서 해마다 피
는 자리를 찾아가면 만날 수 있어 물매화

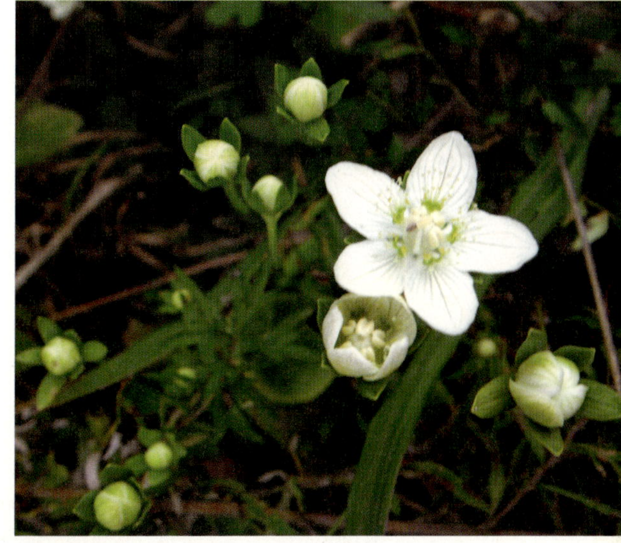

물매화 전초

가 필 즈음이면 황매산을 찾곤 한답니다. 양지쪽 물가에 송이송이 모여 피는데 가을산
을 오르다 해질 녘에 피어 있는 꽃무리를 만나면 감동적이다 못해 경이롭습니다. 꼭 상
아로 깎은 촛대 모양을 한 다섯 잎의 꽃잎과 수술은 그 매혹적인 모양이 매화꽃을 닮았
다 해서 물매화란 이름이 붙었으며 '풀매화', '매화초' 라고도 부릅니다. 여리디 여린 꽃
송이가 모여 스산한 노을빛을 받고 있는 모습을 마주하면 그 애잔함에 눈물이 맺힐 정도
입니다.

지난 늦은 가을 황매산을 오르다 만난 꽃무리 앞에 하염없이 앉아 함께 떨었던 기억이
새롭습니다. 그 작고 여린 것들이 견디어내야 할 고통들이 왜 그리 쓰리던지요. 또 큰
깨달음 하나 얻고 발길을 돌렸었습니다. 그것들이 모여 이뤄낸 세상을 포클레인으로 할
퀴듯 휘젓는 큰 발들 속에 살고 있는 자신에 대한 부끄러움이었지요.

석양빛을 머금고 촛불처럼 피어 흔들리는 물매화 몇 송이 앞에서 고즈넉이 기도가 나옵
니다. 힘겹고 어려워도 자존심을 잃지 말고 살라는 격려의 말이 조근조근 들려올 것도
같은데요. 꽃말이 '고결', '결백' 이라고 하네요. 꼿꼿하고 청아한 꽃송이와 꽃대 앞에서
면 누구나 고결한 영혼으로 살고 싶어지는 겸허한 자세가 된답니다.

● **효능** : 전초(全草)는 한방에서 발한·이뇨·수종 등에 약으로 쓰인다.

● **어떻게 쓰이는지** :

어린 순은 따서 먹으면 입맛을 돋운다. '배초향' 처럼 비린내 나는 음식 위에다 뿌려 먹을 수도 있다. 향이 좋아 녹차나 쑥처럼 목욕탕에 풀어 쓰기도 하며, 가을에 꽃을 따서 잘 덖어서 차를 우려 마시면 몸을 따뜻하게 하고 부기를 빼는 약차가 된다.

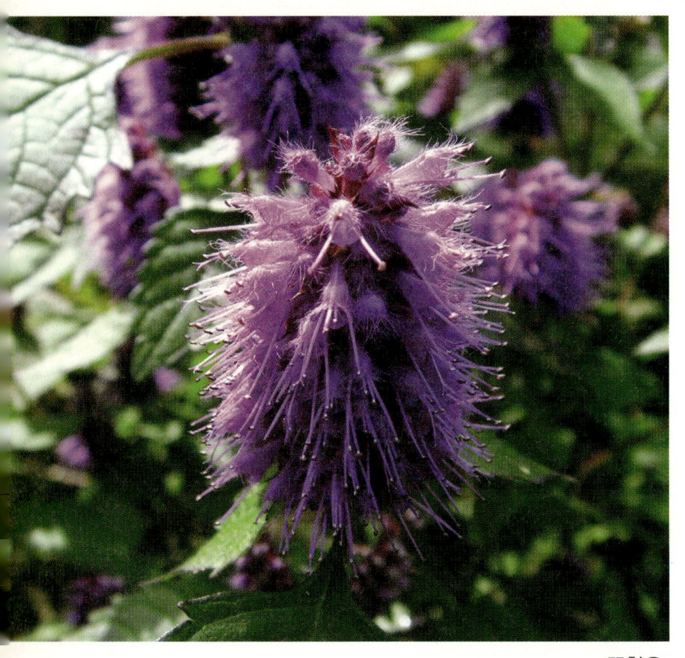

꽃향유

얼마 전 아는 이로부터 이름이 '타임' 인 허브차 한 곽을 선물로 받았습니다. 투명 유리잔에 파르라니 우러나오는 연둣빛 찻물을 음미하며 그 독특한 향에서 문득 '꽃향유' 를 떠올렸습니다. 산과 들에 온통 지천으로 널려 늦은 가을까지 피어나는 꽃향유 잎의 싸한 향기에서 느꼈던 가을의 감촉이 아련합니다.

우리 산과 들에 자라는 들풀들의 꽃과 잎을 잘 살펴보면 온갖 향기 가득 품고 있음을 알게 됩니다. 그 향의 강함에서 가장 으뜸을 꼽는다면 여름 풀숲에서 만나는 '박하풀' 이 있고, 다음이 아마 이 '꽃향유' 의 잎과 줄기일 겁니다. 박하향과 솔향, 그리고 여러 가지의 향이 섞여 나는 꽃향유의 향은 가슴 속 깊숙이 스며들어 상쾌함을 느끼게 해줍니다.

9월부터 자주색 꽃이 피어나기 시작하여
서리 내리는 초겨울까지도 꽃송이를 피
워 올리는 강인한 꽃향유는 무리를 지어
피는 특징이 있습니다. 길가 낮은 언덕이
나 밭두렁 같은 데서 보랗게 떼지어 피어
있는 모습이 먼데서 바라보면 더 아름답
기도 하지만, 가까이 가서 보면 솜털 같
은 꽃잎이 한쪽으로 모여 꼭 솔빗 같은
모양을 하고 벌 나비들을 잔뜩 불러 모은
답니다.

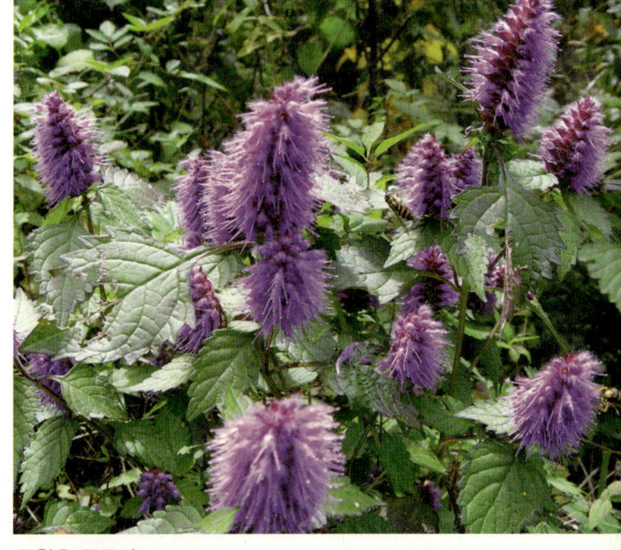
꽃향유 꽃무리

꿀풀과의 꽃이라 꿀 따는 벌들이 많이 모
이지요. 꽃을 따서 향기를 맡아보면 정작 꽃에서는 짙은 향이 나지 않는답니다. 그러나
줄기와 잎을 함께 흔들면 독특한 향기를 가득 뿜어내는 방향성(芳香性) 식물이랍니다. 한
다발 꺾어서 방 모퉁이에 거꾸로 매달아 놓으면 그 상쾌한 향기를 겨울 내내 맡을 수 있
어 좋습니다.

요즘 들어 이 꽃향유가 유난히도 많이 피어납니다. 가득 피어 있는 그 모습을 보면서 저
풀꽃을 허브처럼 식물자원으로 개발하고 활용하면 멋질 텐데 하는 아쉬움이 많았습니
다. 언젠가 꽃향유 어린 순을 따다가 그늘에 말려 차로 우려본 적이 있는데 향이 약했습
니다. 꽃이 탐스럽게 피었을 때 향도 뛰어나기 때문입니다.

허브차를 마시면서 우리 야생차의 개발을 생각해 봅니다. 얼마 전부터 붐이 일었던 허
브산업이 이젠 집안 곳곳을 가득 채우는 문명의 향이 되었습니다. 한 겨울 풀향기 가득
한 우리차를 우려 마시면서 가을의 추억에 젖어 볼 수 있는 날이 기다려집니다. 꽃향유
의 꽃말은 '마지막 향기' 입니다. '추향' 이라고도 하고요.

가을을 마지막으로 그 싸한 향을 접기에는 너무 아쉬운 꽃향유를 사계절 내내 음미하며
살 수 있는 날을 기다려 봅니다.

산부추

백합과.
Allium thunbergii
꽃 : 8~10월 열매 : 10~11월
키 : 30~60cm

● **효능** : 어린 비늘줄기는 강장·이뇨·해독·강심제로 다른 약재와 처방해서 쓰기도 한다. 특히 매운맛이 나는 어린 잎은 즙을 내서 먹으면 위병을 치료하고 청소년들의 지친 뇌를 건강하게 하는 데 효과가 좋다고 하여 민간에서 자주 쓰인다.

● **어떻게 쓰이는지** :
봄에 난 새순을 뿌리와 함께 캐서 달래와 같이 요리해 먹으면 맛이 뛰어나다. 달래보다는 잎이 세기는 하지만 된장국에 넣어 먹으면 얼큰함을 더해 주고 향도 좋다.

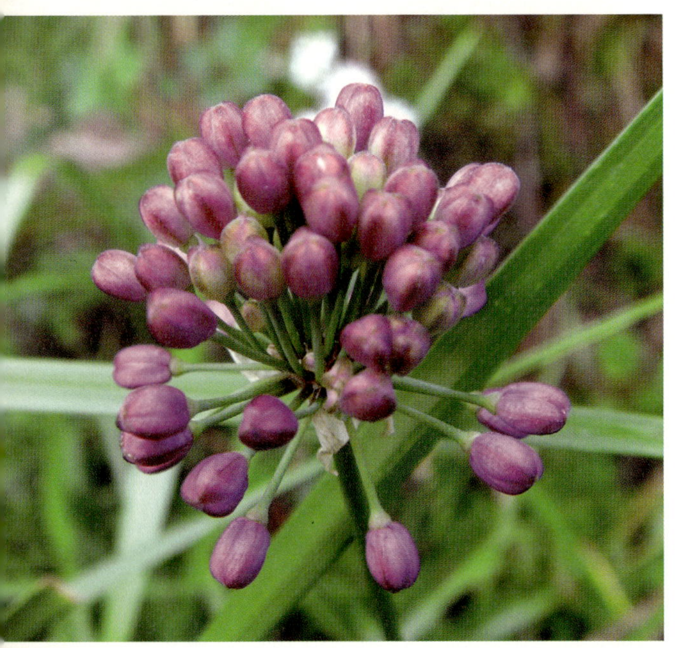

산부추

들판이 휑합니다. 눈길을 둘 데 없어 산으로 옮깁니다. 벚나무 붉은 단풍잎이 꽃처럼 곱습니다.

낮은 언덕 가득 산국이 한창입니다. 이번 주는 내내 플라타너스 가로수 단풍이 예쁜 발산 고개를 넘어 경남 수목원에서 열리는 그린스쿨에 참석했습니다.

아이들과 하루 종일 입에 단내가 나도록 숲 이야기, 꽃 이야기, 겨울을 나기 위해 제 잎 떨구는 낙엽 이야기를 하고 놀다가 발갛게 익은 얼굴로 돌아오곤 합니다. 온갖 나무들이 초록을 벗고 원색으로 물든 수목원엔 메타세쿼이아 숲 붉은 단풍 길이 그림처럼 아름답습니다. 결혼사진 찍는 연인들은 웨딩드레스 입고 가로수길을 걷고, 소풍 나온 아이들은 날리는 낙엽 따라 뒹굴며 놉니다.

254

산책로를 벗어나 산 숲으로 들어가면 가을빛에 겨워 만개한 야생초 무리들을 만납니다. 꽃대 올리기도 전에 관리원에게 잘려버린 허리에서 안간힘으로 꽃송이를 피워 올린 마타리, 한 차례 피웠음직 한데도 그 열정이 남아 다시 꽃대 올린 잔대 하며 여름의 잔영과 깊은 가을의 꽃들이 얼크러져 피어 있습니다.

볕 잘드는 초지에서 긴 꽃대 올리고 멀쑥하니 피어 벌나비를 떼로 달고 있는 산부추를 만납니다. 늦가을 갈무리가 한창인

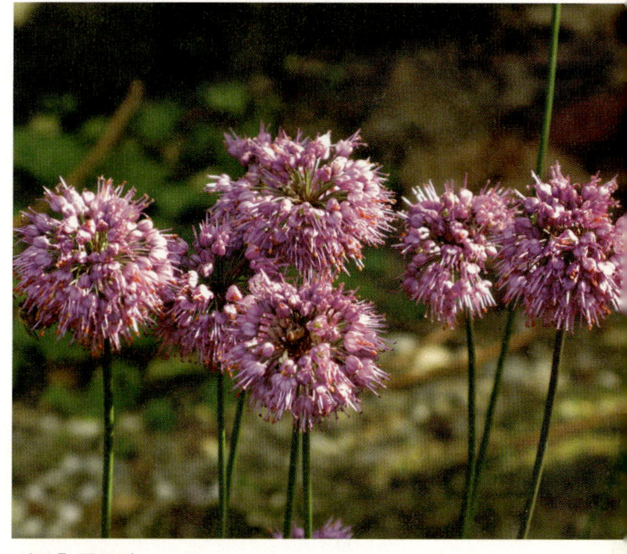

산부추 꽃무리

일벌 떼들이 모여 들어 붕붕거리며 꿀을 빠는 모습이 마치 아이들이 막대사탕을 맛나게 빨고 있는 듯 달콤한 모습입니다. 수십 개의 홍자색 꽃송이가 둥글게 모여 먹음직한 막대사탕 모습을 하고 있어 더욱 사랑스럽게 보이는 이 산부추는 백합과의 여러해살이풀입니다.

꽃향이 뛰어나고 꽃가루가 많아서 벌들이 많이 모이는 밀원(蜜源)식물입니다. 야산보다는 중턱 이상 고산지대에 많이 피는데 황매산이나 한우산 같은 데서 무리 지어 피어 있는 모습을 볼 수 있습니다. 창원 용추못 지나 정병산 등산로 옆 초원에도 무리무리 피어 있는 모습을 볼 수 있는데요. 긴 잎과 뿌리가 달래와 같다 하여 산달래라고도 합니다. 옛날에는 야산에는 볼 수 없고 깊은 산속에나 가야 볼 수 있는 꽃이었는데 환경 변화가 크고 개량 재배가 늘어나서 요즘은 관상용으로 많이 심습니다.

깊은 산속에서 훤칠한 키로 둥글게 피어 있는 꽃 모양에서 '신선'을 느낀 것일까요? 아님 어린 줄기의 매운 맛으로 뛰어난 향과 약효를 발휘한다고 신선이 먹는 풀이라는 의미에서 그랬을까요? 꽃말이 '신선'이랍니다.

나도송이풀

현삼과.
Phtheirospermum japonicum
꽃 : 8~10월 열매 : 9~11월
키 : 30~60cm

● **효능** : 꽃이 필 때 지상부 전초를 채취하여 햇볕에 말려 사용한다. 청열(淸熱) · 이습(利濕) · 황달 · 수종(水腫) · 비염을 치료하는데 쓰인다. 15~30g을 달여서 복용하며, 외용할 때는 달인 액(液)으로 씻거나 분말을 상처에 바르면 효과를 볼 수 있다.

● **어떻게 쓰이는지** :
긴 꽃자루에 꿀을 담고 있는 밀원(蜜源)식물이며, 생명력이 강하고 꽃이 피는 기간이 길어서 관상초로 심기도 한다.

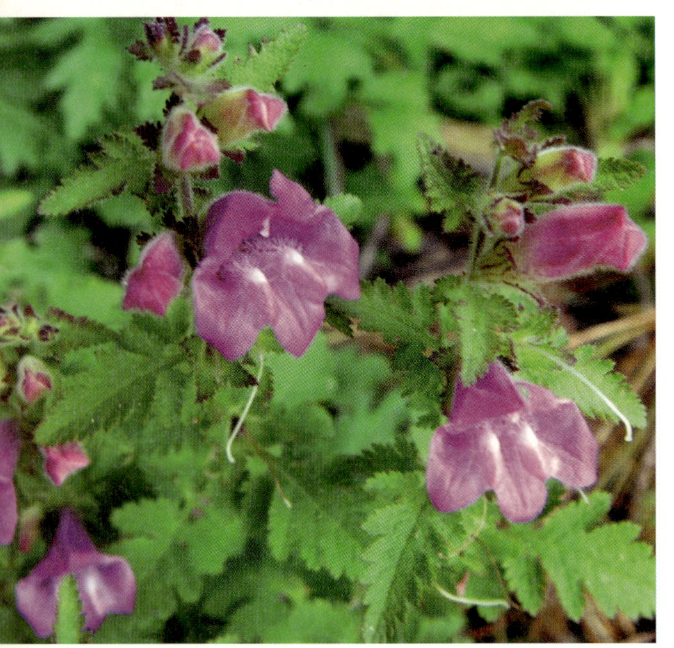

나도송이풀 꽃

가을비가 벼락처럼 거리를 훑고 지난 자리에 낙엽이 쌓여 곳곳이 동화가 되고 시가 되는 날이었습니다. 갑작스런 소나기가 어리둥절하긴 했지만 들판은 흠뻑 젖어 메말랐던 가을 채마밭이 생기를 띱니다.

가을이 서둘러서 떠날 채비를 하고 입동이 이마에 닿았습니다. 간간이 추위 소식이 들리는 걸 보면 된서리 주의보가 임박했는데요. 고구마밭 · 고추밭 갈무리가 바쁠 때입니다. 들판에 서리가 내리기 시작하면 겨울을 준비하는 월년초(越年草)들 납작하게 몸을 낮추고 추위를 견딜 채비를 하는 모습을 볼 수 있습니다.

달맞이꽃 · 개망초 지난 여름 피웠던 꽃대를 서둘러 말리고 몸을 낮게 깔았습니다. 논두렁 풀잎 새에 알을 낳고 겨울 채비를 하는 메뚜기 · 풀무치들도 조용히 몸을 누입니다. 메뚜기 잡는 아이들 이 때가 가장 만만하기도 하지요. 자기 할일을 충실히 끝내고 자연

256

으로 돌아가는 메뚜기는 그냥 주우면 될 정도로 힘이 없으니까요.

쑥부쟁이·구절초도 지고 없는 빈 밭둑 언저리. 꽃송이에 하얀 서리를 달고도 지치지 않고 꽃피우는 나도송이풀을 만납니다. 거창이나 산청 같은 비교적 추위가 일찍 오는 지역에서 더 많이 볼 수 있는 이 나도송이풀은 현삼과의 한해살이풀이랍니다.

꽃잎과 풀잎 모양이 송이풀과 닮았다고 나도송이라는 이름을 얻었지만 실제로 속(屬)은 다르다고 하는데요. 꽃을 자세히 보면 며느리밥풀과 더 많이 닮았음을 알

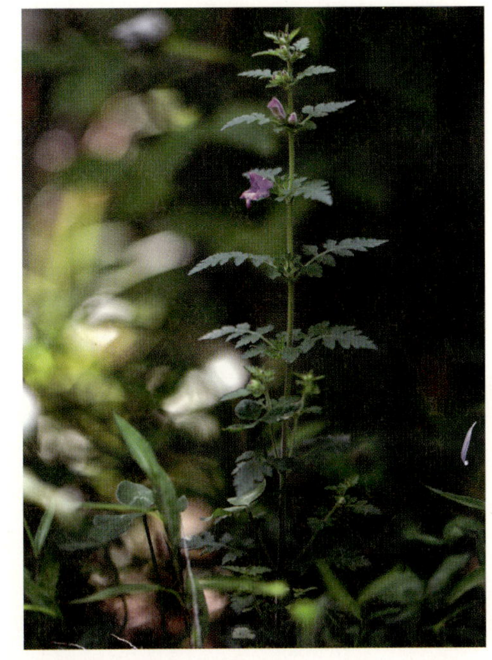
나도송이풀 전초

수 있는데요. 소나무 밑에서 흔히 자라서 '송호(松蒿)'라고도 한다는데 소나무 밑에서 잘 자란다고 송이풀이라는 이름이 붙은 건 아닐까 생각도 해봅니다. 어린아이 볼처럼 송송 털을 단 가냘픈 모습으로 서리를 맞고도 다홍빛 투명한 꽃잎 더욱 예쁜 풀꽃 한 송이 앞에 허리를 안 굽힐 수 없는데요. 11월 지난 들판은 아침은 초겨울인데도 꿋꿋하게 꽃을 피우는 경이로운 모습이 정말 감탄스럽습니다. 비록 한해살이 연약한 식물이지만 겨울이 오는 들판에서도 쉬지 않고 분홍빛 예쁜 꽃을 피워내는 모습에 감동하지 않을 수 없습니다. 풀잎과 꽃잎에 부드러운 잔털을 송송 달고 있어서 서리 맞으면 꽃송이 위에 눈이 쌓인 듯한 모습이 더욱 매혹적으로 보입니다.

지금쯤 덕유산 자락 오미자 밭 언저리 같은 데 가면 한창으로 피어 있는 모습을 볼 수 있는데요. 추위와 싸우며 서리 맞고 서 있는 모습에서 가녀린 풀꽃 한송이의 무한한 인내에 감탄한 그 누군가 지었을 꽃말 '인내'를 생각하며 세파에 지친 마음들 위로 받으시기 바랍니다.

수리취

국화과.
Synurus deltoides
꽃 : 9~10월 열매 : 10~11월
키 : 40~100cm

🌿 **효능** : 민간과 한방에서는 종창·지혈·부종 등에 다른 약재와 처방하여 쓴다.

🌿 **어떻게 쓰이는지** :
어린 순은 봄나물로 주로 먹는데, 잎 뒤를 보면 쑥처럼 흰 털이 나 있어 떡을 해 먹으면 쫄깃하고 맛있다. 수릿날에 떡을 해 먹는다고 하여 '수리취'라 불렀다.

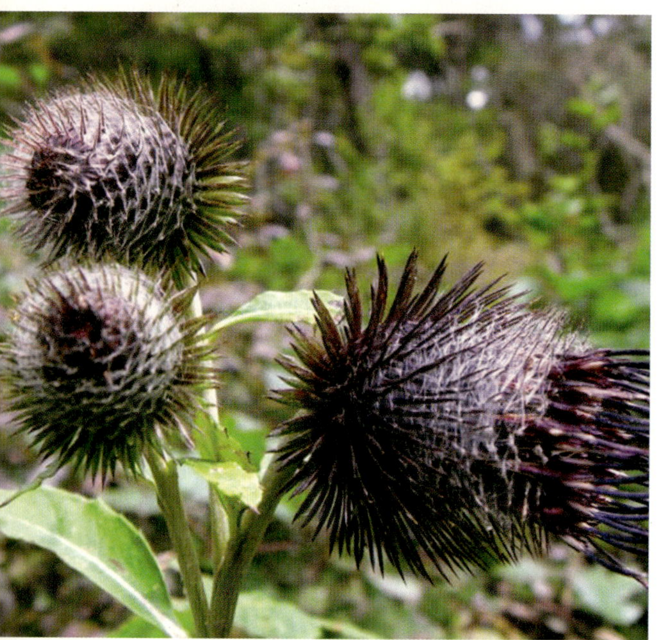

수리취

산등성이 화려했던 단풍 빛은 어느새 스러지고 겨울 빛이 짙어지는 가운데 아이들이 수능을 쳤습니다. 날씨는 포근했는데 가채점한 아이들의 불안한 눈동자에는 한파가 몰려옵니다. 표준 점수로 지원해야 한다는데 점수 발표나기까지는 안개 속이라 우왕좌왕이라는군요. 자기는 몇 등급 인생이 될는지를 두고 노심초사하는 아이들의 눈빛 너머로 계급 사회의 시퍼런 물길이 출렁입니다.

언제쯤 되면 이 끔찍한 경쟁에서 놓여날지 아이들 바라보는 마음, 땅에 여린 잎 눕히고 언 채로 겨울 나야 하는 월년초(越年草) 풀잎처럼 안쓰럽습니다. 아이들이 그걸 알았으면 좋겠습니다. 자신이 진정으로 하고 싶은 일이 무엇인지를 찾고 그 길을 향해 꿋꿋이 나가는 것이 겨울 나는 풀잎처럼 가장 먼저 봄을 맞을 수 있다는 것을요. 사회 제도와 구조가 분리 장벽처럼 앞을 막아도 그 틈새를 뚫고 피어나는 풀꽃처럼 소신을 갖고 자기 길을 가는 사람은 자기만의 꽃을 꼭 피우게 돼 있다고 말해 주면 위로가 될까요?

258

겨울 들판에는 꽃이 없습니다. 화려했던 가을의 흔적들만 남아 쓸쓸한 후렴 잔치라도 하듯 붉디붉은 띠 풀잎이 바람에 흔들리고 있습니다. 지금부터는 약초꾼들이 산에 오르기 좋습니다. 내년 봄까지는 초록 무성했던 수풀들이 마른 채로 길을 내어 줄 테니까요. 지금은 산야에 가득한 우리 약초를 캐는 사람들도 별로 없다지만 올 겨울에는 약초 산행 한 번쯤 해보면 어떨까 싶습니다.

겨울 산은 지난 가을 꽃피웠던 꽃대나 나무 열매의 흔적으로 아름다운 기억을 더듬게 하는 데 의미가 있습니다. 생명을 결코 포기하거나 잃어버리지 않되 잠잠히 견디며 꽃대를 감춘 뿌리들의 인내를 음미하며 많은 생각을 할 수 있지요. 찔레꽃 열매들이 빨갛게 달려 있는 모습 등은 겨울산의 쓸쓸함을 덜어 줍니다. 여기저기 씨앗의 흔적을 좇다보면 우뚝 장승처럼 키다리로 서서 내려다보고 있는 꽃송이를 만납니다. 꽃인 것 같지만 만져보면 솔방울 같아 자세히 들여다보면 볼수록 재미있는 이 꽃은 바로 수리취입니다. 이 수리취 꽃이 국화과라고 하면 고개가 갸웃해지지요. 향기도 모양도 국화 근방에도 안 갔거든요. 9~10월에 흑자색 여린 꽃잎을 달고 엉겅퀴꽃 모양의 꽃송이가 우뚝 솟아 올라 1m 이상 키로 피었다가 겨울이 되면 꼬투리 그대로 장승처럼 서 있는 꽃이랍니다. 꽃잎이 피는 모습도 뚜렷하지 않지만 지는 모습도 뚜렷하지 않은 이유는 밤송이나 갑옷 같은 꽃 턱잎과 받침 때문이죠. 그래서 겨울 산에서도 꽃이 피어 있는 듯 서 있답니다. 어린 잎은 섬유질이 풍부해 봄나물로 많이 먹습니다. 잎 뒷부분이 흰털이 많아 그 성분으로 떡을 만들어 먹으면 쫄깃쫄깃한 맛이 납니다. 그래서 '떡취'라고도 했고요. 잎이 마르고 나서 비비면 흰털만 남아 그것으로 부싯돌로 불을 붙여 썼다하여 '부싯깃나물'이라고도 일렀답니다.

수리취라는 이름은 수릿날에 캐서 나물이나 떡을 먹으면 좋다고 하여 붙인 이름이랍니다. 이른 봄에 나서 겨울이 지나갈 때까지 그 나름의 모습을 뚜렷이 갖고 사는 수리취에서 늘 한결 같은 마음을 느낍니다. 누구나 지나가다 꽃대를 만나면 장승같다 할 겁니다. 그래서 꽃말도 '장승'인 건 당연해보입니다. 선 채로 겨울을 인내한다고 '인내'라는 꽃말도 같이 붙었습니다.

삽주

국화과.
Atractylodes japonica
꽃 : 7~10월 열매 : 9~10월
키 : 30~100㎝

● **효능** : 뿌리에는 비타민A와 D가 풍부하고 아트락티론과 아트락티롤이라는 주성분이 신경쇠약이나 우울증을 치료하는 데 쓰이고 있으며, 항곰팡이성 성분이 뛰어난 제습 효과를 발휘한다고 한다. 한방이나 민간에서 주로 건위제로 쓰이는데, 만성위염·소화불량·복통·해열·구풍·발한 등에 약초로 쓰인다. 서유럽에서는 머리카락을 길어지게 한다 하여 차로 달여 마시기도 한다.

● **어떻게 쓰이는지** :

어린 순은 따서 나물이나 국을 끓여 먹고 잎이 나풀나풀해지면 쌈을 싸서 먹는다.

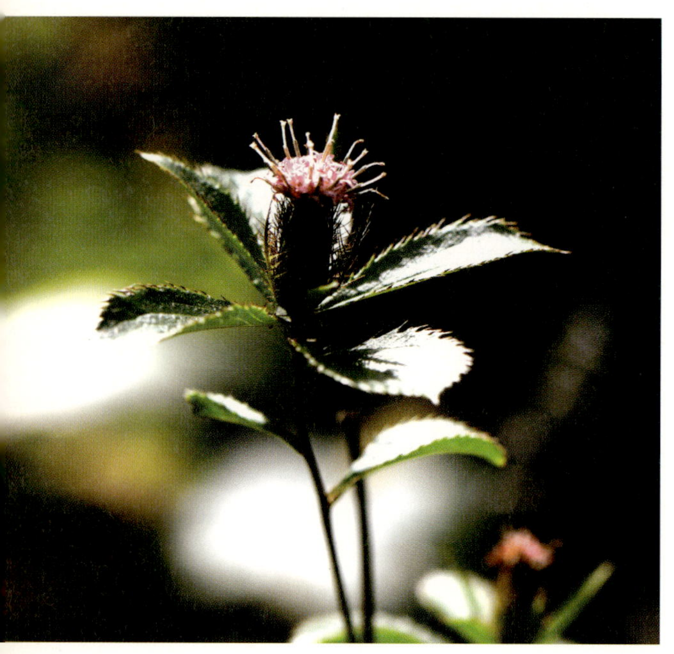

삽주

긴 겨울이 지겨워 양지쪽 어디쯤엔가는 봄이 오고 있을지도 모른다는 착각을 하면서 성급히 오른 산중턱에서 세찬 바람줄기와 만나 당황스런 추위에 몸을 움츠립니다. 무심코 나섰던 길에 아직도 서슬 퍼런 겨울 바람 앞에서 잃었던 감각을 찾고 쪼그려 앉았습니다. 곳곳에 지난 가을의 기억들 부둥켜안고 얽힌 덤불 사이에 앉아 도망쳐온 시내를 내려다 봅니다. 난방 열기로 오르는 더운 기운이 꼭 아지랑이처럼 하늘댑니다.

자연에 큰 변화가 오면 가장 먼저 알아채는 짐승들의 감각을 떠올리며 우리 인간이 잃어버린 감각에 대해 생각해 봅니다. 과학기술 만능이 우리를 고감도의 인위적 감각에 길들이면서 자연 감각을 잃어버린 인간들의 몽매한 모습이 여러 장면 떠오릅니다.

풀잎에 스치는 바람 소리 하나에서도 계절의 변화를 느끼고, 흙의 빛깔, 새의 울음소리 하나에서도 숲의 깊이와 그 숲에 살고 있는 생물들의 생태를 알 수 있었던 어린 날의 감각이 그리워집니다.

갑작스런 외출 산 숲에 앉아 회한의 상념에 빠져 웅크린 발치에서 지난 계절의 흔적을 고스란히 간직한 채 마른 꽃대를 달고 있는 삽주를 만났습니다. 형체하나 흐트러지지 않고 꼿꼿이 선 마른 꽃대를 쓰다듬으며 여남은 살 먹은 시절 담임선생

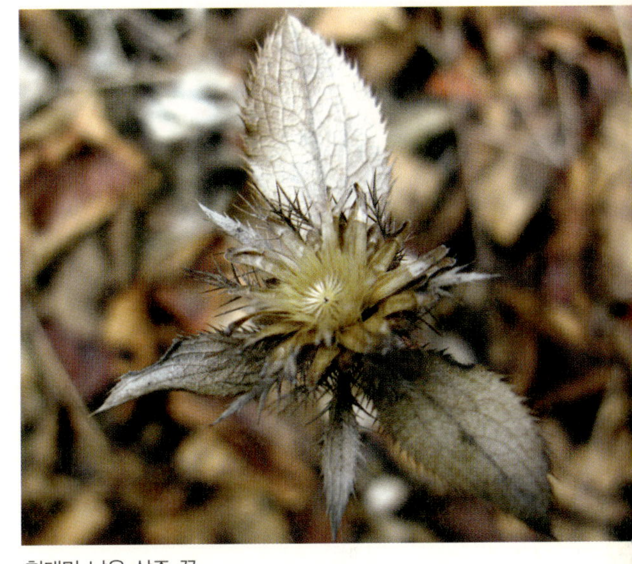

형태만 남은 삽주 꽃

님을 떠올려 봅니다. 사모님이 위병으로 고생을 하셔서 어린 우리들을 데리고 산속을 헤매며 삽주 뿌리를 캐러 다녔던 기억에서 잃었던 추억을 더듬어봅니다. 겨울산은 수풀이 짙지 않아서 약초 캐기 좋은데 특히 이 삽주는 여름에 피었던 하얀색의 꽃잎만 빼고 나머지는 그대로 모습을 간직하고 있기 때문에 찾기가 더욱 쉽습니다. 국화과의 이 삽주는 '창출(蒼朮)'이라는 약명으로 더 유명합니다. 야산에서도 잘 자라기 때문에 흔해서 자주 볼 수 있는 약초였습니다. 볼통하고 실한 뿌리가 귀한 약재로 쓰이기 때문에 할아버지 캐오시던 약초 망태에 가장 많이 들어 있던 것이기도 했지요. 이른 봄 흰색의 부드러운 털에 감싸여 새싹이 올라오는데 산나물의 으뜸이었지요. 여름에 엉겅퀴 꽃잎처럼 실낱 모양의 꽃이 하얗게 피는데 그 꽃받침이 앙상한 그물처럼 단단하게 감싸고 있어 꽃잎을 보호합니다. 꽃잎이 지고 나도 꽃 모양이 그대로 남아 있는 건 꽃받침 때문입니다.

우리 체질에 맞는 한방 의학이 효과가 좋다는 이즈음에 우리 산야초를 잘 살리고 가꿔서 중국제 일색인 약초시장을 살려내자는 소리들을 자주 듣습니다. 농약 오염이 심해 한약 잘못 먹으면 오히려 간에 치명적인 해가 된다는 말까지 돌 정도로 중국 약재의 위험성에 대해 말이 많습니다. 몇몇 곳에서 우리 산야초를 잘 조성하고 가꿔서 상품화하는 데 힘을 쏟는 자치단체들의 노력이 있어 반갑고 기대가 큽니다.

꽈리

가지과.
Physalis alkekengi var. francheti
꽃 : 6~7월 열매 : 9월
키 : 40~80cm

● **효능** : 한방과 민간에서는 전초를 '산장초(酸裝草)'라 하여 해열·임질·통경·안질·임파선염·난산·해독·늑막염·간염·간경화 등 다양한 질병 치료에 약재로 사용하였다. 뿌리나 열매, 잎, 줄기 등을 말린 후 푹 달여서 마시면 폐를 맑게 하여 천식을 치료하고, 염증을 억제하는 데 좋다. 특히 열매는 산모와 소아들에게 좋으며, 전초는 이뇨나 통풍 치료에 쓰기도 한다.

● **어떻게 쓰이는지** :
텃밭이나 담장, 화단에 심어 관상용으로 이용한다. 잘 익은 열매를 입 속에 넣고 불면 '꽉꽉' 소리가 나서 아이들의 장난감으로 이용되었다.

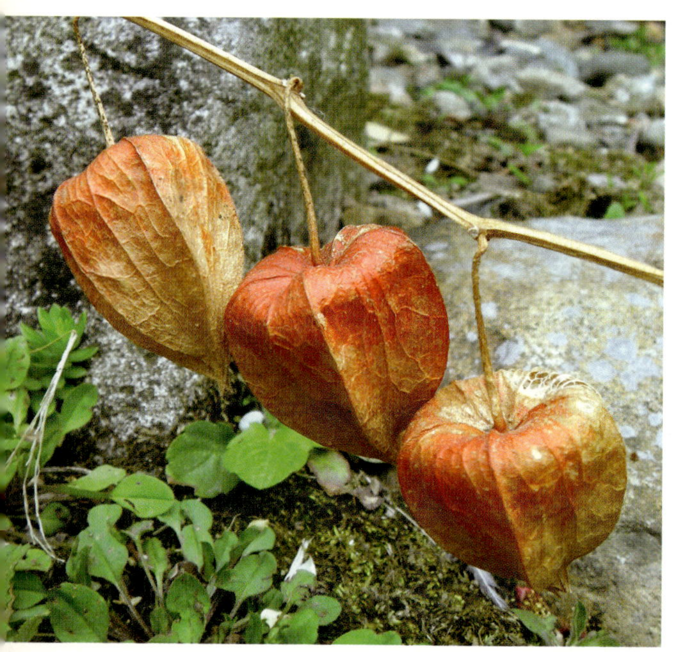
꽈리 열매

열매들이 익어갑니다. 숲 속에서 보물찾기하기 좋은 계절입니다. 유난히 산이 가고 싶은 계절인데요. 풀숲을 잘 헤쳐 보면 개암나무 꼬투리 속의 열매가 도토리 익어 밑이 돌아 빠지듯이 잘 익어 있습니다.

도깨비도 놀랐다는 개암 열매를 껍질 깨고 먹어보면 정말 고소하고 맛있는데 형언할 수 없는 맛을 내지요. 산 숲을 헤매다보면 오미자 덩굴을 만나서 횡재할 때도 있고, 산머루 덩굴 아래서 입술이 까맣도록 열매를 따먹다보면 짧아진 해가 뉘엿거리던 초가을 산 숲이 그리워집니다. 산이든 들판이든 나가기만 하면 풍성하게 간식거리를 제공해주던 자연의 공간에서 자란 나는 그 향수 때문에 곧잘 풀숲을 헤치곤 합니다.

마을 어귀 담벼락에 늘어진 구기자 열매도 빨갛게 익고 텃밭 가에 까마중 열매도 익어 떨어집니다. 발길 닿는 곳마다 자연은 보물을 가득 숨기고 기다립니다. 담장가에 꽃처럼 붉게 익은 꽈리 앞에 쪼그리고 앉아 휘파람을 불어 봅니다. 꽃보다 열매가 더 예쁜 꽈리의 익은 모습은 마치 옛 색시가 장옷 입고 돌아 선 듯이 보자기 같은 꽃받침이 열매를 둘러싸고 있습니다.

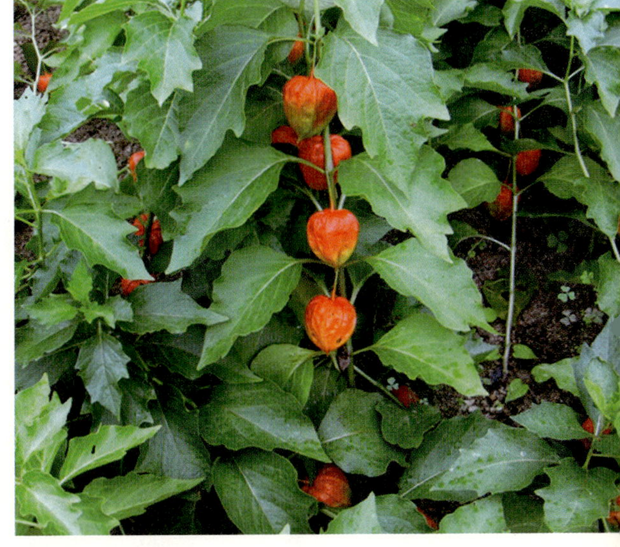

잘 익은 꽈리 열매

잘 익은 열매 하나를 따서 가만히 꽃받침을 열면 빨간 열매가 보석처럼 담겨 있습니다. 달달하면서도 쓴맛이 나는 열매를 손가락으로 살살 주무르면 안에 있던 육질이 말랑말랑해지면서 씨앗이 빠져 나옵니다. 조심스럽게 씨앗을 다 빼고 후 불면 동그랗게 됩니다. 그것을 입에 넣고 아랫입술에 구멍을 대고 위 이빨로 살짝 누르면 "꽈르륵" 하는 소리가 납니다. 어릴 때 우리는 누가 더 꽈리를 많이 갖고 있나 서로 경쟁하기도 했답니다. 물론 문구점에 파는 고무 꽈리가 꽉꽉 소리는 잘 나지만 잘 익은 꽈리 열매를 따서 정성들여 씨앗 빼고 만들어서 부는 꽈리의 가치에 비할 수가 없었지요.

옛 전설에 노래 잘 부르던 소녀 꽈리가 이웃의 시기로 죽어서 핀 꽃이라는 이 꽈리는 가지과의 여러해살이풀입니다. 6~7월에 하얗고 작은 꽃이 피었다가 9월이면 열매가 익습니다. "꽈르륵 꽈르륵" 이맘때면 책보 메고 학교 가는 아이들의 입속에서 이런 소리가 나곤 했지요. 요즘의 아이들은 산과 들이 자기들을 해치는 벌레들이 가득한 무서운 공간으로 기억합니다.

한 번쯤 아이 손잡고 꽈리 만들어 불며 논둑길 걸어보는 가을날 어떠신지요?

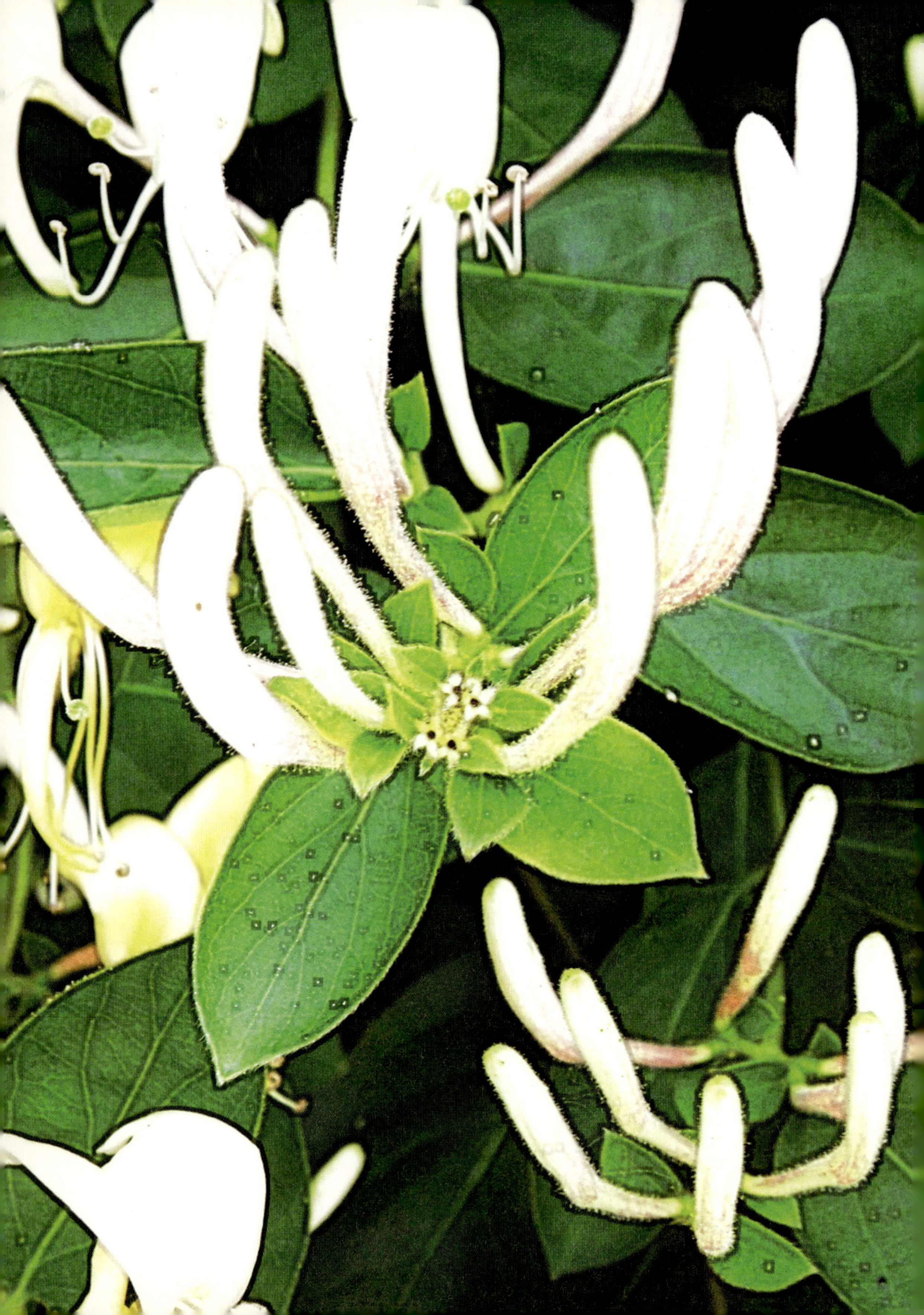

PART 4

겨울에 만나는
건강약초

썰매 지치고 산타고 놀다가 감기 걸려 불덩이처럼 열이 올라도
할아버지 걷어다 달여 주는 인동 줄기 물 한 그릇에
꿀 한 숟갈 타서 마시고 땀 한 번 내면 거뜬했던 기억이 새롭습니다.
우리 민족의 끈기와 인내를 잘 상징해주는 우리 풀.
'인내' 라는 꽃말을 되새기며
올 겨울엔 인동 넝쿨로 감기 치료하며 추위를 이겨 보시기 바랍니다.

배암차즈기

꿀풀과.
Salvia plebeia
꽃 : 5~7월 열매 : 9~10월
키 : 30~70cm

● **효능** : 풀 전체는 약용으로 많이 쓰이는데 항생작용이 뛰어나서 찰과상이나 종기 같은 데 찧어 붙이면 효과가 좋고, 여름 보리밥 나무열매와 섞어서 효소를 담가 먹으면 해소 · 천식에 특효를 발휘한다 하여 자주 쓰인다. 또 강장 · 산전후통 · 자궁출혈 같은 부인병에도 좋은 약효를 발휘한다.

● **어떻게 쓰이는지** :
비타민이 풍부해서 한겨울 나물로 먹기도 하지만 독성이 있어서 생으로 먹는 것은 위험하고 데친 후 잘 우려내고 먹어야 한답니다.

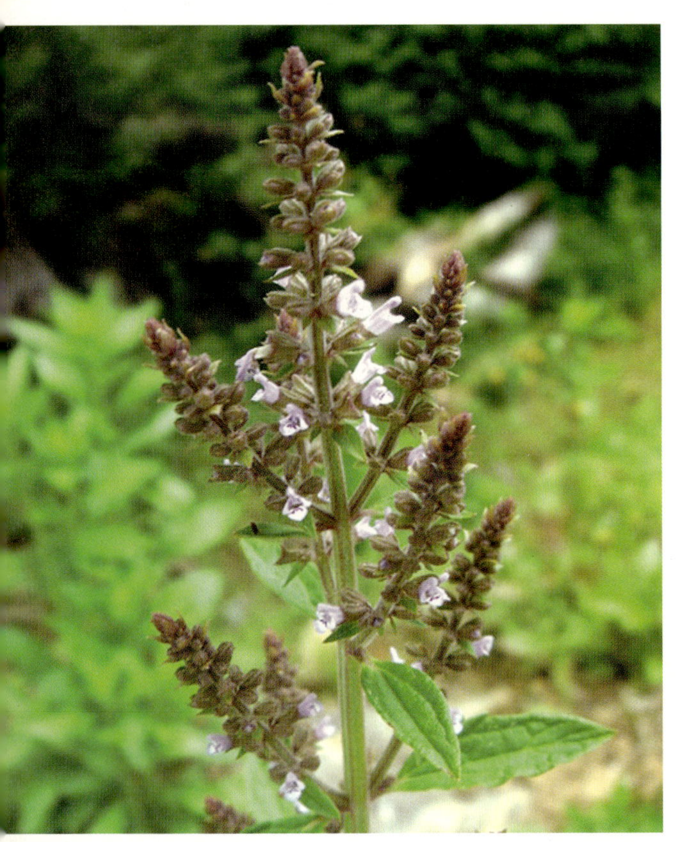

배암차즈기 꽃

중부 지역에 폭설이 내리던 지난주 말 마산 무학산에도 눈이 내렸습니다. 우리가 잠든 새벽에 시내에도 내렸다는데 부지런한 사람들만 봤다네요. 얼음이 어는 추위는 아직 오지 않은 것 같은데 사람들의 옷차림은 잔뜩 움츠렸습니다.

숲 속의 온 식구들이 제대로 잠들 수 있을 것 같습니다. 느닷없는 훈풍에 꽃잎을 내밀었다가 눈송이 맞고 얼어버린 개나리 꽃가지가 안쓰럽긴 하지만 꽃눈이 비로소 맘 접고 제대로 잠들 수 있다 싶어 안심되기도 합니다. 겨울이 겨울다울 때 세상도 세상다워지지 않을까 하는 검증 안된 혼자 논리에 빠져 봅니다.

이제 양지쪽 언덕배기도 완연한 겨울입
니다. 따뜻한 날씨 덕에 푸른빛을 잃지
않고 버티던 뽀리뱅이·달맞이꽃·개망
초 등 월년초(越年草) 잎들이 그 빛을 완연
히 잃고 갈빛으로 축 늘어져 땅기운에 기
대고 움츠렸습니다. 된서리·잔설이 섞
여 남아서 얼어버린 잎이 녹으며 지칠 대
로 지친 풀잎들 사이에서 도도하게 잎 세
우고 초록빛 오롯이 살아서 꽃처럼 피어
있는 배암차즈기 몇 포기가 여지없이 발
걸음 멈추고 무릎 꿇게 합니다. 만져보고

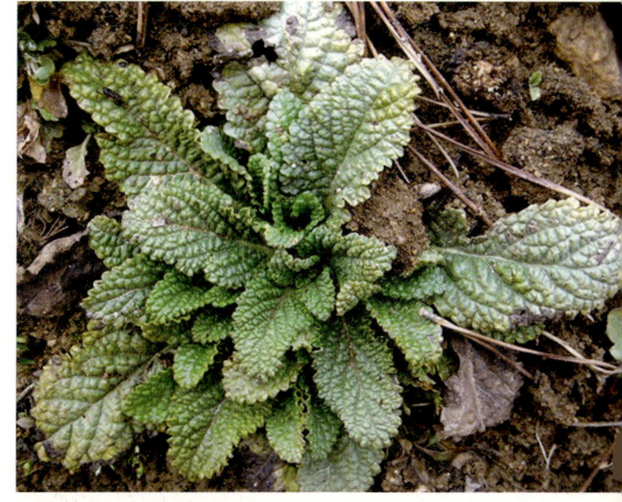

겨울을 나고 있는 배암차즈기 어린 순

냄새 맡고 끝잎 따서 맛보고 어루만져 보다가 엎드려 입 맞추기도 해 봅니다. 아릿한 푸
른 기운이 가슴에 퍼질 듯 생기를 줍니다. 엠보싱 화장지처럼 올록볼록한 잎마다 온갖
생의 이야기가 묻어날 것 같습니다. '너처럼 살고 싶다야' 지친 하루에 힘 빠졌던 마음
이 큰 위로를 받습니다. '나는 어릴 때부터 너를 알지. 뱀 배추라고도 부르며 얼음지치
다가 무릎이라도 깨지면 할머니가 논두렁에서 널 캐다가 찧어 붙여주면 이내 낫곤 했
어. 네 푸르고 비릿한 냄새에 찡그리면서도 들길에서 만나면 고마운 마음이 들었지.'
꿀풀과의 다년생으로 가장 강한 모습으로 겨울을 나는 씩씩한 배암차즈기를 통해 한겨
울에도 생기를 잃지 않았던 들녘이었습니다. 7월에서 시작하여 가을까지 연분홍 작은
꽃이 긴 꽃대에 달려 피고 꽃 모양을 자세히 살펴보면 마치 뱀이 입을 크게 벌리고 있는
듯하다고 '배암차즈기' 라는 이름이 붙었다는데요. 한겨울 눈밭에서 파랗게 살아 있다고
'설견초(雪見草)' 라고도 합니다.
가끔씩 찬바람 코끝을 에는 겨울 들판을 나가 그 쉬임없는 생명 작용을 느껴보면 바쁨
속에서 잊었던 내면의 소리를 듣는 여유를 즐길 수 있습니다. 대지가 더운 기운을 깊이
감추고 추위로 얼어가는 세상을 안으로 보살피는 그 넓은 마음을 느낄 수 있을 겁니다.

노루발풀

노루발과.
Pyrola japonica
꽃 : 6~7월   열매 : 9~10월
키 : 25cm

● **효능** : 민간에서는 겨울을 나는 푸른 풀을 캐어서 이뇨제나 각기병 치료제로 쓰며, 줄기와 잎의 생즙은 독충에 쏘였을 때 효과가 좋다고 한다.

● **어떻게 쓰이는지** :
줄기와 잎을 상하기 쉬운 식품이나 음식에 양념처럼 다져 넣으면 방부제 역할을 한다.

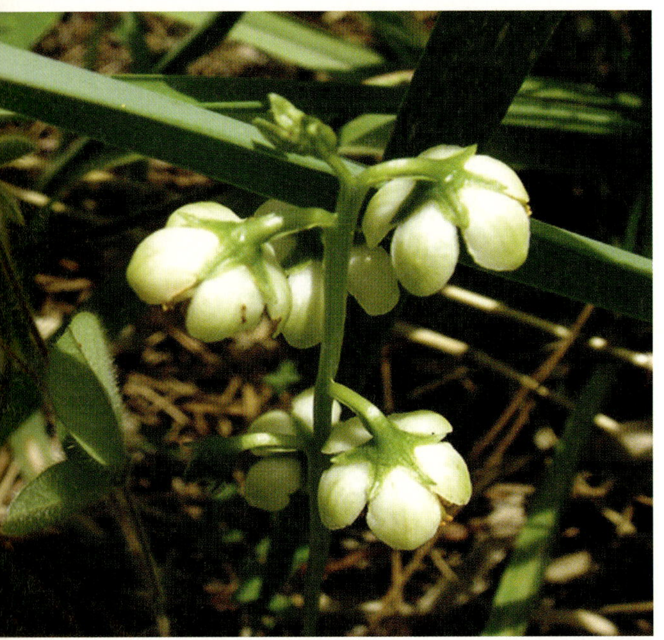
노루발풀 꽃

대한 날씨가 제 값을 한다고 바람이 매섭습니다. 요즘 아이들을 보면 시골에서 자라보지 못하고 어른이 되는 것이 참 안쓰럽습니다. 점심 때 아이와 장어구이를 먹으러 갔는데 배추뿌리가 나왔습니다. 귀한거니 먹어보라는 내 말에 아이는 어쩐지 돌발적인 맛이 날 것 같다며 이맛살을 찌푸렸습니다.

"배추뿌리를 먹으며 늦가을 들판이 떠오르지 않는 사람의 마음은 얼마나 삭막한가!" 시를 읊듯 읊조리며 아껴 먹는 나를 아이는 신기한 듯 바라봤습니다. 간간이 서리가 내리는 초겨울 빈 배추 밭에 잎이 꽁꽁 언 채 듬성듬성 남아 있던 배추를 뽑으면 실하게 살이 오른 작은 당근만한 배추뿌리가 달려올라 옵니다. 그걸 낫으로 대강 깎고 먹으면 맵싸하면서도 깊은 단맛이 나는데, 그 맛과 향이 먹을수록 당기는 매력을 갖고 있답니다.

큰 아이 갖고 입덧할 때 불쑥 이 맛이 그리워서 식당가를 찾아다닌 적도 있었습니다. 아이가 어떻게 그 추억의 맛을 상상이나 할 수 있으랴 싶어 또 측은한 맘이 듭니다. 인공 맛에 잃어버린 자연의 미각을 되찾아주고 싶어 또 주저리주저리 이야기를 달다보면 아이는 이내 식상해 하지요. 명절이 되어 형제들끼리 만날라치면 조카들을 데리고 이런 유의 일장 연설이 반복되곤 했으니까요.

숲과 들판에서 어린 시절을 보낸 우리 형제들은 만나기만하면 산으로 올라갑니다. 설 같은 경우에는 겨울 산에 무슨 재미가 있어 가냐고 핀잔이지만 숲 속을 헤집고 다니며 산 찔레 열매도 따고, 약초도 캐며 하루 종일 놀다가 옵니다. 도시에서 장가온 사위들은 보춘화 같은 난을 캐 보겠다고 욕심을 부리기도 합니다. 온통 갈빛 일색인 산을 다니다 보면 상록성 나무들 말고는 푸른 잎을 가진 풀을 만나기 어렵기 때문에 쉽게 찾을 수 있는데요. 춘란이 가장 많긴 하지만 통통한 잎새에 윤기가 흐르는 노루발풀을 더러 볼 수 있어 즐겁습니다.

'녹제초(鹿蹄草)' 라고도 불리는 노루발풀과의 상록성 여러해살이풀인 이 노루발풀은 산지 숲 그늘아래 자라는 음지식물입니다. 생명력이 강하여 눈 위에서도 푸르게 잘 자라지만 오염에는 약합니다. 섣부른 욕심에 키워 보겠다고 캐다가 심었는데 이내 죽고 말았거든요. 흰 눈 속에서도 푸르게 남아 겨울나는 노루를 먹여 살린다고 노루발풀인지 아니면 뒤로 살짝 젖혀진 계란형의 잎이 노루발처럼 생겼다고 생긴 이름인지 잘 알 수는 없지만 그 풀을 보면 겨울산을 누비는 노루가 떠오릅니다.

봄이 지나고 숲이 짙어지는 초여름이 되면 짙은 그늘 아래서 긴 꽃대를 올리고 여러 송이의 꽃이 조롱조롱 달려서 피는데 모양이 참 아름답습니다. 그 중에서도 특히 매화노루발은 귀하기도 하고 꽃이 더 아름답습니다.

녹음이 짙은 여름이 되면 아름드리나무 짙은 숲 그늘에서 연약한 꽃대에 흰 꽃송이를 달고 피어 있는 모습은 장엄한 군대 속에 혼자 서있는 소녀처럼 가냘프고도 매혹적입니다. 평화에 대한 염원을 올리는 소녀의 맑은 눈동자를 연상케 하는 이 꽃의 꽃말은 '소녀의 기도' 랍니다.

인동초

인동과.
Lonicera japonica
꽃 : 6∼7월 열매 : 9∼10월
키 : 4∼5m

● **효능** : 민간에서 특히 많이 쓰던 약재이다. 전초(全草)를 달여서 차로 마시면 류머티즘 · 타박상에 좋다고 하고, 감기 치료는 물론 이뇨 · 해독 · 종기 · 부종 · 건위 · 해열 등에 다른 약재와 처방해 쓰는 약재이다. 꽃은 따서 술을 담가 먹으면 각기병에 좋고, 물에 타서 목욕을 하면 습창 · 요통에 좋다고 한다. 꽃을 잘 덖어 차를 만들어 먹으면 편도선 · 관절염 · 위궤양에 좋은 약차가 된다.

● **어떻게 쓰이는지** :
꽃이 아름답고 향이 짙어 눈과 코를 즐겁게 하는 관상초로 많이 이용된다.

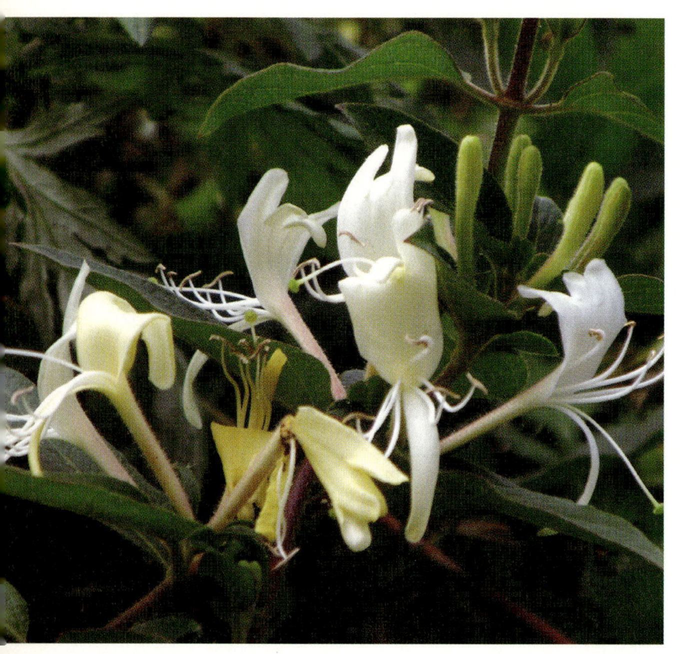

인동초 꽃

지난주에는 시골에 있는 친정에 김장하러 갔었습니다. 아직도 모기들이 날아다니는 후텁지근한 도시와는 다르게 아침엔 서릿발 밟는 소리 사각거리고 수돗가엔 살얼음이 얼어 있었습니다. 병충해가 산굽이 넘기 힘들어 못 올라온다는 산골이라 칼칼한 공기가 달고 상쾌했습니다.

화단가 국화꽃들이 하얗게 서리를 입고도 지지 않은 채 제 색을 띱니다. 꽃잎을 한줌 따서 냄새를 맡으니 짙은 국화향이 아직도 여전합니다. 이 꽃잎 이렇게 지게 두지 말고 따서 베개 만들자는 제안을 하며 올케 머리 위에 뿌려 주었습니다. 담장 새에서 뒤늦게 싹틔웠던 과꽃이 양지 틈을 비집고 그 추운 날씨에 어떻게 꽃을 피웠는지 진보랏빛 꽃잎 더욱 선명합니다.

270

'신기도 하여라 야생의 힘이라니.' 이내 꽃바람이 들어 한 마당 가득 부려놓은 김 치통은 아랑곳 않고 동네 옆 들판으로 나섭니다.

된서리 아직 깨지 않은 논두렁에 쑥부쟁이 꽃무더기 그대로입니다. 문득 어린 날의 내 모습을 떠올려 봅니다. 한겨울 눈산을 헤매며 삭정이·싸릿대를 모아 나뭇단을 만들어 내려오던 그 겨울 속의 소녀 같은 파리한 꽃잎이 가슴 저리도록 사랑스럽습니다. 야산 언덕엔 맥문동·인

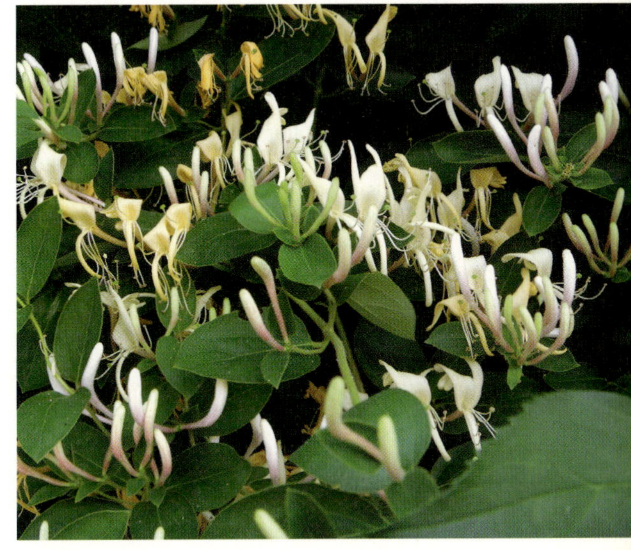

인동초 꽃무리

동 넝쿨 새까만 열매들이 생쥐 눈빛처럼 또록또록합니다. 털복숭이 갈색 이파리들이 흰 서리를 입고 있는 모습이 더욱 장합니다.

인동초는 초본(草本)보다는 목본(木本)으로 분류되는 인동과의 덩굴나무입니다. 푸른 잎을 단 채로 겨울을 잘 참고 이긴다 하여 인동초(忍冬草)라 이르는데, 6~7월이면 피어나는 하얀색 꽃이 날개를 펼친 학 같기도 하고 뱀이 잎을 크게 벌리면서 내민 혀 같기도 한 독특한 모양을 갖고 있습니다. 꽃 엉덩이에는 깊은 꿀샘이 있어 밀원(蜜源)식물로도 인기가 많습니다. 피어 날 때는 흰색으로 피었다가 노란색을 띠며 진다고 하여 '금은화'라 일컫기도 했는데요.

인동초라는 이름의 유래처럼 실제로 우리가 겨울을 나는 데 상비약으로 요긴하게 쓰이던 약초였습니다. 썰매 지치고 산타고 놀다가 감기 걸려 불덩이처럼 열이 올라도 할아버지 걷어다 달여 주는 이 인동 줄기 물 한 그릇에 꿀 한 숟갈 타서 마시고 땀 한 번 내면 거뜬했던 기억이 새롭습니다.

우리 민족의 끈기와 인내를 잘 상징해주는 우리 풀. '인내'라는 꽃말을 되새기며 올 겨울엔 인동 넝쿨로 감기 치료하며 추위를 이겨 보시기 바랍니다.

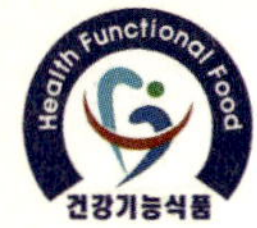
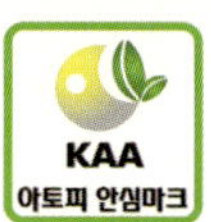
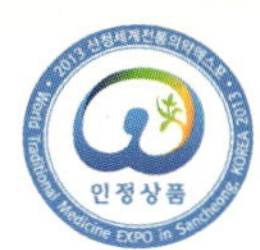

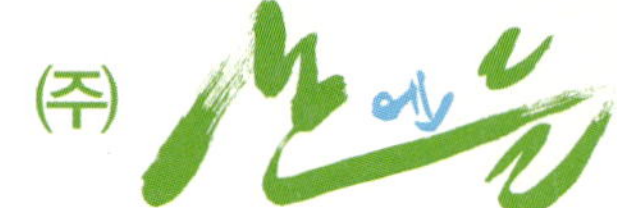

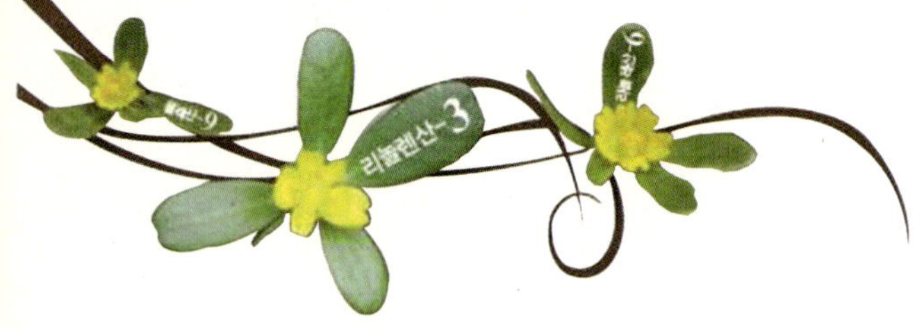

쇠비름, 들깨로 만든

순식물성 그린필수지방산

(식물성 오메가 3.6.9)

어린이에게는 성장발육을 !

청소년에게는 두뇌발달을 !

장년에게는 혈관건강과 면역기능 강화를 !

여성에게는 피부건강을 !

노년기의 두뇌활발과 활력을 !

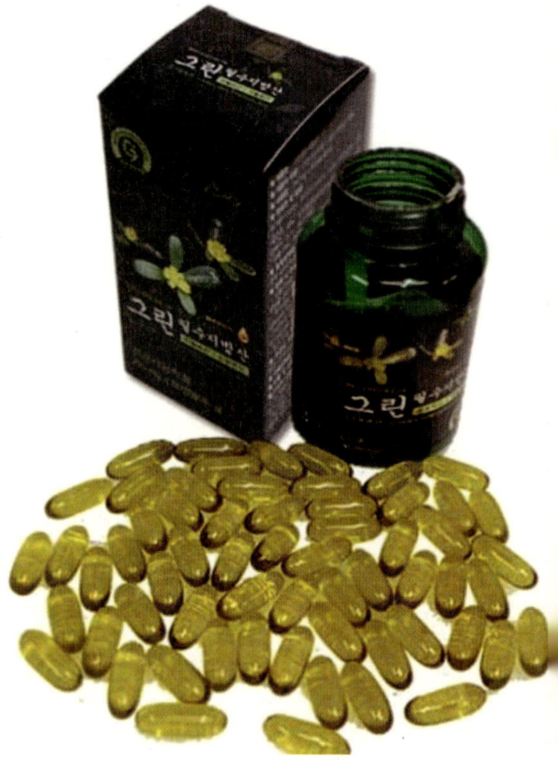

그린필수지방산(식물성 오메가 3.6.9)은 밭에서 캐
오메가 3.6.9으로 지리산 산청의 영농작목반인 마
공동체에서 야생채취 또는 재배 생산한 쇠비름과 들깨
만들어 비린내가 없고 중성지방이 없을 뿐만 아니
리놀렌산 · 리놀레산 · 올레산(오메가3.6.9) 함량이
92%에 달하는 높은 순도를 자랑합니다.
남여노소 모두에게 꼭 필요한 '필수지방산' 으로 우
몸에서는 자체 생산이 안됩니다.

NAVER (주)산엔들 을 치세요!

구입문의및 상담전화

평 일 09:00 ~ 22:00
주말과 공휴일도 영업합니다.

055-974-3311
080-977-8282

Fax : 055-972-9944
H.p : 010 - 3577 - 8544
　　　010 - 2077 - 8100

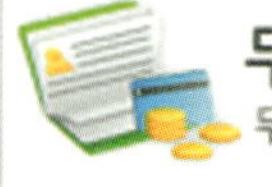

무통장 입금계좌
무통장 입금계좌안내

은행명 : 농협
계좌번호 : 301-0042-2449-81
은행명 : 경남은행
계좌번호 : 710-07-0002892

예 금 주 : (주)산엔들

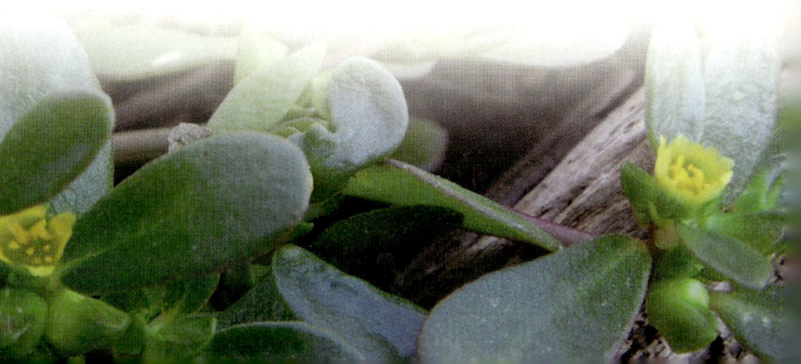